全国高职高专院校护理类专业核心教材

U0694649

中医护理

（供护理、助产专业用）

主　编　周少林　丁　勇

副主编　闫方杰　张学仕

编　者　（以姓氏笔画为序）

丁　勇（江苏护理职业学院）

于　梅（山东医学高等专科学校）

马飞翔（南京医科大学盐城临床医学院）

马志钢（山东省青岛第二卫生学校）

王　凡（江苏医药职业学院）

王　菁（北京卫生职业学院）

王丽丽（山东药品食品职业学院）

邓祥敏（江苏护理职业学院）

闫方杰（山东中医药高等专科学校）

张　亮（河南应用技术职业学院）

张英军（邢台医学高等专科学校）

张学仕（辽宁医药职业学院）

陆舒婷（江苏食品药品职业技术学院）

周少林（江苏医药职业学院）

栾海丽（江苏医药职业学院）

编写秘书　王　凡（江苏医药职业学院）

中国健康传媒集团
中国医药科技出版社

内 容 提 要

本教材为"全国高职高专院校护理类专业核心教材"之一，系根据本套教材的编写指导思想和原则要求，结合专业培养目标和本课程的教学目标、内容任务要求编写而成。本教材专业针对性强、紧密结合岗位知识和职业能力要求、与临床密切联系、对接护士执业资格考试要求、免费搭载与纸质教材配套的在线学习平台，具有实用性、生动性、可读性、易学习、易掌握等特点。内容主要包括中医护理理论、护理方法、护理技术等。

本教材主要供护理、助产等专业师生使用，亦可作为从事医药类、护理机构及养老中心的工作人员和广大中医爱好者自学、培训、进修教材。

图书在版编目（CIP）数据

中医护理/周少林，丁勇主编．—北京：中国医药科技出版社，2021.12

全国高职高专院校护理类专业核心教材

ISBN 978 – 7 – 5214 – 2927 – 5

Ⅰ.①中⋯　Ⅱ.①周⋯　②丁⋯　Ⅲ.①中医学 – 护理学 – 高等职业教育 – 教材　Ⅳ.①R248

中国版本图书馆 CIP 数据核字（2021）第 253595 号

美术编辑　陈君杞

版式设计　友全图文

出版　**中国健康传媒集团** | 中国医药科技出版社

地址　北京市海淀区文慧园北路甲 22 号

邮编　100082

电话　发行：010 – 62227427　邮购：010 – 62236938

网址　www. cmstp. com

规格　889mm×1194mm $\frac{1}{16}$

印张　16 $\frac{3}{4}$

字数　485 千字

版次　2021 年 12 月第 1 版

印次　2023 年 11 月第 3 次印刷

印刷　三河市万龙印装有限公司

经销　全国各地新华书店

书号　ISBN 978 – 7 – 5214 – 2927 – 5

定价　**48. 00 元**

版权所有　盗版必究

举报电话：010 – 62228771

本社图书如存在印装质量问题请与本社联系调换

获取新书信息、投稿、为图书纠错，请扫码联系我们。

党的二十大报告指出，要办好人民满意的教育，全面贯彻党的教育方针，落实立德树人根本任务，培养德智体美劳全面发展的社会主义建设者和接班人。教材是教学的载体，高质量教材在传播知识和技能的同时，对于践行社会主义核心价值观，深化爱国主义、集体主义、社会主义教育，着力培养担当民族复兴大任的时代新人发挥巨大作用。

为了贯彻党的二十大精神，落实国务院《国家职业教育改革实施方案》文件精神，将"落实立德树人根本任务，发展素质教育"的战略部署要求贯穿教材编写全过程，充分体现教材育人功能，深入推动教学教材改革，中国医药科技出版社在院校调研的基础上，于2020年启动"全国高职高专院校护理类、药学类专业核心教材"的编写工作。在教育部、国家药品监督管理局的领导和指导下，在本套教材建设指导委员会和评审委员会等专家的指导和顶层设计下，根据教育部《职业教育专业目录（2021年）》要求，中国医药科技出版社组织全国高职高专院校及其附属机构历时1年精心编撰，现该套教材即将付梓出版。

本套教材包括护理类专业教材共计32门，主要供全国高职高专院校护理、助产专业教学使用；药学类专业教材33门，主要供药学类、中药学类、药品与医疗器械类专业师生教学使用。其中，为适应教学改革需要，部分教材建设为活页式教材。本套教材定位清晰、特色鲜明，主要体现在以下几个方面。

1. 体现职业核心能力培养，落实立德树人

教材应将价值塑造、知识传授和能力培养三者融为一体，融入思想道德教育、文化知识教育、社会实践教育，落实思想政治工作贯穿教育教学全过程。通过优化模块，精选内容，着力培养学生职业核心能力，同时融入企业忠诚度、责任心、执行力、积极适应、主动学习、创新能力、沟通交流、团队合作能力等方面的理念，培养具有职业核心能力的高素质技能型人才。

2. 体现高职教育核心特点，明确教材定位

坚持"以就业为导向，以全面素质为基础，以能力为本位"的现代职业教育教学改革方向，体现高职教育的核心特点，根据《高等职业学校专业教学标准》要求，培养满足岗位需求、教学需求和社会需求的高素质技术技能型人才，同时做到有序衔接中职、高职、高职本科，对接产业体系，服务产业基础高级化、产业链现代化。

3. 体现核心课程核心内容，突出必需够用

教材编写应能促进职业教育教学的科学化、标准化、规范化，以满足经济社会发展、产业升级对职业人才培养的需求，做到科学规划教材标准体系、准确定位教材核心内容，精炼基础理论知识，内容适度；突出技术应用能力，体现岗位需求；紧密结合各类职业资格认证要求。

4. 体现数字资源核心价值，丰富教学资源

提倡校企"双元"合作开发教材，积极吸纳企业、行业人员加入编写团队，引入一些岗位微课或者视频，实现岗位情景再现；提升知识性内容数字资源的含金量，激发学生学习兴趣。免费配套的"医药大学堂"数字平台，可展现数字教材、教学课件、视频、动画及习题库等丰富多样、立体化的教学资源，帮助老师提升教学手段，促进师生互动，满足教学管理需要，为提高教育教学水平和质量提供支撑。

编写出版本套高质量教材，得到了全国知名专家的精心指导和各有关院校领导与编者的大力支持，在此一并表示衷心感谢。出版发行本套教材，希望得到广大师生的欢迎，对促进我国高等职业教育护理类和药学类相关专业教学改革和人才培养做出积极贡献。希望广大师生在教学中积极使用本套教材并提出宝贵意见，以便修订完善，共同打造精品教材。

数字化教材编委会

主　编　周少林　丁　勇
副主编　闫方杰　张学仕
编　者　（以姓氏笔画为序）
　　　　丁　勇（江苏护理职业学院）
　　　　于　梅（山东医学高等专科学校）
　　　　马飞翔（南京医科大学盐城临床医学院）
　　　　马志钢（山东省青岛第二卫生学校）
　　　　王　凡（江苏医药职业学院）
　　　　王　菁（北京卫生职业学院）
　　　　王丽丽（山东药品食品职业学院）
　　　　王智星（江苏医药职业学院）
　　　　孔凡华（山东省青岛第二卫生学校）
　　　　邓祥敏（江苏护理职业学院）
　　　　闫方杰（山东中医药高等专科学校）
　　　　安素红（邢台医学高等专科学校）
　　　　孙荣瑾（江苏食品药品职业技术学院）
　　　　张　亮（河南应用技术职业学院）
　　　　张英军（邢台医学高等专科学校）
　　　　张学仕（辽宁医药职业学院）
　　　　陆舒婷（江苏食品药品职业技术学院）
　　　　陈　潇（江苏医药职业学院）
　　　　周少林（江苏医药职业学院）
　　　　侯　丽（江苏护理职业学院）
　　　　栾海丽（江苏医药职业学院）
　　　　徐勤磊（江苏护理职业学院）

前言

中医护理是在中医药理论指导下，研究探讨中医护理理论、护理方法和护理技术的一门应用型学科，是高职高专护理专业的必修课程。通过本课程的学习，学生能掌握中医护理的基本理论、基本知识和基本技能，继承和弘扬大医精诚的高尚医德，传承优秀的中医药传统文化，能将独具特色的中医护理技术运用于护理实践。

本教材重视中医护理理论、护理方法和护理技术的特色优势，编写过程中遵循中医类教材的编写规律，努力做到基本理论、基本知识"经典、精练、必需、够用"，护理方法和技术贴近临床，实用方便，疗效独特，以满足培养目标为原则，以职业技能的培养为根本，力争使教材适应新时代社会需要和临床要求。

本次教材在编写框架设计中，每章之前有"学习目标""导学情景"，引领学生进入知识殿堂；每章之中有"看一看"，不仅开阔了眼界，拓宽了知识面，且增加了教材的可读性、生动性、趣味性；教材首次设"护爱生命"模块，将"立德树人"的思政要求和医学人文精神融入专业课程，培养学生敬佑生命，尊重患者，甘于奉献，大爱无疆的高尚职业道德和情感，树立全心全意为人类健康服务的意识；"想一想"和"练一练"模块，旨在锻炼提高学生的分析问题和解决问题的能力；每章之后有"重点回顾"和"目标检测"，方便学生自我学习和自我检测。本教材为书网融合教材，纸质书本与电子教材相结合，丰富了教学资源，更加方便学生随时随地在线学习、练习与考试。本教材涵盖了护士执业资格考试的中医护理知识，可以为学生顺利通过护士执业资格考试打下基础。

教材编写采用主编负责，分工合作的方式。第一章绪论由周少林编写，第二章阴阳五行由于梅编写，第三章藏象由张英军编写，第四章气血津液、第二十一章耳穴压豆法、第二十二章足疗法由马飞翔编写，第五章经络与腧穴由张学仕编写，第六章病因病机由张亮编写，第七章诊法由马志钢编写，第八章辨证由邓祥敏编写，第九章防护原则由王丽丽编写，第十章生活护理、第十一章情志护理由栾海丽编写，第十二章用药护理由丁勇编写，第十三章饮食护理由陆舒婷编写，第十四章体质护理由王凡编写，第十五章针刺法、第十六章艾灸法、第十七章拔罐法由闫方杰编写，第十八章刮痧法、第十九章刺络法、第二十章推拿法由王菁编写。全书由周少林、丁勇负责统稿并修改。

本教材在编写过程中，得到了各位编者单位的大力支持。书中参考并引用了国内中医药学类教材的内容及某些学者的研究成果，在此谨致谢忱。

本教材是全体编者共同努力的结果，我们注重"精品意识"和"质量意识"，精心设计，认真编写，反复修改，一丝不苟，但由于水平所限，时间仓促，疏漏之处在所难免，衷心希望得到各位专家、同仁的赐教和指导！同时也希望各院校师生和读者多提宝贵意见，以便今后进一步修改和提高，更臻完善！

编　者

2021 年 9 月

目　录

第一章　绪　论

学习目标

知识目标：

1. **掌握**　中医四大经典著作的主要内容；整体观念和辨证施护的内涵。
2. **熟悉**　中医护理的发展简史；金元四大家、温病四大家的医学成就。
3. **了解**　中医护理在不同历史时期对人类健康事业的贡献。

技能目标：

学会运用中医整体观念和辨证施护的理念为患者开展护理服务。

素质目标：

热爱并传承中医文化，敬佑生命，救死扶伤，全心全意为人类健康服务。

导学情景

情景描述： 清代名医王孟英以善治霍乱著称。公元 19 世纪江浙一带霍乱流行，死人无数。剧烈的上吐下泻，引起严重脱水等并发症，是导致死亡的重要原因。王孟英根据临床表现将霍乱分为寒霍乱与热霍乱两种，寒霍乱用藿香正气丸、理中汤等治疗，热霍乱首创蚕矢汤治疗，取得较好疗效。

情景分析： 治疗霍乱需及时补充水分。患者严重呕吐，无法喝水吃药。王孟英根据中医古籍记载"以秽治秽"的原理，创造性地用鸡的粪便制成"鸡矢白散"，患者喝了居然能止吐，后来他将鸡屎改良为蚕矢（蚕的粪便）配合相关中药，组成蚕矢汤，成为治霍乱的特效方。

讨论： 王孟英用什么办法让患者在剧烈呕吐后能喝水吃药，使病情得到控制？为什么同是霍乱病，却用不同方药治疗护理？

学前导语： 中医药学是中华文明的瑰宝，几千年来中医药学在人类防治疾病和重大疫病的治疗方面均发挥了重要作用。今天，我们将和同学们一起了解祖国医学博大精深的理论和独特的中医护理技术。

中医护理是在中医理论指导下，突出整体观念和辨证施护的原则，运用中医护理理论、护理方法和护理技术，对病患及社区人群进行全面照护，保护和促进人类健康的一门应用型学科。

中医护理是中国人民长期与疾病作斗争的经验总结，是中医学的重要组成部分，内容博大精深，丰富多彩，方便易学，实用性强，其中包括大量预防、保健、养生、康复等方面的理论知识和实践技能。

第一节　中医护理发展简史

中医护理伴随着中华民族一起诞生。自从有了人类，便有了最原始的医疗护理活动，如照料病残、使用"砭针"等。从中医药学的起源来看，先护后医、医护合一、医中有护、护寓医中，是我国传统医药的特色之一。中医药学在其发展过程中一直保持着医、药、护不分的状态，中医历来强调要"三分治疗，七分调养"，"调养"即护理。

一、中医护理的起源（远古时期）

远古时期是中医护理的萌始及护理技术的雏形。

1. 家庭式医护照顾　中医护理起源于人类生存的需要，人类在生活和生产实践过程中，在与自然界、野兽及疾病的斗争中，积累并创造了原始的护理知识。早在原始社会人类群居洞穴时代，宗族之间照顾老弱病残和孕妇、分娩等多由妇女担任，形成了原始社会"家庭式"的医护照顾。

2. 防寒避暑　不同的季节原始人知道用不同的方式来保护自己。寒冷季节，用兽皮和树叶作衣来包裹自己，以御寒冷；炎热夏季，居住在阴凉的洞穴，以避酷热。这是早期生活护理的萌芽。

3. 外伤护理　由于人兽杂处，碰撞搏击及部落之间的械斗常有发生，加之当时生产工具的原始，劳动中的意外伤害及长期生活劳作于户外，跌打损伤时有发生，原始人为了减轻外伤痛苦，阻止局部出血，常采用泥土、草茎、树叶、苔藓等涂敷伤口，用手压迫出血部位以止血的外用护理方法。

4. 早期饮食护理　人类为了生存，在采集野菜、野果填饱肚皮的过程中，不断去挖取植物根茎和采摘果实，久而久之，逐渐了解植物的属性，懂得了如何减少误食和中毒，是早期的饮食护理。

5. 火的发明利用　火的发明和应用，改变了人类的茹毛饮血，推动了人类由生食走向熟食，不仅改善了饮食卫生，减少了胃肠疾病的发生，还为后世熨法、灸法、汤液等医护手段的产生创造了条件。原始人使用烧热的石块做热疗，以石块捶拍、刺压病痛部位来解除疼痛等。

二、中医护理的初步形成（夏—春秋时期）

夏至春秋时期，随着社会生产力和文化的发展，人们对于防治疾病、保障健康的认识及具体做法有了很大的变化和发展，中医护理学初步形成。

1. 卫生习惯　夏商两代的人们已有了洗脸、洗手、洗脚、淋浴的习惯。商代甲骨文中已有关于疾病和医药卫生知识的记载。人们知道水土等居住条件对人体健康的影响，开始打洞挖井，利用地下水。并开展灭鼠、除虫、打扫卫生、改善环境等防病调护活动。

2. 医学分科　周代，有了最早的医学分科，即食医、疾医、疡医、兽医四科。食医的职责，《周礼》记载有"以五味、五谷、五药养其病"，说明人们已注重饮食护理在疾病治疗中的作用。本阶段建立了治疗、书写死亡报告等医疗文件的记录制度，规范了医务管理。

3. 情志与疾病　春秋时期人们已经认识到气候变化、情志活动与疾病的关系密切。《周礼》中有不同季节可发生不同疾病，提示人们要顺应四时气候，预防疾病的发生。同时有喜、怒、忧、思、悲、恐、惊七种情志刺激能损伤人体脏腑功能而发病的记载，将七情作为致病因素，开始重视情志护理。

4. 摒弃巫术占卜　此阶段护理学基本形成的另一重要标志是护理和治疗病人时不再求助于巫术占卜，而是通过客观检查和观察来判断疾病的吉凶。如通过望面色、听声音等方法来观察推断五脏的病变和预后。

同时期因青铜器的广泛应用，出现了金属的刀、针，且开始用酒剂治疗伤病，改进了原始的医疗工具。

👁 **看一看**

杏林春暖与虎守杏林

三国时期的名医董奉，医德高尚，医术精湛，为人治病不收诊金。病人痊愈后，则让他在家前屋后栽种杏树。数年后，杏树成林，上有百鸟鸣唱，下有群兽戏游。杏子成熟时，凡欲吃杏子的人，不用交钱，需用谷子来换，换回的谷子，用来接济贫苦百姓。"杏林春暖"的典故由此而来。

杏林还有一个神奇之处，有一头猛虎看守。这个猛虎也是董奉的"病人"。一次董奉回家途中，发现路旁躺着一只表情痛苦的老虎。董奉内心虽怕，但仍问老虎："你在此等候，是不是要我为你治病？"老虎点点头。董奉为老虎作检查，发现喉咙里卡了一块大骨头，董奉将骨头取出，老虎的病好了。老虎为了报恩，从此就在杏林当了守护，杏林的杏子从来都不会少。这便是"虎守杏林"的由来。

三、中医护理理论体系的确立（战国—三国时期）🄴 微课1

战国至三国时期是我国中医学的隆盛时期，出现了许多名医和名著，《黄帝内经》《伤寒杂病论》等相继问世，为中医护理理论和辨证施护的确立奠定了坚实基础。

1. 四诊技术　《史记·扁鹊仓公列传》载扁鹊重视病情观察，提出了"切脉、望色、写形、言病之所在"，形成了中医独创的诊断技术——四诊。扁鹊为虢太子治病，除治以针刺、汤药，还用热敷熨两胁下，保持太子的体温。说明当时医护同源，医疗与护理并进，由医生兼管照顾患者。

2. 四大经典　《黄帝内经》是我国现存最早的医学理论专著，成书于战国时期。包括《素问》《灵枢》两部分，共18卷，162篇，是众多医家医护经验的总结，运用朴素的唯物论和辩证法思想对人体生理、病理及疾病的诊断、治疗、护理等方面作了较全面的阐述。《黄帝内经》认为"人与天地相应"，强调人与自然界的统一性。如生活起居方面，《素问·移精变气论》指出"动作以避寒，阴居以避暑"。《素问·四气调神大论》提出四时养生起居的规律，明确"春夏养阳，秋冬养阴"的养生护理的学术思想。饮食护理方面，《素问·藏气法时论》指出肝病"宜食甘，粳米牛肉枣葵皆甘"，肾病"宜食辛，黄黍鸡肉桃葱皆辛"。《灵枢·五味》认为"肝病禁辛，心病禁咸，脾病禁酸，肾病禁甘，肺病禁苦"等。情志护理方面，《素问·阴阳应象大论》有"悲胜怒""怒胜思""思胜恐""恐胜喜""喜胜忧"的情志相胜法及《灵枢·师传》"告之以其败，语之以其善，导之以其所便，开之以其所苦"的说理开导法等情志调护的方法。此外，如针灸、导引、热熨等操作技术在《黄帝内经》中已有较详细的论述。

《难经》是继内经之后的又一本阐述医学理论的著作，托名扁鹊所作，阐述了脏腑、疾病、经络、针灸等内容，对脉诊和奇经的论述具有创见性，提出了有关命门、三焦的新观点。

《神农本草经》是我国现存最早的药物学专著。该书总结了汉以前的药物学知识，载药365种。根据功效和有毒无毒，将药物分为上、中、下三品，并将药物分为寒热温凉四气，辛甘酸苦咸五味。明确"疗寒以热药，疗热以寒药"的用药原则，并指出用药要配合得宜，密切观察用药情况，记录其增效与减效、有毒与无毒的各种临床变化。认为服药方法直接影响药物疗效，"病在胸膈以上者，先食而后服药；病在心腹以下者，先服药而后食；病在四肢血脉者，宜空腹而在旦；病在骨髓者，宜饱满而在夜"。这些理论和用药护理原则，一直为后世所沿用。

《伤寒杂病论》是我国现存最早的辨证论治专著，作者张仲景，成书于东汉末年。共载方剂269首，用药214种，被后世誉为"方书之祖"。《伤寒杂病论》分为《伤寒论》和《金匮要略》两部，以六经论伤寒，以脏腑论杂病，提出了理、法、方、药、护一体的辨证施护原则，开创了辨证施护的先河。书中用药不但有丸、散、膏、丹等服药护理，还有洗、熏、浴、吹鼻、滴耳、含咽、坐药等多种途径的给药方法及护理，首创药物灌肠术，如用"蜜煎导方"及猪胆汁灌肠的方法。对服药后的调护及饮食禁忌的论述十分具体。护理技术方面，如治狐惑病的熏洗法、烟熏法，治百合病的洗身法，治咽痛的含咽法以及点烙法、坐药法、渍脚法、外掺法、灌耳法、药物灌肠法等。饮食护理要求"禁生冷、黏滑、肉面、五辛、酒酪、臭恶等物"。此外，还载有许多急救护理法，如救自缢死、救溺死、救卒死等，其中自缢者的抢救方法与现代的心肺复苏技术非常相似。

3. 建安三神医　东汉末年的建安（汉献帝年号）时期，张仲景、华佗和董奉三位著名医家，史称"建安三神医"，对中医药学发展具有重要影响。华佗精通内、妇、儿、外、针灸各科，首创麻沸散进行全身麻醉，开展腹腔肿物摘除术和肠胃手术，是世界上最早的外科手术记载，有"外科鼻祖"之称。华佗尤其重视体育锻炼在防病治病护理中的作用，模仿虎、鹿、熊、猿、鸟五种禽兽的动作姿态创编了"五禽戏"，以运动锻炼强身健体，奠定了我国体育保健护理的基础，这是有记载的我国最早的康复护理方法。

四、中医护理的发展（魏晋—五代时期）

魏晋南北朝至隋唐五代时期是我国中医护理理论与专科护理开始全面发展的时期。

1. 脉理与针灸技术　晋代王叔和的《脉经》是我国现存第一部脉学专著，深刻阐明脉理，将脉、证、护相结合，为中医护理观察病情提供了可靠依据。皇甫谧的《针灸甲乙经》是我国现存第一部针灸学专著，是针灸操作护理的代表作。

2.《肘后备急方》　葛洪的《肘后备急方》是中医学第一部急诊护理专著，论述了中医急救及传染病、内、外、妇、五官、精神、伤科等各科护理。书中记载大出血患者应禁食禁水，避免活动和情绪波动等。在"治卒大腹水病方"中，提出"水肿"患者的饮食调护方法"勿食盐，当食小豆饭，饮小豆汁，鲤鱼佳也"。书中用海藻治疗瘿疾，是世界上记载最早的用含碘食物治疗甲状腺疾病。并首创以口对口吹气法抢救卒死病人的复苏术。书中有大量的针刺、艾灸及熨法等护理操作方法。葛洪倡导的间接灸法，促进了后世灸法技术的发展。

3.《诸病源候论》　隋代巢元方等编著的《诸病源候论》是我国现存最早的一部病因病机证候学专著，书中论述了各种疾病的护理。如对外科肠吻合手术后的饮食护理，指出"当作研米粥饮之，二十余日，稍作强糜食之，百日后乃可进饭耳。饱食者，令人肠痛决漏"。妇科方面，强调妊娠期间，应注意饮食起居与精神调养，并要适当活动。

4.《千金方》　唐代孙思邈，人称"药王"。他的著作《备急千金要方》《千金翼方》中创立了很多护理保健的方法，诸如漱津、琢齿、摩眼、挽发、放腰及食后摩腹等。对临床各科护理均有详细论述。如内科护理，对消渴病的护理提出"所慎者有三：一饮酒，二房室，三咸食及面"，强调了消渴病饮食护理的重要性；外科护理有消毒技术、疮疡切开引流、换药术等护理操作；妇产科护理，对妊娠养胎及孕妇心理、分娩、产后护理、用药护理等方面都有具体要求和论述。儿科护理对"初生出腹"及"拭儿口""断脐""哺乳""浴儿法"等操作方法及步骤进行了详细论述。《备急千金要方》首载了葱管导尿术，是世界医学史上最早的导尿术。

❤ 护爱生命

唐代名医孙思邈，自幼好读书，勤学苦练，二十岁精通诸子百家学说，善言老庄，又好释典，兼通阴阳，推及医药。隋唐两代皇帝都邀他做官，他无心仕途，热衷医学研究。他认为"人命至重，有贵千金，一方济之，德逾于此"，他所撰写的两部著作都冠以"千金"。孙思邈不仅医术精湛，且医德高尚。《备急千金要方》"大医习业篇"要求医者"博极医源，精勤不倦"。"大医精诚篇"是中国医学伦理学的典范，强调医生对待病人要一视同仁，全力赴救，不得贪取财物，"发大慈恻隐之心，誓愿普救含灵之苦……不得恃己所长，专心经略财物，但作救苦之心。"孙思邈提出的医德规范要求，对当今医务工作者仍具有深刻的教育意义。

5.《食疗本草》　孟诜的《食疗本草》收录了可供食用又兼治疗作用的瓜果、蔬菜、米谷、鸟兽、虫鱼及其加工制品 200 余种，系统总结了食疗治病之效，对中医养生及饮食护理的发展具有深远的影响。

6.《外台秘要》 王焘的《外台秘要》内容宏富，其有关人工急救及疾病护理方法对现代临证依然有指导意义。书中注重传染病的病情观察与护理，如对黄疸的病情观察中指出"每夜小便里浸少许帛，各书记曰，色渐退白则瘥"，应该是世界上最早的"实验观察法"。传染病的护理中建立了"禁止带菌人进入产房"和"不得令家有死丧或污秽之人来探"等护理探视制度。且注意到消渴病患者的尿是甜的，对消渴病的治疗采取饮食疗法和生活起居调护等方法。

五、中医护理的充实（宋金元时期）　ⓔ 微课 2

宋金元时期是我国科学技术发展较快和成果较多的时期。医学护理发展迅速，使中医护理内容得到了较多的充实。

1. 官修方书 宋代官修方书《太平圣惠方》是我国现存公元 10 世纪以前最大的官修方书。该书提出服药的原则是"食气消即进药，药气散即进食"；汤药的冷热需"凡服汤，欲得稍热服之则易消，下若冷则呕吐不下；若太热则伤人咽喉，务在用意"。

2. 三因学说 宋代陈无择的《三因极一病证方论》，在病因方面提出了著名的"三因学说"，将病因归纳为三大类，并针对不同病因提出了辨证施护的措施和方法。

3. 妇科护理 宋代陈自明的《妇人大全良方》，载有"胎杀避忌产前将护法""妊娠随月数服药及将息法""产后将护法""产后调理法"等，从妇人怀孕至产后的护理及难产的护理技术等内容均有详实的阐述。

4. 老年护理 陈直的《养老奉亲书》，将饮食调护作为老人养生的必备措施，并强调老年人应根据自身之生理特点、季节变迁进行调摄。

5. 金元四大家 金元时期出现了四大医学流派。"寒凉派"代表刘完素，认为病因以火热为多，治法强调降火，注重心理护理。"攻下派"代表张子和，治病主张汗、吐、下法，在《儒门事亲》中记载了使用坐浴法治疗脱肛的护理操作方法。"补土派"代表李东垣，认为"内伤脾胃，百病由生"，强调对脾胃的调养和护理。"养阴派"代表朱丹溪，认为疾病最基本的病理变化是"阳常有余，阴常不足"，把"摄护阴精"作为保健护理的原则，重视老年人的养生护理及疾病的饮食护理。

6. 伤科护理 元代危亦林的《世医得效方》中，关于麻醉药的使用及对脊柱骨折采用悬吊复位法的记载，较之英国达维斯提出此法早 600 多年，在伤科方面作出了贡献。

7. 膳食营养 元代宫廷饮膳太医忽思慧的《饮膳正要》是金元时期营养学的代表作，书中收集了各种奇珍异馔、汤膏、煎药 238 方，常用谷、肉、果、菜 230 种，分别介绍了各种食物的性质、烹饪、饮食卫生要求。提倡先饥后食，勿令食饱；先渴后饮，饮勿令过；不可饱食而卧，尤其夜间不可多食。

六、中医护理的成熟（明清时期）

明清时期中医护理学走向了一个新的发展阶段，总结和发展了前人的经验，逐步成熟起来向独立和完整体系发展。

1.《本草纲目》 明代医药学家、药圣李时珍的《本草纲目》，为我国和世界医药学作出了巨大贡献。他不但诊治疾病，还亲自采药、煎药，为患者喂药。《本草纲目》中，对煎药用水详加说明："凡煎汤，欲微水令小沸，其水依方，大略二十两药，用水一斗，煮取四升，以此为佳。然利汤欲生，少水而多汁，补汤欲熟，多水而少取汁"。

2. 疮疡护理 陈实功的《外科正宗·痈疽门》中"调理须知""杂忌须知"两篇，实为外科护理的专篇，详细论述了疮疡的护理原则。如疮疡的饮食护理方面，主张"饮食须香燥甘甜，粥饭随其喜恶，毋餐过饱，宜少、宜热、宜浓，方无停滞，又得易化故也"；疮疡的生活护理中，强调"夏日坐卧不可当风，忌置水于榻前床下，冬寒须避起居，常要温和"。

3. 虚劳护理 汪绮石的《理虚元鉴》，对虚劳证的调护方法有较深刻的论述，强调虚劳患者"再经不得一番伤寒，或一番痢疾"；护理中要注意引导患者"时时防外邪，节嗜欲，调七情，勤医药，思患而预防之，方得涉险如夷耳"。

4. 传染病护理 吴有性的《温疫论》是我国第一部急性传染病专著，书中详细论述了温疫病的护理措施。如饮食护理，主张以清稀易消化为宜，本着渐进原则，即"大病之后……宜先与粥饮，次糊饮，次糜粥，循序渐进，先后勿失其时"；护理中强调"饮服西瓜汁、梨汁、蔗浆，用井水、冷水或雪水擦浴"等。

5.《修龄要旨》 冷谦是明代著名的养生家、画家、音乐家、道士，他的代表著作《修龄要旨》，是集气功、养生、保健、护理等内容的专书，阐述了四时养生、起居调摄、四季却病、延年益寿的方式方法等，对古人养生修炼的经验进行了较全面的整理和提高。

6.《医门法律》 清代喻昌的《医门法律》所载"明望色之法""明问病之法""明切脉之法"，对护理学中的临床资料收集，具有指导意义；并强调要调节饮食五味，不可过于偏食，使饮食护理的内容更加具体深刻。

7.《证治准绳》 王肯堂用十多年的时间编撰著作《证治准绳》，其内容包括杂病、类方、伤寒、疡医、幼科、女科共六科，又称《六科准绳》。书中有专门介绍创伤缝合术后的护理方法。

👁 **看一看**

橘井泉香

"橘井泉香"的典故来自于《列仙传》。书载汉文帝时桂阳郡苏耽，从小丧父，与母亲相依为命，极为孝顺。苏耽长年研习道术，终于修成正果，被神仙迎接上天。临行时，苏耽指着院子里的井和井边的橘树对母亲说，来年有瘟疫流行，井里的水和橘树能够救人性命。第二年果然瘟疫大作，病者众多。苏母按照儿子的嘱咐，用一升井水泡一片橘叶，广施病人，饮者立即痊愈。消息传开，远至千里，前来求水者络绎不绝，橘井救人无数。

后人为了纪念苏耽，在他的故乡（今湖南郴州市东的苏仙岭）修建观庙，奉祀香火，名曰"苏仙观"，至今古迹尚存。后世将橘井与救人联系在一起，逐渐成为对中医的另一个称谓，久传不衰。

8. 温病四大家 叶天士的《温热论》系统阐明温病的发生、发展规律，提出温病卫、气、营、血四个阶段辨证论治和施护的纲领，总结了温病察舌、验齿、辨斑疹等病情观察方法，如对温热病患者实施口腔护理和物理降温等护理方法。吴鞠通的《温病条辨》创立了温病学的三焦辨证方法，并以"雪梨浆"治温热口渴，更是饮食疗法在护理中应用的例证。薛生白的《湿热条辨》提出对湿温病的治疗护理纲要。王孟英的《温热经纬》集温病学之大成，重视"伏气"温病。这四位医学家被后世誉为"温病四大家"。

9.《侍疾要语》 钱襄的《侍疾要语》为我国现存最早的中医护理学专著。对疾病护理提出要注意观察病人的病情变化，对生活护理、饮食护理、用药护理和老年病人的护理要点都有论述；对长期卧床者，要防护压疮；还强调情志护理的重要性和方法，并运用音乐为病人消除烦恼。书中侍疾理论和护理原则对中医护理发展有积极推动作用。

七、中医护理学科的独立和蓬勃发展（新中国成立以来）

新中国成立以来，全国大力开展了对中医药学的继承发扬和研究工作，为中医护理的发展和提高创造了良好的条件。

1. 中医护理学科独立　在党的中医政策指引下，中医事业得到了迅速发展，中医护理理论和众多行之有效的护理方法得到整理和总结。1955 年中国中医研究院（现为中国中医科学院）成立，之后全国各省设置了中医行政管理、教学、科研机构，并相继成立了中医学院与中医院，综合医院开设中医病房，并配备了护理人员。中医有了严格的医护分工，中医护理开始独立开展工作，形成了完整系统的一门独立学科，自古以来的中医医、药、护不分家的局面从此结束。

2. 中医护理蓬勃发展　中医护理教育迅速发展。1958 年南京中医学院（现南京中医药大学）附属医院创办了第一所中医护士学校，于 1959 年编写出版了新中国第一部中医护理专著《中医护病学》，作为护士学校的主要教材，填补了现代中医护理学专著的空白。随着时代的进步，中医护理在教学、临床、科研等各方面均取得了很大进展，中医及中西医结合的护理新技术、新方法如雨后春笋般涌现，大批中医护理著作和教材付梓刊行，中医护理理论及护理技术日趋完善，中医护理以其独特的理论和方法，成为医学护理不可缺少的重要组成部分。随着国际间的学术交流，中医护理正日益受到国际护理界的重视，并在保障人民健康和防治护理疾病方面发挥着越来越重要的作用。

党和国家历来都异常重视中医药学的传承与研究。习近平总书记在中国中医科学院成立 60 周年的贺信中强调，中医药学是中国古代科学的瑰宝，也是打开中华文明宝库的钥匙。目前中医药振兴与发展迎来了天时、地利、人和的大好时机，中医护理应抢抓机遇，开拓进取，推动中医护理事业取得全面长足发展，为人类的健康作出更大贡献。

✎ **练一练**

中医护理的基本特点是

A. 同病异护和异病同护　　B. 阴阳五行和脏腑经络　　C. 四诊八纲

D. 整体观念和辨证施护　　E. 扶正不留邪和祛邪不伤正

答案解析

PPT

第二节　中医护理基本特点

中医护理的基本特点是整体观念和辨证施护。整体观念是中医护理的指导思想，辨证施护是中医护理的基本原则和方法。

一、整体观念

整体，就是统一性和完整性。中医学认为人体是一个有机整体，人与外界环境也有着密切的关系。这种人体自身的整体性和内外环境的统一性思想，称为整体观念。

整体观念是中医学的一种思维方法，是古代唯物论和辩证法思想在中医学中的体现，它贯穿于中医学的生理、病理、诊法、辨证、养生、防治、护理、康复等诸方面。

（一）人体是一个有机的整体

人体由若干脏腑、组织、器官所组成，虽有不同结构和功能，但并非孤立，而是相互联系、相互为用、相互制约的。它们结构上相互联系，生理上相互协调，病理上相互影响，诊断上察外知内，治疗护理上整体辨治施护。

1. 结构上，相互联系　人体以五脏为中心，配合六腑，通过经络系统"内属于脏腑，外络于肢节"的联结作用，把形体官窍、四肢百骸等全身组织器官联系起来，构成了一个以五脏为中心的表里相联，上下沟通，协调共济的统一的有机整体，它们相互联系，不可分割，任何局部都是整体的一部分，并通过精、气、血、津液的作用，来完成机体统一的功能活动。

2. 生理上，相互协调 脏腑和各组织器官之间各自有不同的生理功能，而各脏腑组织器官之间相互协调，彼此配合，相互协作，相互制约，维持人体的生命活动和生理平衡。人体的脏腑与脏腑之间，脏腑与五体及五官九窍之间的密切联系、相互配合、协调和制约，是保证人体正常生命活动的前提。各脏腑之间既相辅相成又相互制约，共同维持了人体正常的生理功能。

3. 病理上，相互影响 人是一个有机的整体，生理上相互协调，一旦发生病变，同样可以通过经络传递病邪而相互影响。脏腑的病变可以通过经络反映于体表，体表有病也可以通过经络影响脏腑，脏腑之间的病变也可以通过经络相互传变。如脾脏有病，既可以反映到它联系的口味、肌肉四肢及相表里的胃，也可以影响到心肺和肝肾。任何局部的病变都可以引起整体的病理反应，整体功能的失调也可以反映于局部。

4. 诊断上，察外知内 人是一个有机的整体，"有诸内者必形诸外"，所以可以通过司外揣内，以表知里，见微知著的思维方法，通过观察了解五官、五体、舌脉等外在变化，来把握和推测内在疾病的变化规律。如舌通过经络直接或间接与脏腑相通，所以望舌可以测知内脏功能的变化。中医学通过观察病人外在的表现来了解和判断内脏的病变，从而做出正确的诊断方法即察外知内。

5. 治疗护理上，整体辨治施护 从整体出发，着眼于调整整体功能的失常，从脏腑之间与组织器官之间的联系入手，进行综合治疗，而不仅限于局部的病变。对于局部的病变，也不"头疼医头，脚疼医脚"，而是整体辨治和施护。如肝开窍于目，肝和目的关系密切，故临床上治疗护理眼睛的病变，从肝脏着手，往往取得满意的疗效。又如牙龈肿痛、出血，可以通过清泻胃火而治愈，其原理就是足阳明胃经循行于齿龈。

（二）人与自然环境的统一性

人类生活于自然界，自然界存在着人类赖以生存的必要条件。同时，自然界的变化又可直接或间接地影响人体，机体则相应地产生生理性反应。自然界的变化超越人体所能适应的范围，便会产生病理性变化。故《素问·邪客》说："人与天地相参"，即天人一体观。

1. 季节气候对人体的影响 一年四时气候的变化规律为春温、夏热、长夏湿、秋燥、冬寒。人体生理上适应性变化就会有春生、夏长、秋收、冬藏。春夏季节，阳气发泄而人体多汗少尿，秋冬季节阳气收敛，则少汗多尿。气候变化，脉象亦随之而变化。如春夏脉多浮大；秋冬脉多沉小。

2. 昼夜晨昏对人体的影响 一日之内随着昼夜晨昏的变化，人体的阴阳气血也会进行相应的调节。早晨阳气初生，中午阳气隆盛，人的精力旺盛；到夜晚则阳气内敛，是休息睡眠的时候。由于阳气在白昼偏盛且趋于表，夜间偏衰而趋于里，故疾病在一日内也会呈现"旦慧、昼安、夕加、夜甚"的规律。

3. 地区方域对人体的影响 人类外在的生存环境直接影响人体生理功能，地区方域的气候、水土、人文、风俗在一定程度上会影响人体。如江南多湿热，人体腠理多疏松；北方多燥寒，人体腠理多致密。易地居住跨度太大，自然环境突然改变等，均可引起人体不适。如女孩子易地而居，有可能导致月经不调等。

综上所述，人所适应的自然界包含有时间和空间的要素，此外人与人适应自然环境的能力不同，所以用整体观念能更好的指导治疗和护理，确定治疗和护理原则，即体现为因时、因地、因人制宜。

（三）人与社会环境的统一性

人生活于社会，是社会的组成部分，政治、经济、文化、宗教、婚姻、人际关系等社会因素，直接影响人的生理、心理和病理变化。人在适应社会环境的过程中维持着生命的稳定、协调、平衡、有序，体现了人与社会环境的统一性。

一般来说，良好的社会环境，强大的社会支持，融洽的社会关系，可使人精神振奋，勇于进取，有利于身心健康；而不稳定的社会环境，可使人精神压抑或紧张恐惧，从而影响身心健康，引发或加重疾病。如现代社会竞争激烈，伴随着贫富、升迁、就业、人际关系等变化，人的精神和心理也会出现多种变化，所以在护理工作中，不但要做好患者本身的护理，而且要关注家庭、社区、社会等给患者造成的影响并给予相应的指导和护理措施。

? 想一想

整体观念的内涵有哪些？为什么同病异护，异病同护？

答案解析

二、辨证施护

辨证施护是中医学对疾病的一种特殊的研究和护理方法。

（一）辨证施护的概念

辨证，就是将四诊（望、闻、问、切）所收集的病情资料、症状和体征，通过分析、综合，辨清疾病的原因、性质、部位及邪正关系，最终概括、判断为某种性质的证。施护，就是根据辨证的结果，确定相应的护理方法。辨证是决定施护的前提和依据，施护是护理疾病的手段和方法。通过施护的效果可以检验辨证的正确与否。辨证和施护，在护理过程中是相互联系不可分割的两个方面，又是理论联系实践的具体体现。

（二）证、症、病的概念及其关系

辨证施护涉及证、症、病的内容，只有理解证、症、病的含义才能深刻理解辨证施护的实质及临床意义。

证，即证候，是机体在疾病过程中某一阶段的病理概括，包括病变的原因、部位、性质及邪正关系等。证一般由一组特定的有内在联系的症状和体征所组成，反映了疾病发展过程中某一阶段病理变化的本质，标示了机体对病因的整体反应状态。证比症更全面、更深刻、更正确地揭示了疾病的实质。

症，是症状和体征的总称，症状是主观感觉到的不适或病态改变，如头痛、咳嗽、眩晕、发热、尿频等；体征是患者客观的表现，往往是医生在检查时发现的异常征象，如体温升高、皮肤斑疹、舌苔黄厚、脉象弦数。症状和体征是疾病过程中个别表面现象，不能完全反映疾病的本质。

病，即疾病，是指有特定的致病因素、发病规律和病机演变的一个完整的异常生命过程。疾病反映的是贯穿一种疾病全过程的总体属性、特征和规律。具体表现为由若干证候所组成，不同病理阶段的证候都有特定的症状和体征。如感冒、消渴、胸痹、中风等。它通常是从总的方面来反映疾病，并不对疾病过程中的某一阶段予以反映。而证则是对疾病过程中的某一阶段主要矛盾的概括。

证、症、病三者既有联系，又有区别。证所揭示的是疾病某一阶段的病理状态，症是疾病过程中个别的、孤立的现象，病所揭示的是疾病病理的全过程。病与证，虽然都是对疾病本质的认识，但病所反映的重点是贯穿疾病全过程的基本矛盾，而证反映的重点是当前阶段的主要矛盾。症状和体征是认识病和证的着眼点，是构成病和证的基本要素。具有内在联系的症状和体征组合在一起便构成证候，反映疾病某一阶段或某一类型的病变本质；各阶段或类型的证贯穿并叠加起来便是疾病的全过程。所以，一种疾病可以由不同证组成，而同一证又可以见于不同的疾病过程中。

（三）辨证与辨病的关系

中医认识和护理病人，既辨病又辨证。中医历来强调辨证，也不忽视辨病。辨病是探求病变全过程的发展规律，辨证是辨别疾病过程中某一阶段的病理状态。辨病抓住疾病的基本矛盾，而辨证抓住当前疾病的主要矛盾。只有在辨证的基础上，护理才能有针对性地展开。

辨证着眼于证的分辨，如初起发热、恶寒、头身痛、脉浮的病人，初步印象为感冒病。但由于致病因素和机体反应性不同，又常表现为风寒表证和风热表证的不同证候，只有把感冒病所表现的"证"是风寒还是风热辨别清楚，才能确定施护的方法。如属风寒感冒，根据"寒者热之"的护理原则，采用避风寒保暖，多加衣被，室温宜偏高，饮食上可给生姜红糖水、生姜葱白饮，还可以姜枣粥热服等辛温之品的护理方法；若属风热感冒，根据"热者寒之"的护理原则，采用衣被不宜偏厚，宜凉爽舒适，室温宜低而湿度偏高，减轻心烦、口干之不适感，饮食宜给绿豆汤、菊花饮、西瓜、苦瓜、藕汁等辛凉之品的护理方法。

辨证施护既不同于"对症护理"，又不同于"辨病施护"。其主要特点是能辨证地看待病和证的关系，既可看到一种病包括几种不同的证，又可看到不同的病在发展过程中可以出现同一种证，从而能对各种疾病采取灵活的护理方法。

"同病异护"是指同一种病，由于发病时间、地点及患者体质或疾病所处的阶段不同，表现出不同的证候，则采取不同的护理方法。如麻疹在不同的疾病阶段表现为不同的证，护理方法自然各异。早期当解表透疹；中期清泻肺热；后期滋养肺胃之阴。

"异病同护"是指不同的病，在发生发展变化过程中，出现了相同的证候，则采取同一种护理方法。如胃下垂、子宫下垂、脱肛等不同病变，其辨证均属于中气下陷证，故皆可采用补气升提的方法治疗护理。

中医学对疾病治疗护理的着眼点是证，正所谓"证同护亦同，证异护亦异"，此为中医辨证施护的精髓。

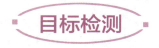

答案解析

单项选择题

1. 我国现存最早的中医护理学专著是（ ）
    A.《黄帝内经》   B.《千金要方》
    C.《侍疾要语》   D.《伤寒杂病论》
    E.《神农本草经》

2. 我国医学史上首先提出理、法、方、药、护一体的辨证施护原则，开创了辨证施护先河的医家是（ ）
    A. 扁鹊   B. 华佗   C. 张仲景   D. 孙思邈   E. 董奉

3. 中医护理理论体系形成是在（ ）
    A. 战国至秦汉时期   B. 两晋至南北朝
    C. 隋唐时期   D. 宋金元时期
    E. 明清时期

4. 奠定中医护理理论基础的经典著作是（ ）
    A.《黄帝内经》   B.《难经》

  C. 《诸病源候论》   D. 《伤寒杂病论》

  E. 《神农本草经》

5. 首创药物灌肠法的医家是（ ）

  A. 扁鹊   B. 张仲景   C. 华佗   D. 孙思邈   E. 董奉

6. 首创葱管导尿术的医家是（ ）

  A. 扁鹊   B. 华佗   C. 张仲景   D. 孙思邈   E. 李东垣

7. 医疗体育的奠基人是（ ）

  A. 张仲景   B. 孙思邈   C. 扁鹊   D. 华佗   E. 李时珍

8. 重视脾胃的护理，主张"内伤脾胃，百病由生"观点的医家是（ ）

  A. 张仲景   B. 刘完素   C. 朱丹溪   D. 李东垣   E. 张子和

9. 1959 年南京出版了新中国第一部系统的中医护理专著是（ ）

  A. 《中医护理学》   B. 《中医护病学》

  C. 《中医护理学基础》   D. 《中医辨证护理学》

  E. 《侍疾要语》

10. 我国现存最早的一部药物学专著是（ ）

  A. 《黄帝内经》   B. 《神农本草经》

  C. 《伤寒杂病论》   D. 《本草纲目》

  E. 《金匮要略》

11. 深刻阐明脉理，将脉、证、护相结合，为中医护理观察病情提供了可靠依据的代表作是（ ）

  A. 《黄帝内经》   B. 《难论》

  C. 《金匮要略》   D. 《脉经》

  E. 《千金要方》

12. 中医学第一部急诊专著，对中医急救、传染病、内、外、妇、五官、精神、伤科等各科护理均有详细的阐述的著作是（ ）

  A. 《黄帝内经》   B. 《千金翼方》

  C. 《伤寒杂病论》   D. 《侍疾要语》

  E. 《肘后备急方》

13. 孙思邈撰写的著作是（ ）

  A. 《黄帝内经》   B. 《伤寒论》

  C. 《金匮要略》   D. 《侍疾要语》

  E. 《备急千金要方》

14. 首创麻沸散进行外科手术，有"外科鼻祖"之称的医家是（ ）

  A. 孙思邈   B. 扁鹊   C. 华佗   D. 张仲景   E. 王焘

15. 提出用"雪梨浆"治疗温热口渴的饮食护理方法的医家是（ ）

  A. 吴鞠通   B. 张仲景   C. 叶天士   D. 吴又可   E. 李时珍

16. 提出"切脉、望色、写形、言病之所在"，为中医独创的诊断技术——四诊，提供了理论依据的医家是（ ）

  A. 华佗   B. 孙思邈   C. 扁鹊   D. 朱丹溪   E. 张仲景

17. 对温病的认识和治疗护理较成熟时期是（ ）

  A. 战国—三国时期   B. 魏晋—五代时期

C. 明—清时期   D. 夏—春秋时期

E. 宋金元时期

18. 患者，男，15岁；患者，女，16岁。同患感冒，前者采用辛温解表方法护理，后者采用辛凉解表方法护理。此属于（　　）

    A. 辨证施护   B. 同病异护   C. 异病同护   D. 辨病施护   E. 整体护理

19. 患者，男，35岁。近期夜不能眠，口舌生疮，小便短赤，舌尖红赤，脉数。采用清心泻火方法护理，属于（　　）

    A. 辨证施护   B. 同病异护   C. 异病同护   D. 辨病施护   E. 整体护理

20. 患者，男，65岁，久泻脱肛；患者，女，38岁，产后过劳，子宫下垂。均诊断为中气下陷证，都采用补气升提的护理原则，属于（　　）

    A. 辨证施护   B. 同病异护   C. 异病同护   D. 辨病施护   E. 整体护理

（周少林）

书网融合……

🔖重点回顾   e微课1   e微课2   🔖习题

第二章 阴阳五行

学习目标

知识目标：
1. **掌握** 阴阳学说和五行学说的基本内容。
2. **熟悉** 阴阳和五行的基本概念、特性及事物属性的五行归类。
3. **了解** 阴阳学说和五行学说在中医护理中的应用。

技能目标：
能运用阴阳学说和五行学说的原理，指导中医护理方法和护理技术的实施。

素质目标：
敬佑生命，培养严谨细致、甘于奉献、敬业专注的职业精神。

导学情景

情景描述：华佗，东汉著名医学家，与董奉、张仲景并称为"建安三神医"。华佗的医学哲学思想主要体现在三个方面：一是天人合一。其曰："人法于天地，见天地逆从，则知人衰盛。人有百病，病有百候，候有百变，皆天地阴阳逆从而生。"二是阴阳调神论。其曰："阴阳者，天地之枢机，非阴阳则不能为天地。人成于天地，败于阴阳，阳者生之本，阴者死之基。"三是五行生成论。其曰："天地有阴阳五行，人有血脉五脏。五脏五行，相成相生，昼夜流转，无有始终。"

情景分析：华佗把古代哲学观运用到临床实践中，形成系统的医学哲学思想。

讨论：人的生命活动无不与阴阳有关，为何只有阴阳平和，人体才得以安宁？五行是如何阐明人体脏腑、经络之间相互关系的？

学前导语：古代医家将阴阳五行学说用于医学领域，借以阐明人体的生理功能和病理变化，并用以指导疾病的诊断、治疗。护理工作者只有领悟其思想内涵，才能更好地为患者提供有特色的中医护理。

第一节 阴阳学说

PPT

阴阳学说是古人探求宇宙本原和解释宇宙变化的一种世界观和方法论，属于中国古代唯物论和辩证法范畴。阴阳学说认为宇宙是阴阳二气对立统一的结果，阴阳二气的相互作用促成了事物的发生、发展和变化。阴阳学说作为中医学特有的思维方法，广泛用来阐释人体的生理功能和病理变化，并指导疾病的诊断和防治，成为中医学理论体系的重要组成部分。《素问·阴阳应象大论》中有"阴阳者，天地之道也，万物之纲纪，变化之父母，生杀之本始，神明之府也。"

一、阴阳的概念

（一）阴阳的基本概念

阴阳是对自然界相互关联的某些事物或现象对立双方属性的概括。所谓"阴阳者，一分为二也"

（《类经·阴阳类》）。阴阳最初的涵义是非常朴素的，指日光的向背，向日为阳，背日为阴。向日处温暖、光明；背日处寒冷、黑暗，于是古人就以光明、黑暗、温暖、寒冷分阴阳。后来其内涵不断被引申，把自然界很多事物和现象都划分为阴阳两个方面。这时的阴阳不再特指日光的向背，而成为一个概括自然界具有对立属性的事物或现象双方的抽象概念。

（二）阴阳的特性

1. 阴阳的普遍性　自然界中凡是相互关联且又相互对立的事物或现象，或同一事物或现象内部相互对立的两个方面，都可以用阴阳来概括其属性。如天与地，日与月，水与火，寒与热，升与降，明与暗等。一般地说，凡是运动的、外向的、上升的、温热的、无形的、明亮的、兴奋的、功能的都属于阳；凡是静止的、内守的、下降的、寒冷的、有形的、黑暗的、抑制的、物质的都属于阴。

2. 阴阳的相对性　阴阳的相对性主要表现在以下两个方面。

（1）阴阳相互转化　事物的阴阳属性在一定条件下可以相互转化。如四季的气候变化，属阳的春夏可以转化为属阴的秋冬，属阴的秋冬又可以转化为属阳的春夏。

（2）阴阳无限可分　即阴中有阳，阳中有阴，阴阳之中复有阴阳。如昼为阳，夜为阴，而上午与下午相对而言，上午为阳中之阳，下午为阳中之阴；前半夜与后半夜相对而言，前半夜为阴中之阴，后半夜为阴中之阳。故《素问·阴阳离合论》说："阴阳者，数之可十，推之可百，数之可千，推之可万，万之大，不可胜数，然其要一也。"

👁 **看一看**

阴阳概念的形成

阴阳的概念大约形成于西周。西周时期的诗歌中已有"阴阳"一词的多处记载，如《诗经·大雅》中"既景乃冈，相其阴阳，观其流泉"的记载。《周易》中的易卦由阴爻（－－）和阳爻（—）组成。"－－"表示阴；"—"表示阳。阴爻和阳爻分别以符号的形式标示了阴阳的概念。西周末年，古代先贤开始用阴阳来分析、阐释一些难以理解或不能直接观察的复杂事物变化的机理。如《国语·周语》记载伯阳父用阴阳来解释周幽王二年（公元前780年）陕西发生的大地震，把地震的发生理解为大地内部阴阳两种对立物质势力运动的不协调。

二、阴阳学说的基本内容

（一）阴阳对立制约

阴阳对立制约是指属性相反的阴阳双方在一个统一体中的相互斗争、相互制约和相互排斥。正是由于阴阳之间的对立制约才维持了阴阳之间的动态平衡，从而促进了事物的发生、发展和变化。如四季的气候变化，春夏之所以温热，是因为春夏阳气上升抑制了秋冬的寒凉之气；秋冬之所以寒凉，是因为秋冬阴气上升抑制了春夏的温热之气。如《素问·脉要精微论》说："是故冬至四十五日，阳气微上，阴气微下；夏至四十五日，阴气微上，阳气微下。"如人体中的阳气推动和促进机体的生命活动，阴气调控和抑制机体的生命活动，阴阳双方相互制约达到协调平衡，则人体生命活动健康有序。

如果阴阳之间的对立制约关系失调，动态平衡遭到破坏，则标志着疾病的产生。阴阳中的一方过于亢盛，则过度制约另一方而致其不足，则"阴胜则阳病"或"阳胜则阴病"，属于制约太过；阴阳中的一方过于虚弱，无力抑制另一方而致其相对偏盛，则"阳虚则阴盛"或"阴虚则阳亢"，属于制约不及。

（二）阴阳互根互用

阴阳互根是指阴阳之间相互依存，互为根本的关系。即阴和阳任何一方都不能脱离另一方而单独存在，双方均以对方的存在作为自己存在的前提。如上为阳，下为阴，没有上也就无所谓下，没有下也就无所谓上。热为阳，寒为阴，没有热也就无所谓寒，没有寒也就无所谓热。如果阴阳互根关系遭到破坏，则出现"阳损及阴"或"阴损及阳"的病理变化，导致"孤阴不生，独阳不长"，甚至"阴阳离决，精气乃绝"（《素问·生气通天论》）。阴阳互用是指阴阳双方具有相互资生、相互促进的关系。《素问·生气通天论》说："阴者，藏精而起亟也；阳者，卫外而为固也。"藏于体内的阴精，不断地化生为阳气；保卫于体表的阳气，使阴精得以固守于内。《素问·阴阳应象大论》说："阴在内，阳之守也；阳在外，阴之使也。"阳以阴为基，阴以阳为偶；阴为阳守持于内，阳为阴役使于外，阴阳相互为用，不可分离。

如《素问·阴阳应象大论》说："阳生阴长，阳杀阴藏。"春夏阳气生而渐旺，阴气随之增长，天气虽热而雨水增多；秋冬阳气衰而渐少，阴气随之潜藏，天气虽寒而降水较少。就构成和维持人体生命活动的基本物质精与气而言，精有形属阴，气无形属阳。精能化气，精是气的化生本源；气能生精，气的运动促使精的产生；气能摄精，使精藏于脏腑之中而不妄泄，精与气之间存在着相互资生和相互促进的关系。

（三）阴阳消长平衡

阴阳消长是指阴阳双方不是一成不变的，而是处于不断的增长和消减的变化之中。

阴阳双方在彼此消长的过程中保持着动态平衡。导致阴阳消长变化的根本原因在于阴阳对立制约与互根互用的关系。由阴阳对立制约关系导致的阴阳消长，表现为阴阳的互为消长，即此消（长）彼长（消）；由阴阳互根互用关系导致的阴阳消长，表现为阴阳的皆消皆长，即此长（消）彼亦长（消）。

人饥饿时体力不足，阴精不能化生阳气，属阴阳皆消；补充食物后，产生了能量，属阴阳皆长。子夜至日中，阴气渐衰，阳气渐盛，人体生理功能由抑制转向兴奋，属阳长阴消；日中至黄昏，阴气渐盛，阳气渐衰，人体生理功能由兴奋转向抑制，属阴长阳消。阴阳之间的消长是绝对的，阴阳之间的平衡则是相对的。

（四）阴阳相互转化

阴阳相互转化是指事物的属性在一定条件下可以向其相反的方向转化。阴阳双方的消长运动发展到一定阶段，阴阳比例出现了颠倒，事物的属性即发生转化，转化是消长的结果。阴阳相互转化产生于事物发展变化的"物极"阶段，即"物极必反"。因此，在事物的发展过程中，阴阳消长是一个量变的过程，而阴阳转化则是在量变基础上的质变。《素问·阴阳应象大论》说："重阴必阳，重阳必阴。寒极生热，热极生寒。"《素问·天元纪大论》说："物生谓之化，物极谓之变。"

在疾病的发展过程中，阴阳的转化常表现为在一定条件下表证与里证、寒证与热证、虚证与实证的相互转化。如邪热壅肺的病人，出现高热、面红、咳喘、气粗、烦渴、脉数有力等，属阳证、热证、实证。由于邪热极盛，大量耗伤正气，而突然出现面色苍白、四肢厥冷、精神萎靡、脉微欲绝等，属于阴证、寒证、虚证。寒饮中阻的患者，本为阴证，但寒饮停留日久，郁久化热，转为阳证。

❤ 护爱生命

阴阳学说包含了古人认识宇宙的智慧和密码，即"一阴一阳之谓道"。从阴阳的对立制约感悟生命之不易、困难之常在。从阴阳的无限可分感悟事物的两面性，任何事物或现象既没有想象得那么好，也没有想象得那么坏，全面看问题，避免走极端。从阴阳的互根互用感悟"宝剑锋从磨砺出，梅花香自苦寒来"，所有艰难困苦都是对我们的磨砺和敦促；感悟身体健康和心理健康的相互影响；感悟物质文明和精神文明的相互促进。从阴阳的消长转化中感悟宇宙的变化规律，如四季更迭，人的生、长、壮、老、已的生命历程。把握阴阳的思想内涵，用阴阳学说指导养生、防病治病；认识阴阳的变化条件，把不利因素转化为有利条件，不被一时的挫折击垮，永葆生活的信心。

三、阴阳学说在中医护理中的应用 🅔微课

（一）说明人体的组织结构

人体是一个有机整体，所有组织结构都可以根据其所在部位、功能分阴阳。《素问·宝命全形论》说："人生有形，不离阴阳。"一般来说，人体上部为阳，下部为阴；体表为阳，体内为阴；腰背为阳，胸腹为阴；四肢外侧为阳，四肢内侧为阴。按脏腑功能分，五脏属里，藏精气而不泻，故为阴；六腑属表，传化物而不藏，故为阳。五脏之中，心肺居于上属阳，肝脾肾居于下属阴。由于阴阳的无限可分性，具体到某一组织结构又有阴阳之分。如体表组织属阳，皮肉为阳中之阳，筋骨为阳中之阴。心属火，主温通，为阳中之阳；肺属金，主肃降，为阳中之阴。肝属木，主升发，为阴中之阳；肾属水，主闭藏，为阴中之阴；脾属土，居中焦，为阴中之至阴。《素问·金匮真言论》说："背为阳，阳中之阳，心也；背为阳，阳中之阴，肺也。腹为阴，阴中之阴，肾也；腹为阴，阴中之阳，肝也；腹为阴，阴中之至阴，脾也。"经络分阴阳，经属阴，络属阳。十二正经中有三阴经和三阳经，属腑而行于肢体外侧面的为三阳经；属脏而行于肢体内侧面的为三阴经。总之，人体上下、内外、表里、前后，各组织结构之间，无不包含着阴阳的对立统一。

（二）说明人体的生理功能

人的生命活动是阴阳对立、协调统一的体现。人体之气有阴阳之分，阴阳二气交感相错，推动着人体内物质与物质之间、物质与能量之间的相互转化，调控着脏腑生理功能，推动着生命进程。若人体阴阳二气分离，人的生命活动也就终止。《素问·生气通天论》说："阴平阳秘，精神乃治；阴阳离决，精气乃绝。"贮藏和运行于脏腑、经络、组织中的精与气为生命活动的物质基础。精藏于脏腑之中，主内守而属阴；气由精所化，运行于全身而属阳。精与气相互资生、相互促进，维持着生命活动稳定有序。阴阳二气的升降出入运动，维持着人体气机的平衡，如清阳主升，出上窍；浊阴主降，出下窍；清阳发于腠理、四肢；浊阴走于五脏、六腑。

（三）说明人体的病理变化

阴阳平衡的破坏标志着疾病的发生，阴阳失调是疾病的基本病机。

1. 阴阳偏盛 即阴盛或阳盛，属于阴或阳任何一方高于正常水平的病理状态。阳盛是指阳邪侵犯人体，使阳气亢盛所致的一类病证，如高热、烦躁、面赤、脉数等热证。由于阳能制阴，故阳气亢盛必然要消耗机体的阴气，导致津液减少，出现组织器官失于滋润的表现，即"阳胜则阴病"。阴盛是阴邪侵犯人体，使阴气亢盛所致的一类病证，如寒邪直中太阴，出现形寒肢冷，脘腹冷痛，泻下清稀，舌淡苔白，脉沉迟等寒证。由于阴能制阳，故阴气亢盛必然会损耗机体的阳气，导致阳气虚衰，出现组织器官失于温煦的表现，即"阴胜则阳病"。《素问·阴阳应象大论》说："阴胜则阳病，阳胜则阴病，阳胜则热，阴胜则寒。"阴阳偏盛导致的病证是实证，阳偏盛为实热证，阴偏盛为实寒证。《素问·通评虚实论》说："邪气盛则实。"

2. 阴阳偏衰 即阴虚或阳虚，属于阴或阳任何一方低于正常水平的病理状态。阳虚是指人体阳气虚衰，不能制约阴气，阴气相对偏盛而出现寒象，如出现面色苍白，畏寒肢冷，神疲蜷卧，自汗，脉微等寒证。阴虚是指人体阴气虚衰，不能制约阳气，阳气相对偏盛而出现热象，如出现潮热，盗汗，

五心烦热，口干舌燥，脉细数等热证。阴阳偏衰导致的病证是虚证，阴虚为虚热证，阳虚为虚寒证。《素问·通评虚实论》说："精气夺则虚。"

此外，由于阴阳之间互根互用，在阴阳偏衰到一定程度时，则会出现阴阳互损的情况，阳损及阴或阴损及阳，最终导致阴阳两虚。

（四）指导疾病的诊断

阴阳学说广泛应用于四诊和辨证之中。《素问·阴阳应象大论》说："善诊者，察色按脉，先别阴阳。"

1. 分析四诊资料　将望、闻、问、切收集的资料，以阴阳理论辨析其阴阳属性。如望诊，皮肤色泽鲜明者属阳，色泽晦暗者属阴；闻诊，语声高亢洪亮、多言躁动者属阳，语声低微无力、少言沉静者属阴；问诊，喜食生冷者属阳，喜食热饮者属阴；切诊，脉浮、滑、洪、数者属阳，脉沉、涩、细、迟者属阴。

2. 概括疾病证候　辨证论治是中医诊疗疾病的核心，只有分清阴阳，辨别阴证、阳证，才能抓住疾病的本质，做到执简驭繁。阴阳是八纲辨证的总纲，表证、热证、实证属阳；里证、寒证、虚证属阴。《景岳全书·传忠录上·阴阳》说："凡诊病施治，必须先审阴阳，乃为医道之纲领。阴阳无谬，治焉有差？医道虽繁，而可以一言蔽之者，曰阴阳而已。故证有阴阳，脉有阴阳，药有阴阳……设能明彻阴阳，则医理虽玄，思过半矣。"

（五）指导疾病的防治

调整阴阳，使之恢复相对平衡，达到阴平阳秘，是防治疾病的基本原则。

1. 指导养生　养生的根本原则是"法于阴阳"，遵循阴阳的变化规律来调理身体，使人体的阴阳与四时阴阳的变化相适应，保持人与自然的协调统一。《素问·四气调神大论》说："夫四时阴阳者，万物之根本也，所以圣人春夏养阳，秋冬养阴，以从其根，故与万物沉浮于生长之门。逆其根，则伐其本，坏其真矣。"

2. 确定治疗原则　《素问·至真要大论》说："谨察阴阳所在而调之，以平为期。"在把握阴阳失调的基础上，用各种方法调整其偏盛或偏衰，恢复其协调平衡。阴阳偏盛形成的是实证，治疗原则是"实则泻之"，即损其有余。阳偏盛导致实热证，用"热者寒之"的治法；阴偏盛导致实寒证，用"寒者热之"的治法。若在阴阳偏盛的同时，由于"阳胜则阴病"或"阴胜则阳病"而出现阴虚证或阳虚证，又当兼顾其不足，配以滋阴或助阳之品。阴阳偏衰形成的是虚证，治疗原则是"虚则补之"，即补其不足。阴偏衰导致虚热证，用"壮水之主，以制阳光"的治法，即"阳病治阴"；阳偏衰导致虚寒证，用"益火之源，以消阴翳"的治法，即"阴病治阳"。阴阳互损采用阴阳双补的治疗原则，阳损及阴，补阳兼以滋阴；阴损及阳，滋阴兼以补阳。

3. 分析和归纳药物的性能　药物的性能由气（性）、味和升降浮沉决定，皆可用阴阳来阐释。药性是指寒、热、温、凉，又称"四气"。其中寒凉属阴，温热属阳。属于寒凉的药物，能清热泻火，多用于阳热证；属于温热的药物，能散寒温里，多用于阴寒证。五味是指酸、苦、甘、辛、咸。有些药物具有淡味或涩味，实际上不止五味，但习惯上称为"五味"。辛味能发散，甘味能滋补，淡味能渗湿，酸味能收敛，苦味能通降，咸味能软坚，故辛、甘、淡属阳，酸、苦、咸属阴。《素问·至真要大论》说："辛甘发散为阳，酸苦涌泄为阴，咸味涌泄为阴，淡味渗泄为阳。"升降浮沉是指药物在体内发挥作用的趋向。升浮之药，具有上升、发散之性，属阳；沉降之药，具有下降、收敛之性，属阴。

第二节　五行学说

PPT

五行学说是研究木火土金水的概念、特性、生克乘侮规律，并用以阐释宇宙万物的发生、发展、变化及相互关系的一种古代哲学思想，属于中国古代唯物论和辩证法范畴。五行学说认为宇宙间的一切事物都是由木、火、土、金、水五种基本物质所构成，各种事物和现象的发展、变化，都是这五种物质不断运动和相互作用的结果。五行学说与阴阳学说一样，成为中医学理论体系的重要组成部分，对中医学的形成和发展有着深远的影响。

一、五行的概念

（一）五行的基本概念

五行，即木、火、土、金、水五种物质及其运动变化。"五"，指构成宇宙万物的木、火、土、金、水五种基本物质；"行"，指五种物质的运动变化。

（二）五行的特性

五行的特性是古人在长期的生活和生产实践中对木、火、土、金、水五种物质的直观观察和朴素认识的基础上，进行抽象而逐渐形成的理性概念。木、火、土、金、水，已不是指这五种具体物质本身，而是五种物质不同属性的概括，是用以分析各种事物的五行属性和研究事物之间联系的基本依据。

1. 木的特性　"木曰曲直"。曲，屈也；直，伸也。是指树木的枝条具有生长、柔和、能屈能伸的特性。引申为凡具有生长、升发、条达、舒畅等性质或作用的事物和现象，归属于木。

2. 火的特性　"火曰炎上"。炎，炎热；上，上升。是指火具有炎热、上升、光明的特性。引申为凡具有温热、上升、光明等性质或作用的事物和现象，归属于火。

3. 土的特性　"土爰稼穑"。稼，种植谷物；穑，收获谷物。是指人类种植和收获谷物的农事活动。引申为凡具有生化、承载、受纳性质或作用的事物和现象，归属于土。

4. 金的特性　"金曰从革"。从，顺从；革，变革。是指金有刚柔相济之性，金虽质地刚硬，可作兵器以杀戮，但有随人意而更改的柔和之性。引申为凡具有沉降、肃杀、收敛等性质或作用的事物和现象，归属于金。

5. 水的特性　"水曰润下"。润，滋润；下，下行。是指水具有滋润、下行的特性。引申为凡具有滋润、下行、寒凉、闭藏等性质或作用的事物和现象，归属于水。

（三）事物属性的五行归类

在天人相应思想的指导下，以五行为中心，运用取象比类和推演络绎的方法，以空间结构的五方，时间结构的五季，人体结构的五脏为基本框架，将自然界的各种事物和现象以及人体的生理、病理现象，按其属性进行五行归纳，从而将人体的生命活动与自然界的事物或现象联系起来，形成了联系人体内外环境的五行系统，用以说明人与自然环境的协调统一（表2-1）。

表2-1　事物属性的五行归类

自然界							五行	人体							
五音	五味	五色	五化	五气	五方	五季		五脏	五腑	五官	形体	情志	五液	五华	五脉
角	酸	青	生	风	东	春	木	肝	胆	目	筋	怒	泪	爪	弦
徵	苦	赤	长	暑	南	夏	火	心	小肠	舌	脉	喜	汗	面	洪
宫	甘	黄	化	湿	中	长夏	土	脾	胃	口	肉	思	涎	唇	缓
商	辛	白	收	燥	西	秋	金	肺	大肠	鼻	皮	悲	涕	毛	浮
羽	咸	黑	藏	寒	北	冬	水	肾	膀胱	耳	骨	恐	唾	发	沉

根据五行学说的指导思想，五脏发病与季节是否有一定关系？

答案解析

二、五行学说的基本内容

五行学说并不是静止、孤立地将事物归属于五行，而是以五行之间的生克、乘侮关系，来阐释五行结构系统的平衡关系及平衡关系被破坏后的相互影响。

（一）五行相生与相克

1. 五行相生 是指木、火、土、金、水之间存在着相互资生和相互促进的关系。五行相生次序是：木生火，火生土，土生金，金生水，水生木（图 2-1）。在五行相生关系中，任何一行都具有"生我"和"我生"两方面的关系。"生我"者为母，"我生"者为子。以火为例，木生火，故"生我"者为木，木为火之母；火生土，故"我生"者为土，土为火之子。

2. 五行相克 是指木、火、土、金、水之间存在着相互克制和相互制约的关系。五行相克次序是：木克土、土克水、水克火、火克金、金克木（图 2-1）。在五行相克关系中，任何一行都具有"克我"和"我克"两方面的关系。"克我"者为"所不胜"，"我克"者为"所胜"。以木为例，木克土，故"我克"者为土，土为木之"所胜"；金克木，故"克我"者为金，金为木之"所不胜"。

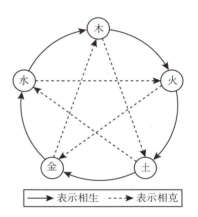

图 2-1 五行相生、相克

（二）五行相乘与相侮

1. 五行相乘 是指五行中一行对其所胜的过度制约或克制，又称"倍克"。五行相乘的次序与相克相同，即木乘土，土乘水，水乘火，火乘金，金乘木（图 2-2）。

五行相乘的原因有"太过"和"不及"两种情况。太过导致的相乘，是指五行中的某一行过于亢盛，对其所胜进行超过正常限度的克制，导致其所胜的虚弱。如木克土，土为木之所胜。若木气过于亢盛，对土克制太过，可致土的不足。这种由于木的亢盛而引起的相乘，称为"木旺乘土"。不及所致的相乘，是指五行中某一行过于虚弱，难以抵御其所不胜正常限度的克制，使其本身更显虚弱。如土气不足，木虽然处于正常水平，土仍难以承受木的克制，造成木乘虚侵袭，使土更加虚弱。这种由土的不足而引起的相乘，称为"土虚木乘"。

相乘与相克虽然在次序上相同，但本质上是有区别的。相克是五行之间正常的制约关系，相乘则是五行之间异常的制约关系。相克表示生理现象，相乘表示病理变化。

2. 五行相侮 是指五行中一行对其所不胜的反向制约和克制，又称"反克"。五行相侮的次序是：木侮金，金侮火，火侮水，水侮土，土侮木（图 2-2）。

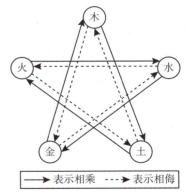

图 2-2 五行相乘、相侮

五行相侮的原因亦有"太过"和"不及"两种情况。太过所致的相侮，是指五行中的某一行过于强盛，使原来克它的一行不仅不能克它，反而受到它的反克。如木气过于亢盛，其所不胜金不仅不能克木，反而受到木对金的反克，称为"木亢侮金"。不及所致的相侮，是指五行中某一行过于虚弱，不仅不能制约其所胜的一行，反而受到其所胜的反克。如当木过度虚弱时，土会因木的衰弱而反克之，称为"木虚土侮"。

总之，五行的相乘和相侮，都是异常的相克现象，两者之间既有区别又有联系。相乘是按五行相克次序发生的过度克制，相侮是与五行相克次序相反方向的克制。相乘和相侮往往会同时发生，如木过强时，木既可以乘土，又可以侮金；金虚时，既可遭到木侮，又可受到火乘。

三、五行学说在中医护理中的应用

以五行的特性阐释人体脏腑功能活动；以五行的生克规律阐释脏腑之间的生理关系；以五行的乘侮和母子相及规律阐释脏腑病变的相互影响，构建以五脏为中心的生理病理系统，指导疾病的诊断和防治。

（一）说明五脏的生理功能及其相互关系

1. 说明五脏的生理功能　以五行的特性来说明五脏的生理功能。如木有生长、升发、条达的特性，肝喜条达而恶抑郁，有疏通气血、调畅情志的功能，故肝属木。火有温热、向上、光明的特性，心主血脉，为五脏六腑之大主，故心属火。土有生化万物的特性，脾主运化水谷、化生精微，为气血生化之源，故脾属土。金有清肃、收敛的特性，肺主宣发肃降，以清肃下降为顺，故肺属金。水有滋润、下行、闭藏的特性，肾藏精、主纳气，故肾属水。

2. 说明五脏之间的相互关系

（1）以五行相生说明五脏之间的资生关系　肝生心即木生火，肝藏血以济心血，肝之疏泄以助心行血；心生脾即火生土，心阳温煦脾土，助脾运化；脾生肺即土生金，脾主运化，化气以充肺；肺生肾即金生水，肺津下行以滋肾精，肺气肃降以助肾纳气；肾生肝即水生木，肾藏精以滋养肝血，肾阴资助肝阴，以防肝阳上亢。

（2）以五行相克说明五脏之间的制约关系　肾制约心即水克火，肾水上济于心，以防心火之亢烈；心制约肺即火克金，心火之热，可抑制肺气清肃太过；肺制约肝即金克木，肺气清肃，可抑制肝阳上亢；肝制约脾即木克土，肝气条达，可疏泄壅滞之脾气；脾制约肾即土克水，脾运化水液，以防肾水泛滥。

（二）说明五脏病变的相互影响

1. 相生关系的传变

（1）母病及子　是指疾病的传变从母脏传及子脏。如肾病及肝，肾精不足，不能滋养肝血而致的肝肾精血亏虚证；肾阴不足，不能涵养肝木而致的肝阳上亢证；肾阳不足，不能资助肝阳而致的少腹冷痛证，皆属母病及子的传变。

（2）子病及母　是指疾病的传变从子脏传及母脏。如心病及肝，心血不足，不能滋养肝血而致的心肝血虚证；心火亢盛，引动肝火而致的心肝火旺证，皆属子病及母的传变。

2. 相克关系的传变

（1）相乘　就肝木和脾土之间的关系，相乘传变就有"木旺乘土"（肝气乘脾）和"土虚木乘"（脾虚肝乘）两种情况。因肝气郁结或肝气上逆，影响脾胃的运化而出现胸胁苦满，脘腹胀痛，泛酸，泄泻等表现时，称为"木旺乘土"。反之，先有脾胃虚弱，不能耐受肝气的克伐，出现头晕，乏力，纳呆，脘腹胀满，腹痛，泄泻等表现时，称为"土虚木乘"。

（2）相侮　肺金克肝木，若肝火亢盛，肺金无力制约肝木，反遭肝火之反向克制，出现急躁易怒，面红目赤，甚则咳逆上气，咯血等肝木反侮肺金的表现，称为"木火刑金"。脾土克肾水，若脾虚土衰，脾土无力制约肾水，反遭肾水之反向克制，出现全身水肿，小便不利等表现，称为"土虚水侮"。

受邪气的不同性质、病人的体质强弱及疾病本身的发展规律的差异等因素的影响，五脏间病变的相互影响难以完全用五行乘侮和母子相及规律来阐释。因此，对于疾病的五脏传变，不能受五行乘侮规律的束缚，应从实际情况出发去把握疾病的传变。

练一练

心火亢盛引发肺阴亏耗属于五行之间哪种关系的传变

A. 子病及母　　　　　　　　B. 母病及子

C. 相乘　　　　　　　　　　D. 相侮

E. 以上皆非

答案解析

（三）指导疾病的诊断

人体是一个有机整体，脏腑功能活动的异常变化可以反映到体表相应的组织器官。综合分析望、闻、问、切四诊资料，依据五行归属和五行生克乘侮的变化规律，确定病变部位，推断病情进展和判断疾病的预后。如面见青色，喜食酸味，脉见弦象，为肝病；面见赤色，口味苦，脉见洪象，为心病。脾气虚病人，面见青色，为木乘土，多见于肝气犯脾；心阳虚病人，面见黑色，为水乘火，多见于肾水上凌于心。

（四）指导疾病的治疗

1. 控制疾病的传变　根据五行生克乘侮理论，一脏有病除对所病之脏进行治疗之外，还要依据其传变规律，治疗其他脏腑，以防传变。如肝气上逆或肝气郁结，可传及脾胃，应在疏肝、平肝的基础上，预先培补脾气，使肝气得平、脾气得健，则肝病不得传于脾。《难经·七十七难》说："见肝之病，则知肝当传之于脾，故先实其脾气。"

2. 确定治则治法

（1）依据五行相生规律确定治则和治法　基本治则是补母和泻子。补母是指一脏之虚证，不仅要补益本脏之虚，还要依据五行的相生次序，按照"母能令子实"的机理，通过补母脏以补益子脏之虚。补母适用于母子关系的虚证，即"虚则补其母"。如肝血不足，除用补益肝血的方法外，还可用补肾益精的方法，以促使肝血的恢复。泻子是指一脏之实证，不仅要消除本脏亢盛之气，还要依据五行相生的次序，按照"子能令母虚"的机理，通过泻子脏以消除母脏的亢盛之气。泻子适用于母子关系的实证，即"实则泻其子"。如肝火亢盛，除用清泻肝火的方法外，还可用清泻心火的方法，以消除亢盛的肝火。

常用治法有滋水涵木法、益火补土法、培土生金法和金水相生法。①滋水涵木法：又称滋肾养肝法。是滋肾阴以养肝阴的治法，适用于肾阴亏损以致肝阴不足或肝阳上亢之证。②益火补土法：又称温肾健脾法。是温肾阳以补脾阳的治法，适用于肾阳衰微以致脾阳不振之证。③培土生金法：又称补脾养肺法。是健脾气以补肺气的治法，适用于脾气虚衰以致肺气虚弱之证。④金水相生法：又称滋肾养肺法。是滋养肺肾之阴的治法，适用于肺阴亏虚，不能滋养肾阴，或肾阴亏虚，不能滋养肺阴的肺肾阴虚之证。

（2）依据五行相克规律确定治则和治法　基本治则是抑强和扶弱。五脏出现相克异常的乘侮关系，不外乎"太过"和"不及"两个方面。抑强适用于相克太过引起的相乘和相侮。如肝气横逆，乘脾犯胃，出现肝脾不调、肝胃不和之证，治疗应以疏肝、平肝为主；脾胃壅滞，反侮肝木，使肝气不得疏泄，治疗应以健脾行气为主。扶弱适用于相克不及引起的相乘和相侮。如脾胃虚弱，肝气乘虚而入，出现肝脾不和之证，治疗应以健脾益气为主；脾气虚弱，遭肾水反克，出现水湿泛滥之证，治疗应以运脾除湿为主。

　　常用治法有抑木扶土法、培土制水法、佐金平木法和泻南补北法。①抑木扶土法：又称疏肝健脾法。是疏肝健脾以治疗肝脾不和或肝气犯胃病证的治法，适用于"木旺乘土"和"土虚木乘"之证。若肝气乘脾犯胃，脾胃不调，当以疏肝降气为主；若脾胃虚弱，不能制约肝气，当以健运脾胃为主。②培土制水法：又称健脾温肾法。是健脾利水以治疗水湿停聚病证的治法，适用于"土虚水侮"和"水旺侮土"之证。若脾虚不能运化水湿，当以健脾化湿为主；若肾阳虚衰，不能温煦脾阳，当以温补肾阳为主。③佐金平木法：又称滋肺清肝法。是滋肺阴、清肝火以治疗肝火犯肺病证的治法，适用于"金虚木侮"和"木旺侮金"之证。若肝火亢盛，耗伤肺阴，当以清肝平木为主；若肺阴不足，不能制约肝火，当以滋阴润肺为主。④泻南补北法：又称滋阴降火法。是泻心火、补肾水以治疗心肾不交病证的治法，适用于"水虚火侮"和"火旺侮水"之证。因心主火，火属南方；肾主水，水属北方，故称泻南补北法。若心火独亢于上，不能下交于肾，当以泻心火为主；若因肾水不足，不能上奉于心，当以滋肾水为主。

　　3. 指导针灸取穴　十二正经近手足末端的井、荥、输、经、合"五腧穴"，分别配属于五行。根据不同的病情，按五行的生克规律进行选穴治疗。如治疗肝虚证，根据"虚则补其母"的原则，取肾经合穴（阴谷），肝经合穴（曲泉）；治疗肝实证，根据"实则泻其子"的原则，取心经荥穴（少府），肝经荥穴（行间），以达补虚泻实、恢复脏腑功能之效。

　　4. 指导情志疾病治疗　情志生于五脏，故情志之间也存在着生克关系。运用情志的生克关系来达到治疗情志疾病的目的。《素问·阴阳应象大论》说："怒伤肝，悲胜怒；喜伤心，恐胜喜；思伤脾，怒胜思；忧伤肺，喜胜忧；恐伤肾，思胜恐"，这就是情志病治疗中的"以情胜情"之法。

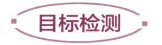

目标检测

答案解析

单项选择题

1. 五行相克的关系中，火的"所不胜"是（　　）
　　A. 木　　　　　　　B. 火　　　　　　　C. 金　　　　　　　D. 水　　　　　　　E. 土

2. "土不足时，则木旺伤土"的理论依据是（　　）
　　A. 五行相生　　　B. 五行相克　　　C. 五行相乘　　　D. 五行相侮　　　E. 母子相及

3. 下列属于"子病及母"的是（　　）
　　A. 肺病及肾　　　B. 肝病及肾　　　C. 心病及肾　　　D. 脾病及肾　　　E. 肝病及脾

4. 情志与五行配属，思属于（　　）
　　A. 木　　　　　　　B. 土　　　　　　　C. 金　　　　　　　D. 水　　　　　　　E. 火

5. 下列属于"实则泻其子"的是（　　）
　　A. 肝实泻肾　　　B. 肺实泻脾　　　C. 肝实泻肺　　　D. 肝实泻心　　　E. 心实泻肝

6. 肾藏精以滋养肝血，用五行学说解释属于（　　）

　　A. 金生水　　　　B. 木生火　　　　C. 火生土　　　　D. 土生金　　　　E. 水生木

7. 下列属于根据五行相克规律确定的治法是（　　）

　　A. 滋水涵木　　　B. 佐金平木　　　C. 金水相生　　　D. 益火补土　　　E. 培土生金

8. 下列适用于"补母"治疗方法的病证是（　　）

　　A. 肺虚脾弱　　　B. 心肾不交　　　C. 肝脾不调　　　D. 脾肾阳虚　　　E. 心肝火旺

9. "无阳则阴无以生，无阴则阳无以化"，所阐明的阴阳关系是（　　）

　　A. 对立　　　　　B. 互用　　　　　C. 转化　　　　　D. 消长　　　　　E. 制约

10. 阴或阳的任何一方还可以再分阴阳，是指阴阳的（　　）

　　A. 相关性　　　　B. 相对性　　　　C. 转化性　　　　D. 可分性　　　　E. 普遍性

11. 古人提出"春夏养阳，秋冬养阴"旨在强调（　　）

　　A. 保养阳气的重要性　　　　　　　　　　　　B. 保养阴气的重要性

　　C. 春夏重在保养阳气　　　　　　　　　　　　D. 秋冬重在保养阴气

　　E. 调养四时阴阳的重要性

12. 防治疾病的基本原则是（　　）

　　A. 补益正气　　　B. 祛除邪气　　　C. 补虚泻实　　　D. 调理阴阳　　　E. 泻阴损阳

13. 下列可用阴阳转化来解释的是（　　）

　　A. 阴虚阳盛　　　B. 阳虚阴盛　　　C. 阳盛则热　　　D. 阴盛则寒　　　E. 热极生寒

14. 事物的阴阳属性随着时间、地点及对立面的变更，其属性也随之改变，是指阴阳的（　　）

　　A. 相关性　　　　B. 相对性　　　　C. 转化性　　　　D. 可分性　　　　E. 普遍性

15. 昼夜之中，属于阴中之阳的是（　　）

　　A. 上午　　　　　B. 中午　　　　　C. 下午　　　　　D. 前半夜　　　　E. 后半夜

16. 患者，女，34 岁。邪热壅肺，表现为高热，气促，咳喘，烦渴，脉数有力，突然出现面色苍白，四肢厥冷，精神萎靡，脉微欲绝。该患者病证的变化体现了阴阳之间的（　　）

　　A. 阴阳转化　　　　　　　　　　　　　　　　B. 阴阳互用

　　C. 阴阳消长　　　　　　　　　　　　　　　　D. 阴阳互根

　　E. 阴阳制约

17. 患者，男，45 岁。因进食寒凉、生冷食物，出现面色苍白，形寒肢冷，腹痛，腹泻，舌淡苔白，脉沉等表现。该患者出现的病证属于阴阳失调的（　　）表现

　　A. 阳偏衰　　　　B. 阴偏衰　　　　C. 阴偏盛　　　　D. 阳偏盛　　　　E. 阴阳互损

18. 患者，男，47 岁。因各种烦心事出现肝火旺盛，头胀，头晕，面红耳赤，两肋胀痛等，最近又出现了食欲不振，腹胀，腹泻，口淡无味，乏力等脾胃虚弱的症状。下列适合该患者的治疗方法是（　　）

　　A. 滋水涵木法　　　　　　　　　　　　　　　B. 益火补土法

　　C. 佐金平木法　　　　　　　　　　　　　　　D. 培土制水法

　　E. 抑木扶土法

19. 患者，女，74 岁。由于暴怒而肝火亢盛，面红耳赤，烦躁易怒，甚至出现咳逆上气，咯血，憋喘，气粗等肺气壅滞的表现。该患者出现的病证可以用五行之间的何种传变关系解释（　　）

　　A. 金生木　　　　B. 金乘木　　　　C. 金克木　　　　D. 木侮金　　　　E. 木乘金

20. 患者，女，29 岁。因心血亏虚出现眼干，眼涩，面色苍白，爪甲色淡，月经量少等肝血虚的表现。该患者出现的病证可以用五行之间的何种传变关系解释（　　）

A. 母病及子   B. 子病及母   C. 相乘   D. 相侮   E. 相损

（于　梅）

书网融合……

重点回顾　　　　　　微课　　　　　　习题

第三章　藏　象

学习目标

知识目标：
1. **掌握**　五脏、六腑和奇恒之腑的生理功能。
2. **熟悉**　藏象的概念。
3. **了解**　脏腑之间的关系。

技能目标：
学会运用藏象理论分析常见疾病的临床表现。

素质目标：
深入理解中医学理论，培养中医思维，树立专业自信，传承和弘扬中医文化。

导学情景

情景描述：《黄帝内经》是中国最早的医学典籍，被称为医之始祖。该书分《素问》《灵枢》两部分，《素问·五脏别论》说："所谓五脏者，藏精气而不泻也，故满而不能实；六腑者，传化物而不藏，故实而不能满也。""脑、髓、骨、脉、胆、女子胞，此六者，地气之所生也，皆藏于阴而象于地，故藏而不泻，名曰奇恒之府。"

情景分析：《黄帝内经》中详述了五脏六腑的生理功能特点，奠定了藏象学说的理论基础，对临床辨证施护有重要指导意义。

讨论：中医学的五脏六腑与西医学的内脏器官有何区别？

学前导语：藏象学说是研究人体各个脏腑的生理功能、病理变化及其相互关系的学说。它是历代医家在医疗实践的基础上概括总结而成的，是中医学理论体系中极其重要的组成部分。护理工作者只有理解藏象学说的内涵，才能更好地服务患者。

藏象，又称"脏象"。藏是藏于体内的内脏；象是内脏的外在反映。藏象即是人体内脏腑的生理活动和病理变化反映于外的征象。

藏象学说，是研究藏象的概念及各脏腑的形态结构、生理功能、病理变化及其与气、血、精、津液、神之间相互关系，以及脏腑之间、脏腑与形体官窍之间、脏腑与外界环境之间相互关系的学说。

第一节　五　脏

PPT

五脏，包括心、肺、脾、肝、肾。五脏的共同生理功能有两个方面：一是化生和贮藏精气。五脏化生和贮藏精、气、血、津液等精微物质，主持复杂的生命活动，具有"藏而不泻""满而不能实"的生理特点。二是五脏藏神，五脏的生理活动与精神情志活动密切相关。《素问·宣明五气》说："心藏神，肺藏魄，肝藏魂，脾藏意，肾藏志。"藏象学说以五脏为中心，认为人的精神情志和意识思维活动与五脏生理功能密切相关，并分属于五脏。

一、心 ^e 微课 1

心居于胸腔，两肺之间，膈膜之上，形圆而下尖，形似倒垂未开莲蕊，有心包护卫于外。心主宰人体整个生命活动，故称之为"君主之官""生之本""五脏六腑之大主"。

心的主要生理功能是主血脉、主藏神。心在体合脉，其华在面，开窍于舌，在志为喜，在液为汗，与小肠相表里。心五行属火，为阳中之阳，与五季夏气相通应。

（一）心的生理功能

1. 主血脉　血，即血液；脉，即脉管，又称血府，是血液运行的通道。心主血脉是指心气推动并调控血液在脉管中运行，流注周身，以发挥营养和滋润的作用，包含主血和主脉两个方面。心、血、脉共同构成了一个相对独立的循环系统，此系统正常运行依赖于心气充沛、心血充盈和脉道通利三个方面。心气推动血液的运行，心气充沛，才能维持正常的心率、心力和心律；同时，充盈的血液和通畅的脉管能够保证血液正常地运行，川流不息，营养全身。

心主血脉的功能是否正常，主要从面色、舌色、脉象及胸部感觉四个方面反映出来。若心功能正常，则面色红润有光泽、舌色淡红、脉象和缓有力、胸部舒畅。若心气不足，血液亏虚，则面色与舌色均淡白无华、脉细无力、心悸。若心脉瘀阻，则面色灰暗、舌色青紫或瘀斑、脉涩或结代、胸部憋闷疼痛。

2. 主藏神　又称心主神明、心主神志。神有广义和狭义之分。广义之神，是指人体生命活动的外在表现；狭义之神，是指人的精神意识思维活动。心所藏之神，包括广义之神和狭义之神。心主藏神，是指心具有主宰人体五脏六腑、形体官窍的一切生理活动和人体精神意识思维活动的功能。

心藏神与心主血脉二者密切相关。血液是神志活动的物质基础，神志又主宰血液的运行。

心藏神功能正常，则精神振奋、神志清晰、思维敏锐、睡眠舒适。若心藏神功能异常，则可出现精神萎靡、反应迟钝、健忘、失眠、多梦等症。

（二）心的系统联系

1. 在志为喜　志，即五志，是指怒、喜、思、悲、恐五种情志，是人体对外界刺激产生的情绪反应。喜属于良性刺激，喜乐适度对心的生理功能有调节作用。若过度喜乐，则使人喜笑不休，精神涣散不收；喜乐不及则使人易悲，精神不振。

2. 开窍于舌　心开窍于舌是指舌的功能活动与心的功能密切相关。舌的功能是感知味觉和表达语言。《灵枢·脉度》说："心气通于舌，心和则舌能知五味矣"。心功能正常，则舌色红润、舌体柔软灵活、味觉灵敏、语言表达流利。心功能异常则会从舌质色泽和语言上表现出来。如心阳不足，则舌质淡白胖嫩；心阴（血）亏虚，则舌质红绛瘦瘪；心火上炎，则舌尖红赤，甚则生疮；心血瘀滞，则舌质暗紫或有瘀斑；心藏神的功能失常，则舌强、语謇或失语等。

3. 在液为汗　在阳气蒸腾气化作用下，津液从玄府（汗孔）排出体外谓之汗。由于汗为津液所化，而津血同源，津液为血的重要组成部分，故有"血汗同源""汗者心之液也"之说。出汗过多或发汗过度，则易损伤津液、耗伤心气，可见心悸、气短、神疲、乏力等，甚至出现肢冷亡阳之证。

4. 在体合脉，其华在面　在体合脉，是指心统领全身之血脉，即心主血脉。华，是荣华、光彩之意，其华在面，是指心的生理功能正常与否，反映于面部的色泽变化。若心气旺盛，则血脉充盈，面部红润有光泽；若心血亏虚，则面色苍白无光泽。

👁 看一看

心包络

心包络，简称"心包"，又称"膻中"，是心脏外面的包膜，具有保护心脏的作用。《医学正传》

有载："心包络，实乃裹心之包膜也，包于心外，故曰心包络也。"中医学认为，心包络是心之外围，有保护心脏的作用。心主藏神，不能受邪，若外邪侵袭，则心包络代为受病。故《灵枢·邪客》说："心者，五脏六腑之大主也，精神之所舍也，其藏坚固，邪弗能容也。容之则心伤，心伤则神去，神去则死矣。故诸邪之在于心者，皆在于心之包络"。温病学说将外感热病中出现的神昏、谵语等神志异常的症状，称为"热入心包"。

二、肺 📱微课2

肺居于胸腔，左右各一。肺的位置最高，素有"华盖"之称。由于肺叶娇嫩，易受邪气侵袭，不耐寒热，故又称"娇脏"。

肺的主要生理功能是主气、司呼吸，主宣发肃降，通调水道，朝百脉、主治节。肺具有辅佐心脏调节全身气血运行的作用，故《内经》中称肺为"相傅之官"。

（一）肺的生理功能

1. 主气、司呼吸　肺主气，包括主呼吸之气和主一身之气两方面。气是构成人体和维持人体生命活动的基本物质，由肺所主，故有"诸气者，皆属于肺"之说。

（1）肺主呼吸之气（司呼吸）　肺司呼吸，是指肺具有呼吸的功能。肺主呼吸之气，即肺通过呼吸运动，不断吸入自然界之清气，呼出体内之浊气，实现体内外的气体交换，从而保证人体新陈代谢的正常运行。肺司呼吸功能正常，则气道畅通，呼吸均匀。若功能异常，则见胸闷、咳嗽、喘促、呼吸不利等。

（2）肺主一身之气　肺具有主持、调节全身各脏腑经络之气的作用，即肺通过呼吸运动而参与气的生成和调节气机。

参与气的生成：肺司呼吸，肺吸入的清气，是人体气的主要来源之一，直接影响到气的生成，特别是宗气的生成。

调节全身气机：所谓气机，是指气的升降出入运动。肺有节律的呼吸，带动全身之气的升降出入运动，对全身气机起着重要的调节作用。

综上，肺主气主要赖于肺司呼吸的功能。肺呼吸正常，则气充沛、气机调畅及全身生命活动正常。若肺呼吸失常，则会影响气的生成，导致气机失调，可见少气不足以息、声低气怯、肢倦乏力等症。

2. 主宣发肃降　宣发，即宣通布散，是指肺气向上向外的运动。肃降，即清肃下降，是指肺气向下向内的运动。肺位在上，虽然肺气既主宣发，又主肃降，但以肃降为主。

（1）肺主宣发　主要体现在呼出浊气、输布精微和津液、宣发卫气三个方面。若肺失宣发，则见呼吸不利、胸闷、咳嗽以及鼻塞、喷嚏、无汗等症。

（2）肺主肃降　主要体现吸入清气、输布精微和津液、清肃异物三个方面。肺气肃降能够清除肺和呼吸道的异物，从而保持其洁净以维持呼吸畅通。若肺失肃降，则见呼吸短促、上气、喘鸣、咳痰等肺气上逆之证。

3. 通调水道　通，即疏通；调，即调节。水道，即水液运行的通道。肺主通调水道，是指肺对体内津液的输布、运行和排泄有疏通调节作用。肺气通过宣发和肃降，使水液运行布达全身。代谢后的废液，一部分依靠宣发，通过肺的呼吸以水汽的形式，以及通过皮肤腠理以蒸发和排汗的形式排出体外；另一部分依靠肃降，向下输送，经肾和膀胱的气化作用，生成尿液排出体外。故有"肺主行水""肺为水之上源"之说。如肺通调水道功能失常，则出现水液停聚而生痰饮，甚则水泛为肿等病症。

4. 朝百脉、主治节　朝，即会聚、朝向；百脉，泛指众多血脉。肺朝百脉，是指全身的血液通过百脉会聚于肺，通过肺的呼吸，进行体内外清浊之气的交换，然后再将富含清气的血液通过百脉输送至周身。肺朝百脉的生理作用是助心行血。肺主一身之气，调节全身之气机，血液的正常运行，有赖于肺的输布和调节，故有"血非气不运"之说。

治节，即治理调节。肺主治节是指肺对气、血、津液的治理调节作用，其生理作用主要表现在四个方面：一是肺司呼吸；二是随着肺的一呼一吸有节律的运动，治理和调节着全身的气机；三是朝百脉，辅助心脏推动和调节血液的运行；四是通调水道，即通过宣发和肃降，治理和调节全身津液的输布、运行和排泄。因此，肺主治节，实际上是对肺的主要生理功能的高度概括。故《素问·灵兰秘典论》说："肺者，相傅之官，治节出焉"。

（二）肺的系统联系

1. 在志为悲（忧）　忧愁和悲伤均属于非良性刺激的情绪反映，会不断消耗人体之气。肺主气，故悲忧易于伤肺。肺气虚弱时，身体对外来不良刺激的耐受性下降，而易于产生悲忧的情绪变化。

2. 开窍于鼻　鼻与肺直接相通，是清浊之气出入的通道，故"鼻为肺之窍"。鼻的通气和嗅觉功能，都依赖肺气的作用。故肺气和，呼吸利，则嗅觉灵敏。反之，若外邪侵肺，肺失宣肃，肺气不利，则见鼻塞、流涕、喷嚏、鼻翼煽动等症。

3. 在液为涕　涕是由鼻黏膜分泌的黏液，有润泽鼻窍之功能。正常情况下，鼻涕润泽鼻窍而不外流。若肺寒，则鼻流清涕；肺热，则鼻涕黄浊；肺燥，则鼻干。

4. 在体合皮、其华在毛　皮毛，主要包括皮肤、汗腺、毫毛等，是一身之表。皮毛依赖于卫气和津液的温养和润泽，是抵御外邪侵袭的屏障。因为肺具有宣发卫气，输精于皮毛的生理功能，故当肺的生理功能正常时，则皮肤致密，毫毛光泽，抵御外邪侵袭能力较强；反之，肺气虚，宣发卫气和输精于皮毛的生理功能减弱，则卫表不固，抵御外邪的能力下降，可见多汗、易于感冒、皮毛憔悴枯槁等症。

三、脾　e 微课3

脾位于中焦，在膈之下，脾主运化水谷精微，为人身气血生化之源，故有脾为"后天之本"之说。脾的主要生理功能是主运化，主升清，主统血，是消化系统的主要脏腑之一。

（一）脾的生理功能

1. 主运化　运，即转输、转运；化，即消化、吸收。脾主运化，是指脾具有将摄入的饮食物转化为精微，并将其转输到全身的功能。其运化功能主要包括两个方面，一是运化水谷，二是运化水液。脾运化水谷和运化水液的过程是同时进行的，二者相互联系，相互影响。

运化水谷：指脾具有对水谷（泛指各种饮食物）的消化吸收和对水谷精微的转输作用。食物的消化和吸收虽然是在胃肠中进行，但离不开脾气的运化和脾阳的温煦作用。食物中的精微物质由脾吸收而转输至心肺，化生气血，布达全身。由于脾吸收的精微物质是生成气血的主要物质基础，故中医学认为脾为"后天之本""气血生化之源"。脾运化水谷的功能正常，称为"脾气健运"。反之，脾运化水谷的功能失常，则称为"脾失健运"，常见腹胀、便溏、食欲不振、倦怠、消瘦等症。

运化水液：又称为运化水湿。脾位于中焦，在水液的代谢中起着消化、吸收、转输等重要的调节作用。水饮入胃后，经脾的吸收，上输于肺，肺通调水道，下输膀胱，在肾的气化作用下形成尿液排出体外。脾运化水液功能失常，则会导致体内水液停滞，产生水湿、痰饮等病理产物，甚至出现水肿。

2. 主升清　升，是指脾的运动以上升为主；清，是水谷精微。所谓升清，是指脾气将消化和吸收的水谷精微向上输送给心、肺、头面，通过心肺的作用，化生气血，润养全身；同时，脾气的升举作用可维持人体内脏位置的相对恒定，而不至于下垂。脾主升清，是脾运化功能的表现形式。脾和胃是相表里的两个脏器，脾升清，胃降浊，二者相辅相成，共同完成水谷消化过程，即精微的吸收与输布，糟粕的排泄。若脾不能升清，则精微物质不能被吸收和上输，气血化生乏源，可出现神疲乏力、头目眩晕、便溏等症；若脾气（中气）下陷，则可出现久泄久痢、胃下垂、子宫下垂、脱肛等症。

3. 主统血 统，是统摄、控制之意。脾主统血，是指脾具有统摄血液，使血液在脉道中正常运行而不致溢出脉外的功能。因为脾为气血生化之源，脾气健运，则气血充足，气固摄血液的功能正常，则血液在脉道中正常运行而不溢脉外。反之，若脾气虚衰，脾的统血功能下降，则可见鼻出血、尿血、便血、妇女崩漏等出血病症，称为"脾不统血"。

（二）脾的系统联系

1. 在志为思 思，即思考、思虑，是人体精神意识思维活动的一种状态。正常的思考问题，对机体的生理活动并无不良影响，但若思虑过度，所思不遂，则易于伤脾，而导致脾失健运，可见不思饮食，脘腹胀闷，头目眩晕等症。

2. 开窍于口，其华在唇 脾开窍于口，是指人的食欲、口味与脾运化功能有关。若脾气健运，则食欲旺盛、口味正常。反之，若脾失健运，则见食欲不振、口淡乏味或口甜、口苦、口腻等症。

口唇的色泽可以反映全身气血的盛衰，与脾运化功能密切相关。脾气健运，气血旺盛，则口唇红润，有光泽。若脾失健运，气血不足，则唇淡白不泽，或见萎黄。

3. 在液为涎 唾液中较清稀的称为涎。涎具有保护和润泽口腔的作用，在进食时分泌较多，有助于食物的吞咽和消化。在正常情况下，涎液上行于口，但不溢于口外。若脾胃不和，则导致涎液分泌异常增加，可见口涎自出等症。

4. 在体合肌肉、主四肢 脾主运化水谷精微和津液，能够化生气血，营养肌肉、四肢。脾气健运，则肌肉发达丰满，四肢强健有力。若脾失健运，营养不足，则肌肉消瘦，四肢无力，甚至萎废不用。

❓ 想一想

患者，女，76岁。素体虚弱。近日来，不思饮食，神疲乏力，便溏，舌淡苔白。体格检查：见子宫轻度脱垂。护士应判断该患者的病位在哪？为什么？

答案解析

四、肝 微课4

肝位于腹腔，横膈之下，右胁之内。

肝的主要生理功能是主疏泄和主藏血。因肝主藏血为体阴，主疏泄而用阳，喜条达恶抑郁，故有"将军之官"之称。

（一）肝的生理功能

1. 主疏泄 疏，指疏通；泄，指畅泄、发泄。肝主疏泄，是指肝气具有疏通、畅达全身气机，进而保证人体生理功能正常进行，主要表现在以下几个方面。

（1）调畅气机 肝气的生理特点是主升、主动，这对于全身气机的疏通、畅达起着重要的调节作用。肝主疏泄功能正常，则气机调畅，经脉通利，气血调和，脏腑组织活动正常。反之，肝主疏泄功能失常，可分为疏泄太过和疏泄不及两种情况。疏泄太过，气机上逆，可见头目胀痛、面红目赤、易怒等症；疏泄不及，气机郁滞，可见胸胁、两乳或少腹胀满等症。

（2）调节情志 人的情志赖于肝气的疏泄功能。肝主疏泄功能正常，表现为心情舒畅。反之，肝疏泄太过，可见暴躁易怒；疏泄不及，可见情志抑郁、闷闷不乐、爱生气等症。

（3）促进运化　促进运化，是指肝的疏泄具有促进脾胃的消化和吸收的作用。肝的疏泄功能，一方面通过调畅气机，影响脾胃的升降；另一方面通过促进胆汁分泌和排泄，从而帮助人体的消化。

此外，肝的疏泄功能还具有促进血液的运行和津液的输布代谢的作用。女子的月经来潮与排卵，男子的排精等，亦与肝气的疏泄功能密切相关。

2. 主藏血　肝藏血，是指肝脏具有贮藏血液、防止出血和调节血量的功能。肝贮藏血液以涵养肝气，防止其疏泄太过；同时，肝藏血还可防止出血。肝贮藏血液，根据生理需要调节人体各部分血量的分配。当人情绪激动或活动剧烈时，肝把贮藏的血液向外输送；当安静休息及情绪平静时，外周组织的血液需求量减少，部分血液便被肝贮藏起来。《素问·五脏生成篇》说："人卧血归于肝脏。"王冰注："肝藏血，心行之，人动则血运于诸经，人静则血归于肝脏。"

此外，肝贮藏和调节血量的功能与女子月经密切相关。若肝不藏血或肝血不足，则导致月经量少，甚则闭经；或月经量过多，甚则崩漏等。

（二）肝的系统联系

1. 在志为怒　怒是人在情绪激动时的一种情志变化。一般而言，一定限度内的情绪发泄，对机体气的升降出入有调节作用。但大怒暴怒，则易致肝气升发太过，表现为烦躁易怒，激动亢奋，称为大怒伤肝；郁怒不解，则易致肝气郁结，表现为心情抑郁，闷闷不乐，称为郁怒伤肝。

2. 开窍于目　目具有视物功能，又称"精明"。五脏六腑之精气，皆可上注于目，其中肝与目关系最为密切。肝经上连目系，目的视觉依赖肝的疏泄和肝血的营养，才能发挥正常的视觉功能。肝血充足，肝气调和，则视物清晰。若肝血不足，可见两目干涩、视物不清、目眩等症；肝经风热，可见目赤痒痛等症。

3. 在液为泪　泪从目出，泪具有润泽、保护眼睛的作用。若肝阴血不足，可见两目干涩等症；肝经湿热，可见目眵增多，迎风流泪等症。

4. 在体合筋，其华在爪　筋，指筋膜，包括肌腱、韧带和筋膜，对组织起约束、保护和协助运动的作用。肝在体合筋是指筋的功能依赖于肝血的濡养。肝血充足，筋得其养，则运动灵活，强健有力。反之，若肝血亏虚，筋脉失养，则动作迟缓，屈伸不利。肝风内动，多见震颤、动摇、抽搐等与筋有关的病症。

爪即爪甲，包括指甲和趾甲，乃筋之延续，故有"爪为筋之余"之说。肝血充足，则爪甲坚韧，红润光泽；若肝血不足，则爪甲软薄，色枯，甚则变形、脆裂。

🔨 **练一练**

肝称之为

A. 君主之官

B. 相傅之官

C. 将军之官

D. 决渎之官

E. 仓廪之官

答案解析

五、肾 ⓔ 微课5

肾位于腰部，脊柱两侧，左右各一。《素问·脉要精微论》说："腰者，肾之府。"肾的主要生理功能是藏精，主水，主纳气。由于肾藏先天之精，为人体生命之本源，故称肾为"先天之本"。

（一）肾的生理功能

1. 主藏精，主生长发育生殖　肾藏精，是指肾具有贮存、封藏精气的生理功能。《素问·六节藏象论》说："肾者，主蛰，封藏之本，精之处也。"精藏于肾，在肾的闭藏和激发协调作用下，发挥其生理功效应而又不无故流失。

精，是构成和维持人体生命活动的基本物质，是脏腑器官功能活动的物质基础。精包括先天之精和后天之精。先天之精，来源于父母的生殖之精，是构成胚胎发育的原始物质，乃生命的本原；后天之精，来源于脾胃运化的水谷之精，营养各脏腑组织，维持人体的生命活动，并不断补充先天之精。先天之精和后天之精相互资助，相互为用。后天之精有赖于先天之精的活力资助，才能不断化生；先天之精有赖于后天之精的培育和充养，才能源源不断。

肾中所藏之精，称为肾精。精能化气，肾精所化之气，称为肾气。肾精与肾气密不可分，统称为肾中精气。肾中精气对人的生长发育和生殖，起着决定性的作用。人体的生、长、壮、老、已的生命过程，以及生殖能力，都取决于肾中精气的盛衰。肾中精气不足时，则表现为小儿生长发育不良，五迟（站迟、语迟、行迟、发迟、齿迟），五软（头软、项软、手足软、肌肉软、口软）；在成人则为早衰。人体生殖功能的发育、成熟与维持，都与肾中精气盛衰密切相关。肾中精气充足，人体能产生一种促进性腺发育成熟并维持其性功能的精微物质，称为"天癸"，则生殖机能旺盛；若肾中精气亏虚，则生殖机能衰退。

肾中精气是人体生命活动之本，其生理功能可概括为肾阴、肾阳两个方面。肾阴对机体各脏腑组织有滋养、濡润等作用；肾阳对机体各脏腑组织有温煦、推动等作用。肾阴、肾阳为人体阴阳之根本，故又称真阴（元阴）、真阳（元阳）。若肾阴不足，则虚热内生，可见五心烦热、潮热盗汗、男子遗精等症。若肾阳虚衰，温煦、推动等功能减退，则脏腑功能减退，阴寒内盛，可见形寒肢冷、女子宫寒、男子阳痿等症。

2. 主水 肾主水，是指肾中精气的蒸腾气化，对于津液生成、输布与排泄，以及体内津液的代谢平衡起着主宰和调节作用。津液的生成、输布、排泄，涉及脾胃、肺、大肠、小肠、膀胱和三焦等多个脏腑，但以肾中精气的蒸腾气化为主宰，尤其是尿液的生成和排泄，直接受肾的气化主宰。《素问·逆调论》说："肾者水脏，主津液。"若肾的气化失常，则见水肿、小便不利等症。

3. 主纳气 肾主纳气，是指肾气有摄纳肺所吸入的自然界清气，保持吸气的深度，防止呼吸表浅的作用。肾的纳气功能，实际上是肾气的封藏作用在呼吸运动中的具体体现。肾精充足，肾气充沛，摄纳有权，则呼吸均匀和调。若肾精亏虚，肾气衰减，摄纳无力，肺吸入之清气不能下纳于肾，则会出现呼吸表浅、呼多吸少、动则气喘等异常表现，称为"肾不纳气"。

（二）肾的系统联系

1. 在志为恐 肾在志为恐，是指恐惧、害怕的情志活动与肾的关系密切。恐惧常影响肾的气机，致使封藏不固，肾气下沉，表现为二便失禁、遗精滑泄等症。

2. 开窍于耳和二阴 肾开窍于耳，是指耳的听觉功能灵敏与否，与肾中精气的盛衰密切相关。肾精充盈，髓海得养，则听觉灵敏，分辨力高；反之，若肾精虚衰，髓海失养，则听力减退、耳鸣，甚则耳聋。

肾开窍于二阴，是指前阴的排尿与后阴的排便功能与肾气的气化和固摄作用有关。肾的气化及固摄作用失常，则可见尿频、遗尿、尿失禁、尿少或尿闭等小便异常的病证。若肾气不足，则推动无力而致气虚便秘，或固摄无权而致大便失禁，久泄滑脱。

3. 在液为唾 唾，为口中液体较稠厚部分。肾精是唾液化生的物质基础，若咽而不吐，则能回滋肾精；若多唾、久唾，则会耗伤肾精。故古代养生家主张"吞唾"以养肾精。

4. 主骨，生髓，通脑，其华在发 肾藏精，精生髓，髓养骨，骨骼得其养，才能正常生长、发育、修复。若肾中精气充盛，则骨骼坚固有力；若肾精不足，则出现小儿囟门迟闭，骨软无力，以及老年人骨质疏松，易骨折等。此外，"齿为骨之余"，故牙齿松动、脱落及小儿齿迟等，亦多与肾精不足有关。

髓分骨髓、脊髓及脑髓，皆由肾中精气所化生。脊髓上通于脑，脑为髓聚而成，故脑为髓海。肾精充足，髓海得养，则思维敏捷，精力充沛；反之，肾精不足，髓海空虚，脑失所养，则见眩晕耳鸣，记忆减退等。

头发的生长依赖于精血的滋养，头发的色泽、疏密、润枯，常能反映肾中精气的盛衰，故称"其华在发""发为血之余"。

👁 **看一看**

命门

命门，有生命之门的涵义，最早见于《黄帝内经》，本义是指眼睛。《灵枢·根结》说："太阳根于至阴，结于命门。命门者，目也。"将命门作为内脏则始于《难经》，以后历代医家皆有发挥，并对其进行了深入的研究和阐述，至明清之际，形成了命门学说，极大地丰富了中医理论体系。历代医家对命门的部位、形态和功能争论较大，提出了种种不同见解。以部位言，有右肾与两肾之辨；以形态言，有有形与无形之论；以功能言，有主火与非火之争。尽管纷争如是，但众医家对于命门的功能及命门与肾相通的认识，却无分歧。肾阳亦即命门之火，肾阴亦即命门之水，肾阳为元阳、真阳，肾阴为元阴、真阴。古代医家强调命门，无非是强调了肾中阴阳的重要性而已。

第二节 六 腑

六腑，是胆、胃、大肠、小肠、膀胱、三焦的总称。六腑的共同生理特点是受盛和传化水谷，即所谓"泻而不藏""实而不能满"；其气具有通降下行的特性，即"六腑以通为用，以降为顺"。

一、胆

胆位于右胁下，附于肝之下。胆是中空的囊状器官，内贮藏胆汁。胆汁是精纯、清净的精微物质，古称"精汁"，故胆又有"中精之府""清净之府"之称。其主要生理功能是贮藏和排泄胆汁，主决断。

1. 贮藏和排泄胆汁 胆的主要生理功能是贮藏和排泄胆汁。胆汁的生成、贮藏和排泄，离不开肝气的疏泄作用。贮藏于胆腑的胆汁，排泄而注入肠中，以帮助水谷饮食物的消化和吸收。若肝胆的功能失常，胆汁的分泌排泄受阻，就会影响脾胃的受纳腐熟和运化功能，而出现厌食、腹胀、腹泻等症状。若湿热蕴结肝胆，以致肝失疏泄，胆汁外溢，浸渍肌肤，则发为黄疸，出现身黄、目黄、小便黄等症状。

2. 主决断 胆主决断，是指胆在意识思维活动过程中，具有判断事物并做出决定的作用。胆的这一功能对保持气血津液的正常运行和代谢，防御和消除一些精神刺激的不良影响，有着极为重要的作用。若胆气亏虚，受到不良刺激时，可出现胆怯、易惊、善恐、失眠多梦等情志异常病变。

因胆藏胆汁，胆汁参与食物的消化，故胆为六腑之一。但胆本身并无传化饮食物的功能，与五脏"藏精气"的功能特点相似，故胆又为奇恒之腑。

二、胃

胃位于上腹部，上通过贲门与食道相连，下通过幽门与小肠相通。胃腔称为胃脘，分为上脘、中脘、下脘三部。其主要生理功能是受纳和腐熟水谷，主通降，以降为和。

1. 主受纳，腐熟水谷 是指胃气具有接受和容纳饮食水谷，并将饮食物初步消化，形成食糜的作用。饮食入口，经过食管进入胃中，由胃接受和容纳。故胃又有"太仓""水谷之海"之称。容纳于胃中的饮食物，经过胃气的磨化和腐熟作用后，形成食糜，下传于小肠以便进一步消化吸收。

2. 主通降，以降为和 是指胃气具有通畅下降的生理特性。胃气的通降作用，主要体现于饮食物的消化和糟粕的排泄过程中。饮食物入胃，经胃腐熟后形成食糜，下传小肠作进一步消化，精微物质被吸收后，食物残渣下移大肠，燥化后形成粪便，排出体外。这一系列的过程，都是胃主通降作用的体现。胃主通降即是降浊，降浊是受纳的前提条件。若胃失通降，则出现纳呆脘闷，胃脘胀满或疼痛，大便秘结等症。若胃气不降，反而上逆，则出现恶心、呕吐、呃逆、嗳气等症。

脾以升为健，胃以降为和，脾升清、胃降浊，二者相辅相成，共同完成饮食的消化吸收及排泄。

三、小肠

小肠位于腹中，上与胃在幽门相接，下与大肠在阑门相连，是一个较长的、呈迂曲回环迭积之状的管状器官。其主要生理功能是受盛化物和泌别清浊。

1. 受盛化物 受盛，是指接受，以器盛物；化物，是指变化，化生。小肠受盛化物，指经胃初步消化的食糜，在小肠内停留一段时间，以利于进一步将水谷转化为营养物质而吸收，故称"受盛之官"。若小肠受盛化物功能失常，可见腹胀、腹泻、便溏等症。

2. 泌别清浊 泌，指分泌；别，指分别；清，指水谷精微；浊，指食物残渣。泌别清浊，是指小肠将食糜作进一步的消化，将其分别为清浊两部分，并吸收精微部分，排出糟粕部分；同时，还吸收大量的水液，经肾脏的气化渗入膀胱，形成尿液排出体外，故有"小肠主液"之说。

小肠泌别清浊的功能正常，则水液和糟粕各行其道而二便正常。若小肠泌别清浊的功能失常，清浊不分，则导致水走大肠，而出现大便溏泄、小便短少等症。对此种腹泻，临床常用分利之法治之，所谓"利小便所以实大便"就是小肠泌别清浊理论的应用。

四、大肠

大肠居于腹中，其上口在阑门处与小肠相接，其下端连接肛门。大肠亦是一个管腔性器官，呈回环迭积之状。其主要生理功能是传化糟粕，主津。

1. 传化糟粕 传化，即传导，变化之意。大肠接受由小肠下传的食物残渣，吸收其中多余的水液，形成粪便，排出体外，故称"传导之官"。如大肠传导糟粕功能失常，则出现排便异常，表现为大便秘结或泄泻。若湿热蕴结大肠，大肠传导功能失常，则出现腹痛、里急后重、下痢脓血等症。

2. 主津 是指大肠接受由小肠下传的饮食物残渣和剩余水分之后，将其中的部分水液重新再吸收。大肠重新吸收水分，参与调节体内水液代谢的功能，称之为"大肠主津"。如大肠虚寒，无力吸收水分，则水谷杂下，出现肠鸣、腹痛、泄泻等。如大肠实热，消烁水分，肠液干枯，肠道失润，又会出现大便秘结不通等。

五、膀胱

膀胱位于下腹部，是一个中空的囊状器官，为人体水液代谢的器官之一。其生理功能是贮存和排泄尿液。

人体的津液通过肺、脾、肾等脏的作用，布散全身，发挥其濡养、滋润的作用。其代谢后的废液下归于肾，经肾的气化作用，形成尿液，由膀胱贮存。当膀胱中尿液达到一定程度时，在肾的气化作用下，膀胱开合有度，尿液遂排出体外。故《素问·灵兰秘典论》说："膀胱者，州都之官，津液藏焉，气化则能出矣。"若肾气的气化和固摄功能失常，则膀胱的气化与开阖功能也随之失司。若阖多开少，则小便不利或癃闭；若开多阖少，则小便清长、尿频、尿急、遗尿、小便不禁等。所以，膀胱病变多与肾有关，临床治疗小便异常，常从肾论治。

六、三焦

三焦是上焦、中焦、下焦的合称。三焦有"六腑之三焦"和"部位之三焦"之说。"六腑之三焦"说认为，三焦作为六腑之一，位于腹腔中，与其他五腑相同，是一个有具体形态结构和生理功能的脏器，有名有形，《类经·藏象类》说："三焦者，确有一腑，盖脏腑之外，躯壳之内，包罗诸脏，一腔之大腑也"。"部位之三焦"说认为，三焦并非是一个独立的脏腑器官，而是用以划分人体部位及内脏的特殊概念。膈以上的胸腔为上焦，膈以下脐以上的上腹部为中焦，脐以下的下腹部为下焦。

（一）三焦的生理功能

三焦的主要生理功能是通行元气和运行水液。

1. 通行元气 元气，又名原气，由先天精气所化，又赖后天之精充养，是生命活动的原动力。元气根于肾，通过三焦别入十二经脉而达于五脏六腑，《难经·六十六难》说："三焦者，原气之别使也。"因为三焦通行元气于全身，是人体之气升降出入的通道，又是全身气化的场所，故三焦有主持诸气，总司全身气机和气化的功能。

2. 运行水液 三焦为人体水液运行的通道，如《素问·灵兰秘典论》说："三焦者，决渎之官，水道出焉。"人体水液代谢虽由胃、脾、肺、肾、肠、膀胱等脏腑共同协作完成，但其正常升降出入必须以三焦为通道。如果三焦气化功能失常，水道不利，则会影响水液的正常代谢，出现水液输布与排泄障碍，引起痰饮、水肿、少尿等病变。

（二）三焦的生理特性

1. 上焦如雾 上焦是指膈以上的胸部，主要包括心、肺二脏。所谓"上焦如雾"，是形容上焦心肺敷布气血，犹如雾露弥漫之状，灌溉并滋养全身脏腑组织的作用。

2. 中焦如沤 中焦是指膈以下，脐以上的上腹部，主要包括脾、胃、肝、胆等脏腑。沤，是浸泡的意思。所谓"中焦如沤"，是形容中焦脾胃腐熟、运化水谷，进而化生气血的作用。

3. 下焦如渎 下焦是指脐以下的下腹部，主要包括肾、膀胱及大小肠。所谓"下焦如渎"，是说下焦的主要生理功能为传导糟粕，排泄二便。

💗 **护爱生命**

陈实功（1555～1636年），字毓仁，号若虚，江苏南通人，明代著名中医外科学家。陈实功兴趣广泛，所阅书籍涉及古代文化、哲学、理学等，对历代名医的著作更是勤学苦读，爱不释手。对于古代典籍，陈实功从不死记硬背，生搬硬套，而是融会贯通，灵活运用，把自己在行医实践中取得的一些经验与古人治病方法相结合，总结出一套适合于大众的、切实可行的理论。于1617年著成《外科正宗》，被后世评为"列症最详，论治最精"，对中医外科学的发展影响极大。

陈实功不但医术高明，而且医德高尚，作风正派，对同道之士谨慎谦和；对上进青年能提携呵护；对患者，无论穷富贵贱都能一视同仁，实属难能可贵。

PPT

第三节 奇恒之腑

奇者，异也；恒者，常也。奇恒之腑，形体多中空似腑，功能主藏精气似脏，似腑非腑，似脏非脏，故称之为"奇恒之腑"。奇恒之腑包括脑、髓、骨、脉、胆、女子胞。髓、骨、脉、胆的生理功能在前面已有论述，本节仅介绍脑和女子胞。

一、脑

脑，又名髓海、元神之府，居颅腔之中，是精髓汇集之处，故《灵枢·海论》说："脑为髓之海。"

（一）脑的生理功能

1. 主宰生命活动 脑为元神之府，是生命的枢机，主宰人体的生命活动。元神存则生命在，元神亡则生命逝。

2. 主精神意识 人的精神活动，包括思维意识和情志活动等，都是客观外界事物反映于脑的结果。脑主精神意识的功能正常，则精神饱满，意识清楚，思维灵敏，记忆力强，语言清晰，情志正常。反之，则精神萎靡不振，反应迟钝，记忆力减退甚至精神错乱等。

3. 主感觉运动 眼、耳、口、鼻、舌等五脏外窍，皆位于头面，与脑相通。人的视、听、言、动等，皆与脑有密切关系。

（二）脑与脏腑精气的关系

1. 脑与肾精的关系 脑由精髓汇集而成，与脊髓相通，而髓由精化，精由肾藏，故脑与肾的关系密切。肾精充盛，则脑髓充盈，才能正常发挥其各种功能。

2. 脑与五脏的关系 精神活动虽由脑与心主司，但古有"五神脏"之说，即精神活动分由五脏主司。如《素问·宣明五气》说："心藏神，肺藏魄，肝藏魂，脾藏意，肾藏志。"神虽分藏于五脏，但总由脑所主的元神和心所主的识神来调节和控制。

二、女子胞

女子胞，又称胞宫、子宫、子脏等，位于小腹部，在膀胱之后，直肠之前，下口（即胞门，又称子门）与阴道相连，呈倒置的梨形。女子胞是女性的生殖器官，主要生理功能是主持月经和孕育胎儿。

1. 主持月经 当女子发育到一定年龄，肾中精气充盛，天癸至，冲任二脉气血充足，十二经脉的气血经冲任二脉的调节，注入胞宫，月经开始按时来潮，具备生殖、孕育胎儿和保护胎元的能力。如果肾气衰弱，冲任二脉气血亏虚，则会出现月经不调、闭经、不孕等病症。

2. 孕育胎儿 女子受孕后，女子胞就成为女性孕育胎儿的场所。肾之精气旺盛，冲任气血丰盈，则胎儿生长发育正常。若肾之精气亏虚，冲任不固，则可见胎动不安、发育不良，甚至流产。

此外，女子胞与心、肝、脾亦有密切关系。因为月经的产生、胎儿的孕育，都有赖于气血的充盈和血液的正常调节。心主血、肝藏血、脾统血，故当心、肝、脾三脏功能失调时，也会影响女子胞的功能而引起月经与胎孕的病症。

👁 **看一看** ——————————————————————————

精室

男子之胞名为精室，是男性生殖器官，包括睾丸、附睾、精囊腺和前列腺等。精室具有贮藏精液、生育繁衍的功能。与肾的精气和冲任二脉密切相关，也与肝主疏泄有关。

PPT

第四节　脏腑之间的关系

人体是以五脏为中心，通过经络，与六腑相配合，外连五官九窍、四肢百骸，以气血精津液为物质基础，构成一个相互协调统一的有机整体。脏腑虽然有各自的生理功能，但它们不是孤立的，而是在生理上相互联系，在病理上相互影响。脏腑之间的关系包括脏与脏的关系、腑与腑的关系和脏与腑的关系。

一、脏与脏之间的关系

脏与脏之间的关系，即五脏之间的关系。认识五脏之间的关系，不能仅限于五行生克乘侮的范畴，还要从各脏的生理功能及病理变化阐释其相互之间的关系。

1. 心与肺　心肺同居上焦，心主血，肺主气。心与肺的关系主要体现在气血之间相互依存、相互为用的关系。若肺的宣肃功能失调，可影响心主行血的功能，而致血液运行失常，出现胸痛、心悸、唇青舌紫等症；反之，心的功能失调，导致血行异常时，也会影响肺的宣发和肃降，从而出现咳嗽、气喘、胸闷等症。

2. 心与脾　心主行血，脾主统血，心为火脏而生血，脾主运化为气血生化之源，故心与脾的关系主要体现在血液生成和血液运行两个方面。如思虑过度，暗耗心血，可影响脾的运化功能；若脾气虚弱，运化失职，气血生化无源，或脾不统血，血溢脉外，可导致心血亏虚，均可形成心脾两虚之病理变化。表现为眩晕、心悸、失眠、多梦、食少、体倦、面色无华、腹胀、便溏等。

3. 心与肝　心主血，肝藏血；心主神志，肝主疏泄，调畅情志，故心与肝的关系主要表现在血液的运行和情志的调节两方面。肝不藏血或心行血的功能异常，可致出血，出现心肝血虚，表现为面色萎黄、眼目昏花、视物不清、爪甲不润或有凹凸、心悸、头晕等。另外，心火常会引动肝火，而肝火也常引动心火，最终形成心肝火旺，表现为面红目赤、急躁易怒、心烦失眠、甚则狂乱等精神情志活动方面的病理变化。

4. 心与肾　心居胸中，属阳，五行属火；肾在腹中，属阴，五行属水。生理情况下，心火下降于肾，以温肾水使肾水不寒；肾水上济与心，以滋心阴而使心火不亢。心肾之间相互依存，相互制约的关系，称之为心肾相交，又称水火相济。心肾这种关系遭到破坏，称之为心肾不交，表现为心悸、怔忡、心烦、腰膝酸软，或见男子梦遗、女子梦交等。同时，心主血，肾藏精，精血之间的相互资生为心肾相交奠定了物质基础。

5. 肺与脾　肺主气，脾为气血生化之源；肺主行水，脾运化水湿。肺与脾的关系，主要表现于气的生成和水液代谢两个方面。若脾气亏虚则会导致肺气不足，即"土不生金"。脾失健运，水液内停，湿聚成痰，从而影响肺的宣发和肃降，出现咳、喘、痰，故有"脾为生痰之源，肺为贮痰之器"之说。

6. 肺与肝　肺与肝的关系主要体现在气机升降方面。肺气主降而肝气主升，二者协调，对于全身气机的调畅起着重要作用。肝升太过或肺降不及，多致气火上逆，出现咳嗽、咯血等；肺失清肃，燥热内盛，亦可影响肝的疏泄，出现胸胁胀痛、头晕头痛、面红目赤等。

7. 肺与肾　肺金肾水关系为金水相生，又名肺肾相生。肺为水上之源，肾为水脏；肺主呼气，肾主纳气。肺与肾的关系主要表现在水液代谢和呼吸运动两个方面。肺失宣肃，通调水道失职，累及于肾，可致尿少，甚则水肿。肾阳不足，关门不利，则水泛为肿，甚则咳逆倚息不得平卧。肾气不足，摄纳无权，或肺气久虚，久病及肾，均可致肾不纳气，出现呼吸表浅等，故有"肺为气之主，肾为气之根"之说。

8. 肝与脾 肝主疏泄，脾主运化；肝藏血，脾生血统血。肝与脾的关系主要体现在饮食物的消化和血液的生成、贮藏、运行两个方面。肝失疏泄，无以助脾之升散，可出现精神抑郁，胸胁胀满，腹胀腹痛，泄泻便溏等。脾气虚运化无力，气血生化不足，或脾不统血，也会致肝血不足。

9. 肝与肾 肝藏血，肾藏精，肝肾之间，精血相互滋生、转化，故称为肝肾同源、精血同源。另外，肝主疏泄，肾主闭藏，藏与泄相互协调平衡，则女子月经来潮和男子泄精功能正常。

10. 脾与肾 脾为后天之本，肾为先天之本，脾与肾之间的关系为先后天相互资生、相互促进的关系；脾主运化水湿，肾主水，故在水液代谢方面关系密切。脾之健运，化生精微，须借助于肾阳的推动，故有"脾阳根于肾阳"之说；肾中精气亦有赖于水谷精微的滋养，才能不断充盈和成熟。若肾阳不足，不能温煦脾阳，或脾阳不足进而累及肾阳，皆可见腹部冷痛，下利清谷，或五更泄、腰膝酸软等脾肾阳虚之候。

二、脏与腑之间的关系

脏与腑的关系，实际上就是脏腑阴阳表里配合关系。脏属阴为里，腑属阳为表；一脏一腑，一里一表，一阴一阳，通过经脉相互属络，组成心与小肠、肺与大肠、脾与胃、肝与胆、肾与膀胱、心包与三焦的脏腑表里关系。

1. 心与小肠 手少阴心经属心络小肠，手太阳小肠经属小肠络心，故心与小肠通过经脉的相互络属，构成脏腑表里关系。生理上，心主血脉，将气血输于小肠，则小肠受盛化物、泌别清浊的功能得以正常进行。小肠在泌别清浊过程中，将清者吸收，通过脾气升清而上输心肺，化赤为血，使心血不断地得到补充。病理上，心与小肠相互影响，心火下移小肠见尿少、尿赤涩疼痛等症。小肠循经上炎于心，可见心烦、舌赤、口舌生疮等症。

2. 肺与大肠 手太阴肺经属肺络大肠，手阳明大肠经属大肠络肺，故肺与大肠通过经脉的相互络属，构成脏腑表里关系。肺主气、行水，大肠主传导，故肺与大肠的关系主要表现在传导和呼吸方面。若大肠实热，传导不畅，腑气阻滞，可影响肺的宣肃，出现胸满、喘咳等症；若肺失肃降，传导失职，腑气不通，则见肠燥便秘等症。

3. 脾与胃 脾与胃同居于中焦，以膜相连，经脉互相络属，构成脏腑表里关系。脾与胃之间的关系，主要表现在纳与运、升与降、燥与湿三个方面。其一，胃主受纳，脾主运化，即脾胃共同完成对饮食物的消化吸收和对精微的输布，以滋养全身，故脾胃共为"后天之本"；其二，胃主降浊，脾主升清，脾胃居中，为气机上下升降之枢纽；其三，胃属燥土，喜润恶燥，脾属湿土，喜燥恶湿，燥湿相济，互相为用，共同完成对饮食物的消化。若脾为湿困，清气不升，则胃失和降，出现食少、呕吐、恶心、脘腹胀满等症。若食滞胃脘，胃失和降，亦可影响脾的升清与运化，出现腹胀、泄泻等症。

4. 肝与胆 胆附于肝叶之间，经脉又互相络属，构成脏腑表里关系。肝与胆之间的关系，主要表现在消化功能和精神情志活动方面。肝主疏泄，分泌胆汁；胆附于肝，贮藏、排泄胆汁。二者共同合作使胆汁疏泄到肠道，以协助脾胃消化食物。肝主疏泄，调节精神情志；胆主决断，与人之勇怯有关。肝胆两者相互配合，人的精神情志正常，遇事能作出决断。若肝胆气滞，或胆郁痰扰，均可导致情志抑郁、惊慌胆怯等症。

5. 肾与膀胱 肾与膀胱在经脉上互相络属，构成脏腑表里的关系。肾与膀胱的关系，主要表现为小便的生成、贮存和排泄。肾气充足，固摄有权，则尿液能够正常地生成，并下注于膀胱，膀胱开合有度，则尿液能够正常地贮存和排泄。肾与膀胱密切合作，共同维持体内水液代谢。若肾阳虚衰，气化无权，影响膀胱气化，则出现小便不利、癃闭、尿频、尿多、小便失禁等。

三、腑与腑之间的关系

"传化物"是六腑的共同生理特点，六腑之间的关系主要表现为在饮食物的消化、吸收和排泄过程中相互配合、相互协作。首先，胃、胆、小肠密切协作，共同完成饮食物的消化、吸收；然后，将糟粕传入大肠，经过大肠燥化后，形成粪便排出体外。其次，膀胱的贮尿排尿，与三焦的气化及其运行水液密切相关。因此，六腑之间必须相互协调，才能维持其正常的"实而不满"的生理状态。由于六腑传化水谷，需要不断地受纳排空，虚实更替，故有"六腑以通为用"之说。

六腑在病理上相互影响，如胃有实热，津液被灼，必致大肠津枯、出现便秘等症；而大肠传导失常，肠燥便秘也可引起胃失和降，胃气上逆，出现嗳气、恶心、呕吐等症。胆火炽盛，常可犯胃，出现呕吐苦水等胃失和降之证；而脾胃湿热，熏蒸于胆，胆汁外溢，则现口苦、黄疸等。

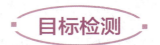

目标检测

答案解析

单项选择题

1. 藏象学说的主要特点是（　　）

    A. 以脑为中心的整体观　　　　　　　　　　B. 以经络为中心的整体观

    C. 以六腑为中心的整体观　　　　　　　　　D. 以五脏为中心的整体观

    E. 以精气神为中心的整体观

2. 藏象学说主要是研究（　　）

    A. 脏腑的生理特性　　　　　　　　　　　　B. 脏腑的病理特性

    C. 脏腑的组织结构　　　　　　　　　　　　D. 脏腑的功能关系

    E. 脏腑生理、病理及其相互关系

3. 下列为五脏共同生理特点的是（　　）

    A. 传化物　　　　　B. 藏精气　　　　　C. 主受纳　　　　　D. 主消化　　　　　E. 主排泄

4. 肝主疏泄的功能最主要是关系着（　　）

    A. 情志活动　　　　B. 调畅气机　　　　C. 运行血液　　　　D. 消化功能　　　　E. 疏通水道

5. "先天之本"是指（　　）

    A. 心　　　　　　　B. 肝　　　　　　　C. 肾　　　　　　　D. 肺　　　　　　　E. 脾

6. 主持诸气，总司人体气化的内脏是（　　）

    A. 脑　　　　　　　B. 肺　　　　　　　C. 三焦　　　　　　D. 脾　　　　　　　E. 肾

7. 下列不是肺的主要生理功能的是（　　）

    A. 主气、司呼吸　　　　　　　　　　　　　B. 主宣发

    C. 主通调水道　　　　　　　　　　　　　　D. 主运行水液

    E. 主肃降

8. 下列不是脾的主要生理功能的是（　　）

    A. 主统血　　　　　B. 主藏血　　　　　C. 主升清　　　　　D. 主运化水谷　　　　E. 主运化水液

9. 脾和肾的关系主要体现在（　　）

    A. 先天和后天的相互资生、促进　　　　　　B. 先天和后天的相互转化、制约

    C. 水液的代谢和气血的生成　　　　　　　　D. 气血的生成和津液的输布

E. 水液的代谢和呼吸运动

10. 奇恒之腑不包括（　　）

　　A. 筋　　　　　　　　B. 脉　　　　　　　　C. 骨　　　　　　　　D. 髓　　　　　　　　E. 女子胞

11. "水谷之海"是指（　　）

　　A. 脾　　　　　　　　B. 胃　　　　　　　　C. 大肠　　　　　　　D. 小肠　　　　　　　E. 六腑

12. 成人牙齿松动，过早脱落及小儿发育迟缓的根本原因在于（　　）

　　A. 心血不足　　　　　B. 肾精不足　　　　　C. 脾气不足　　　　　D. 肝血不足　　　　　E. 胃阴不足

13. 脏与脏之间主要表现为气血关系的是（　　）

　　A. 肺与肝　　　　　　B. 脾与肾　　　　　　C. 心与肺　　　　　　D. 肝与肾　　　　　　E. 肺与肾

14. "泌别清浊"属于（　　）

　　A. 胃的生理功能　　　　　　　　　　　　　　B. 三焦的生理功能

　　C. 大肠的生理功能　　　　　　　　　　　　　D. 小肠的生理功能

　　E. 膀胱的生理功能

15. 女子胞的主要生理功能是（　　）

　　A. 主受纳腐熟　　　　B. 泌别清浊　　　　　C. 藏精　　　　　　　D. 主藏血　　　　　　E. 产生月经

16. 患者，女，40岁。因夫妻感情不和，经常争吵，情绪暴躁，不能自已。长此下去，最容易损伤（　　）

　　A. 心　　　　　　　　B. 脾　　　　　　　　C. 肾　　　　　　　　D. 肝　　　　　　　　E. 肺

17. 患者，女，50岁。阴雨天外出未及时添加衣物，出现呼吸不利、胸闷、咳嗽、鼻塞、喷嚏、无汗等症。患者的主要病机变化是（　　）

　　A. 肾阳不足　　　　　B. 肺失宣降　　　　　C. 肾不纳气　　　　　D. 脾运失司　　　　　E. 三焦不畅

18. 患儿，女，4岁。囟门未闭，身材矮小，骨骼痿软，行走无力。主要与（　　）脏器有关

　　A. 肾　　　　　　　　B. 心　　　　　　　　C. 脑　　　　　　　　D. 髓　　　　　　　　E. 肺

19. 患者，男，28岁。吃完自助餐后，出现腹胀、恶心、呃逆。原因是（　　）

　　A. 小肠泌别清浊失司　　　　　　　　　　　　B. 胆汁排泄不畅

　　C. 胃失通降　　　　　　　　　　　　　　　　D. 大肠传导糟粕失常

　　E. 三焦气化不利

20. 患者，女，24岁。临近毕业找工作，思虑过度，经常失眠、心悸、腹胀、便溏，月经量多，自觉疲倦乏力。功能异常的脏器是（　　）

　　A. 心与肺　　　　　　B. 心与脾　　　　　　C. 心与肝　　　　　　D. 心与肾　　　　　　E. 肺与肾

（张英军）

书网融合……

重点回顾　　微课1　　微课2　　微课3　　微课4　　微课5　　习题

第四章　气血津液

学习目标

知识目标：

1. **掌握**　气血津液的概念、功能。
2. **熟悉**　气的分类及运动、血的生成、津液的生成输布与排泄。
3. **了解**　气血津液相互之间的关系。

技能目标：

能将气血津液理论应用于护理实践。

素质目标：

培养认真负责的敬业精神、精益求精的钻研精神及勇于创新的科学精神。

📖 导学情景

情景描述：古今小说或影视剧中，经常有这样的画面：当患者命悬一线、气息将尽时，医嘱灌服人参汤。饮毕，患者往往或起死回生，或转危为安。民间也有"人参可生人"的说法，似乎人参是一种救命神药。

情景分析：单独一味人参水煎即"独参汤"，有回阳固脱、大补元气功效，常用于元气欲脱患者的抢救。现在临床中常用参附注射液、参麦注射液等中药制剂对因大失血、大汗出、休克、心力衰竭等引起精神淡漠、面色苍白、呼吸微弱、脉微欲绝、皮肤湿冷的患者进行抢救。

讨论：为什么补气的人参能用于大失血患者的抢救？气与血之间有什么关系？

学前导语：气血津液理论是中医学中阐述人体生理、病理状态的经典理论之一。既论述了人体生命活动的机制，也解释了气血津液发生病变时脏腑功能失调的病理原因。今天，让我们共同来学习这一独特的理论。

气、血、津液是构成人体和维持人体生命活动的基本物质，它们既是人体脏腑、经络等组织、器官生理活动的产物，也是这些组织、器官进行生理活动的物质基础。不管是生理还是病理方面，气、血、津液与人体脏腑经络、组织器官之间都存在着相互依存、互为因果的密切关系。

精也是构成人体和维持人体生命活动的基本物质。精有广义和狭义之分。广义的精，泛指一切精微物质，包括气、血、津液等；狭义的精，即是肾中所藏的生殖之精，是具有繁衍生命功能的精微物质。此在脏腑篇中已论述。

PPT

第一节　气

一、气的概念

气是人体内不断运动着的活力很强的精微物质，是构成人体和维持人体生命活动最基本的物质。

二、气的生成

气是由藏于肾的先天之精气、脾胃化生的水谷之精气和肺吸入的自然界之清气三者合而生成的。气的生成与肾、脾胃、肺的关系密切。脾胃不仅能化生水谷精气，还能滋养先天之精气，尤为重要，故被称为"生气之源"。

三、气的运动

气的运动称为气机。气的运动形式有升、降、出、入四种，分别指气行向上、向下、由内而外和由外而内。气的升降出入是人体各种生理活动的基础。如呼吸运动涉及肺的宣发与肃降；消化过程中有脾气主升，也有胃气主降等。

虽然各个脏腑的气机形式不同，但从整个机体的生理活动来看，气的升和降、出和入，必须对立统一、协调平衡。脏腑之间处于升中有降、降中有升、出入均等的相对平衡状态。如肝主升发，肺主肃降；肺主宣发，肾主纳气；脾主升清，胃主降浊等。气的升降出入运动的协调平衡状态称为"气机调畅"。气机调畅，人体才能维持正常的生理功能。若气的升降出入运动的平衡失调，即为"气机失调"，就会发生病变。气的升降出入运动一旦停止，就意味着生命活动的终结。

四、气的分类　🅮微课

人体之气因其生成来源、分布部位及功能特点的不同而分为元气、宗气、营气、卫气四类。

1. 元气　又称"原气""真气"，是人体最根本、最重要的气，是人体生命活动的原动力。由肾中先天之精化生，以禀受于父母的生殖之精为基础，又依赖后天水谷精微的充养。其盛衰与先天禀赋和后天营养，尤其是肾和脾胃的功能密切相关。

元气以三焦为通道布达全身，内至五脏六腑，外达肌肤腠理，无所不至。元气有两个主要功能：一是推动和调节人体的生长发育和生殖机能，是人体生命活动的原动力；二是推动和调控各脏腑、经络、官窍的生理活动。元气充沛，则生命力旺盛，体格强健，全身脏腑、经络、组织、器官生理活动正常。若元气不足，则人体生长发育迟缓，多脏器功能减退，产生严重病变，甚至危及生命。

💗 **护爱生命**

王清任是我国医学史上一位极富创新精神的医学实践家，著有《医林改错》一书。该书主要有两个方面的成就：一是升华了中医临床解剖学，可谓开山之作；二是他创立的气血理论，尤其是瘀血学说，时至今日仍意义非凡。

他认为气血为人体生命之源泉，但同时也是致病因素。主张"治病之要诀，在明白气血"；"无论外感内伤，所伤者无非气血"……且人体罹患瘀血病证是由于正气虚无力推动血行，而致气虚血瘀证，属虚中夹实。据此倡导补气活血、活血化瘀等治疗法则，并留下了血府逐瘀汤、补阳还五汤等众多经典有效的方剂沿用至今。

王清任敢于疑古、勇于创新、肯于观察，精于实践的科学精神一直激励着中医后来者拼搏进取，使我们祖国医学不断发扬光大。

2. 宗气　又名"大气""胸气"，是由肺吸入的自然界之清气与脾胃运化的水谷之精气积聚于胸中的气，是后天最重要的气，其盛衰与肺和脾胃的功能密切相关。

宗气积于胸中，故胸中又称"气海""膻中"。宗气有两个主要功能：一是走息道而行呼吸，对呼吸运动有推动的作用。凡言语、声音、呼吸的强弱均与宗气的盛衰有关，故临床上对语声低微、呼吸微弱、脉软无力之候，称肺气虚弱或宗气不足。二是贯心脉而行气血，帮助心脏推动血液循环，即"助心行血"。所以心脏的搏动、气血的运行、肢体的寒温与宗气的盛衰密切相关。宗气旺盛，则心搏有力、四肢温暖、脉搏和缓；反之则心搏无力、四肢不温、脉微欲绝。临床上常以"虚里"的搏动和脉象状况来测知宗气的盛衰。

3. 营气　营气是行于脉中富有营养之气，是脾胃化生的水谷精微中最富营养的部分所化生。营气与血同行于脉中，故常"营血"并称。

营气的功能有二：一是化生血液。营气与津液注于脉中，化而为血，是血液的组成部分。二是营养全身。营气富有营养，运行脉中，循脉流注于周身上下、内外，周而复始，为脏腑、经络等组织器官提供营养物质。如营气亏少，会导致血液亏虚，继而引起全身脏腑、组织、筋骨、皮毛等因营养不足而出现生理功能减退的病理变化。

4. 卫气　卫气是运行于脉外的剽悍之气。是由脾胃运化的水谷精微中最为慓疾滑利的部分所化生。卫气活力很强，不受脉道约束，内至胸膜脏腑，外达皮肤腠理，布散于全身。其功能有三：一是护卫肌表，防御外邪入侵；二是温养脏腑、肌肉、皮毛；三是调节腠理开阖，控制汗液排泄，维持体温相对稳定。此外，卫气循行与人的睡眠关系密切。当卫气行于体内人便入睡；当卫气自睛明出于体表人便清醒。

营气和卫气，均来源于水谷精微。营行于脉中，卫行于脉外；营主内守而属于阴，故有"营阴"之称；卫主外卫而属于阳，故有"卫阳"之称。营卫彼此协调，维持人体腠理开合，体温调节和防御功能。若营卫不和，则易伤风感冒，出现恶寒发热、汗出异常等。

五、气的功能

1. 推动作用　人体的生长发育，各脏腑经络及组织器官的生理活动，血的生成和运行，津液的生成、输布和排泄等，均依靠气的激发和推动。若气的推动作用减弱，可见生长发育迟缓或未老先衰，或脏腑经络功能减退而导致的血行瘀滞、水液停聚的病变。

2. 温煦作用　气有温暖和熏蒸的功能。人体正常体温的维持，脏腑经络及组织器官的生理活动，血和津液的运行等，都要依赖气的温煦作用。若气的温煦作用失常，可表现畏寒肢冷、脏腑功能减退、血和津液运行凝滞等。

3. 防御作用　气既能护卫肌表，防御外邪入侵，又能与侵入人体的病邪斗争，驱邪外出。气的防御作用减弱则人体机能低下、抗病能力减弱，易感邪致病且患病不易速愈。

4. 固摄作用　气对血、津液、精等体内的液态物质有统摄和控制作用，对脏腑有固护作用。如固摄血液，使其在脉管中运行不溢出脉外；固摄津液，控制其分泌排泄量，防止无故流失；固护脏器，使其位置固定而不下移。

5. 气化作用　气的运动及其所产生的各种变化称为气化。气化亦指在气的作用下液态物质各自的新陈代谢、相互之间的转化、物质与功能之间的转化。若是气化失司，将影响体内物质和能量的转化。如影响饮食物的消化吸收，影响气、血、津液的生成及相互转化，影响汗液、尿液、粪便的排泄。

✎ **练一练**

当气的（　　）减退时，患者可表现出自汗、多尿、出血、遗精等症状。

A. 推动作用　　　　　　　　　B. 温煦作用

C. 防御作用　　　　　　　　　D. 固摄作用

E. 气化作用

答案解析

PPT

第二节　血

一、血的概念

血是循行于脉中、富有营养的红色液体，是构成人体和维持人体生命活动的基本物质之一。血只有在脉中有规律的运行，才能发挥其生理功能。

二、血的生成

水谷精微和肾精是血液生成的主要物质基础。血液的生成与脾胃、心肺、肾等脏腑密切相关。脾胃受纳运化水谷，吸取其精微上归于心肺，经心肺的气化作用，注入脉中，化为血液。肾藏精，精生髓，精髓为血液的生成提供了重要的物质基础；此外，肾精充足，其所化生的元气则旺盛，对全身各脏腑功能的激发和推动作用就强，从而促进血液的化生。

三、血的运行

血在脉中循环不已，流布全身，心、血、脉构成了血循行系统。心主血脉，肺朝百脉和主宗气，肝主疏泄、主藏血，脾主统血，都是推动和维持血液运行的重要因素。心、肺、肝、脾四脏功能的协调配合对血的运行十分重要。若其中一脏功能障碍，或推动和促进血液运行的因素增加，或固摄血液的作用减弱，则血的运行可因之而加速，甚至溢出脉外，导致出血；反之，则血液运行因之而变慢，运行不利，可形成血瘀。

四、血的功能

血液具有濡养和化神的功能。人体脏腑组织器官依赖血液的营养和滋润，才能发挥正常的生理功能。血液充盈，则面色红润、肌肤润泽、形体壮实、感觉灵敏、运动自如；若血生成不足，则面色无华、肌肤干枯、形体瘦弱、肢体麻木、痿软无力。血是神志活动的物质基础。血气充盈，心神得养，则精力充沛，神志清晰，思维敏捷。若血生成不足，或热入血分，或运行失常，则可出现精神疲惫、反应迟钝、健忘失眠、烦躁狂乱、神昏谵语等症状。

👁 看一看

徐大椿补气生血案

《洄溪医案·吐血》记录一则病案：洞庭张姓，素有血证，是年为女办装，过费心力，其女方登轿，张忽血冒升余，昏不知人。医者浓煎参汤服之，命悬一息，邀余（徐大椿）诊视。六脉似有如无，血已脱尽，急加阿胶、三七，少和人参以进，脉乃渐复，目开能言，手足展动，然后纯用补血之剂以填之，月余而起。盖人生不外气血两端，血脱则气亦脱，用人参以接其气，气稍接，即当用血药，否则孤阳独旺而阴愈亏，先后主客之分不可不辨也。

第三节　津液

PPT

一、津液的概念

津液是人体一切正常水液的总称。包括各脏腑、形体、官窍内在液体及人体正常的分泌物。津液也是构成人体和维持人体生命活动的基本物质。津液中性质清稀，流动性大，分布于体表皮肤、肌肉和孔窍，并能渗入血脉起滋润作用者称为津；性质较浓稠，流动性小，灌注于骨节、脏腑、脑、髓等起濡养作用者称为液。津与液同属一类物质，可互相补充和转化，故常津液并称。

二、津液的生成、输布和排泄

1. 津液的生成 津液来源于饮食水谷，经胃受纳腐熟、脾运化、小肠泌别清浊、大肠传导吸收等脏腑功能的共同作用，将所获得的水谷精微及水液化生津液。

2. 津液的输布 津液的输布主要通过脾的运化、肺的通调水道、肾的蒸腾气化、肝的疏泄，三焦的决渎、通利水道等脏腑功能实现。

3. 津液的排泄 主要是通过排汗、排尿等代谢过程来完成，与肺、肾、膀胱等脏腑有关。肺气宣发津液和卫气于体表，卫气司腠理开合，形成汗液排出体外；肺在呼气时也带走部分水液；肺气肃降，水液降至肾与膀胱，经肾的蒸腾气化，变成尿液排出体外；膀胱通过贮尿、排尿的作用参与水液代谢过程；大肠排泄粪便亦带走部分水液。

津液的生成、输布和排泄，是多个脏腑共同参与的复杂过程。其中肺、脾、肾三脏的功能最为重要，故有"其本在肾""其标在肺""其制在脾"的说法。如三者功能失常，可导致津液生成不足出现伤津、脱液；亦可导致水液停滞，出现痰饮、水肿。

三、津液的功能

津液主要有滋润和濡养的生理功能。如：布散于肌表的津液，具有滋润皮毛肌肤的作用；流注于孔窍的津液，具有滋润和保护眼、鼻、口等孔窍的作用；渗入于血脉的津液，化生为血液，是组成血液的基本物质，直接关系到血液的盈亏，且具有充养和滑利血脉的作用；渗入于骨骼的津液，具有充养和濡润骨髓、脊髓和脑髓等作用；注入于内脏组织器官的津液，具有滋润和濡养各脏腑组织器官的作用。

第四节　气血津液之间的关系

PPT

一、气与血的关系

气与血的关系概括为"气为血之帅""血为气之母"。气属阳，是促进血液生成和运行的动力；血属阴，是气的物质基础和载体。气血相互依存、相互滋生。

1. 气能生血 指气参与并促进血液的生成。从水谷转化为水谷精气，水谷精气转化为营气和津液，营气和津液转化为血，都离不开气和气化。气足则血充，气虚则血虚。治疗血虚证常配合补气药，以提高生血效果。

2. 气能行血 指气具有推动血液在脉中运行的作用。气行则血行，气虚、气滞则血瘀，气机逆乱则血妄行。治疗血行失常，常用补气、行气、降气、升提等药物。

3. 气能摄血 指气能统摄血在脉中正常运行而不溢出脉外的作用。若气虚不能摄血，可导致各种出血，治疗须补气摄血。若大出血，应投大剂补气之品。

4. 血能载气 指血液是气的载体。气存于血中，依附于血液而不致散失，赖血之运载而布于全身。若血不载气，气失去依附，则漂浮无根而发生气脱。若大出血者，可致气随血脱，治宜益气固脱。

5. 血能养气 指血对气具有濡养作用。气的生成离不开血液的化生和濡养。血液循环流布全身。

不断地为一身之气提供营养，维持其充足旺盛状态。血足则气旺，血虚则气衰。若血虚日久，往往兼有气虚，治宜养血益气。

二、气与津液的关系

气无形主动，属阳；津液有质主静，属阴。气和津液与气和血的关系相似，津液的生成、输布和排泄，依靠气的推动、固摄和气化的作用，而气在体内的存在和运动也依赖津液的运载和滋养。

1. 气能生津　气是津液生成的动力，津液的生成依靠气的推动和气化作用。脾胃、大小肠等脏腑之气在津液生成过程中发挥了重要的作用。各相关脏腑之气旺盛，则化生津液力量强盛，人体津液充足。

2. 气能行津　津液的输布和排泄，依赖气的推动和升降出入运动。肺、脾、肾、三焦等脏腑之气促使津液正常地输布和排泄。若气虚、气滞，可使津液停滞，称为"气不行水"；津液停聚又可致气机不利，称为"水停气滞"，两者常互为因果。临床上配合行气、补气药物用来治疗痰湿、水饮病。

3. 气能摄津　气具有固摄津液，防止其无故流失的作用。体内的津液量在气的有节控制下相对恒定，如肺卫之气对汗液的固摄、肾气对尿液的固摄等。若气虚，固摄作用减弱，则可见多汗、多尿、遗尿、尿失禁等。治宜补气摄津。

4. 津能载气　津液是气的载体，气依附于津液。如暑热病证，不仅伤津耗液，而且气亦随汗液外泄，出现少气懒言、体倦乏力等气虚表现。津液大量丢失时可表现为气随津脱，故《金匮要略心典》有"吐下之余，定无完气"之论。

5. 津能化气　津液在输布过程中受到各脏腑阳气的蒸腾温化，可以化气，气充沛各脏腑组织器官，促进人体正常生命活动。故津液不足时，也会导致气虚。

❓ 想一想

临床上治疗痰饮、水肿时，为什么常能将行气与利水法合用？

答案解析

三、血与津液的关系

血和津液都是液态物质，相对于气而言均属于阴。血和津液都由饮食水谷所化生，都具有滋润和濡养的作用，彼此之间可以相互资生和转化，这种关系称之为"津血同源"。当津液大量丢失，会形成血脉空虚，称为"津枯血燥"；当血液亏虚时，会导致脉外的津液不足，称为"耗血伤津"。因此，失血的患者不宜发汗，津亏者不可动血耗血。故《灵枢·营卫生会》有"夺血者无汗，夺汗者无血"之说。

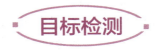

答案解析

单项选择题

1. 构成人体最基本的物质是（　）
   A. 精　　　　　　B. 气　　　　　　C. 血　　　　　　D. 津　　　　　　E. 液

2. 人体最根本的气是（　）

    A. 精气　　　　　B. 元气　　　　　C. 卫气　　　　　D. 营气　　　　　E. 宗气

3. 下列不属于气的基本运动形式是（　　）

    A. 升　　　　　　B. 沉　　　　　　C. 降　　　　　　D. 出　　　　　　E. 入

4. 气的上升运动太过称（　　）

    A. 气滞　　　　　B. 气逆　　　　　C. 气陷　　　　　D. 气闭　　　　　E. 气郁

5. "吐下之余，定无完气"的理论基础是（　　）

    A. 气能生津　　　B. 气能行津　　　C. 气能摄津　　　D. 津能载气　　　E. 津能化气

6. 具有"贯心脉行气血"功能的是（　　）

    A. 元气　　　　　B. 心气　　　　　C. 宗气　　　　　D. 营气　　　　　E. 卫气

7. "夺血者无汗，夺汗者无血"的理论依据是（　　）

    A. 气能生血　　　B. 气能摄血　　　C. 气能生津　　　D. 津能载气　　　E. 津血同源

8. 与津液代谢最密切的脏腑是（　　）

    A. 肝脾肾　　　　B. 脾肺肾　　　　C. 心肝脾　　　　D. 脾肺心　　　　E. 肝肺肾

9. 具有"慓疾滑利"特性的气是（　　）

    A. 营气　　　　　B. 卫气　　　　　C. 宗气　　　　　D. 中气　　　　　E. 元气

10. 易于感冒，是气的（　　）功能减弱的表现

    A. 推动作用　　　B. 温煦作用　　　C. 防御作用　　　D. 固摄作用　　　E. 气化作用

11. 元气运行的主要通道是（　　）

    A. 十二经脉　　　B. 奇经八脉　　　C. 血脉　　　　　D. 三焦　　　　　E. 肝

12. 与呼吸强弱和语声高低密切相关的是（　　）

    A. 元气　　　　　B. 宗气　　　　　C. 营气　　　　　D. 卫气　　　　　E. 脏腑之气

13. 与人体生长发育关系最密切的是（　　）

    A. 气的推动作用　　　　　　　　　　　　　　B. 气的固摄作用

    C. 气的温煦作用　　　　　　　　　　　　　　D. 气的防御作用

    E. 气的气化作用

14. 由肺从自然界吸入的清气和脾胃从饮食物中运化生成的水谷精气结合于胸中的气是（　　）

    A. 元气　　　　　B. 宗气　　　　　C. 营气　　　　　D. 卫气　　　　　E. 邪气

15. 化生血液的最基本的物质（　　）

    A. 先天之精　　　B. 水谷精微　　　C. 津液　　　　　D. 营气　　　　　E. 肾精

16. 患者，男，50岁。因长期便血，面色苍白无华，舌质口唇淡白，伴有精神倦怠，气短乏力，自汗，脉细弱。医生诊断为气随血出，其生理学原理是（　　）

    A. 气能生血　　　B. 气能摄血　　　C. 血能载气　　　D. 血能摄气　　　E. 气血同源

17. 患者，女，45岁。因频繁流产且产后调养失宜，劳作过度，不幸罹患子宫脱垂。医者为其应用补中益气汤加减结合补气类膏滋调理，治疗根据是气有（　　）

    A. 推动作用　　　B. 温煦作用　　　C. 防御作用　　　D. 固摄作用　　　E. 气化作用

18. 患者，男，60岁。因血小板减少性紫癜来诊，根据医嘱用补气之品配合治疗，治疗原理是（　　）

    A. 气能生血　　　B. 气能行血　　　C. 气能摄血　　　D. 血能载气　　　E. 血能养气

19. 患儿，男，11岁。小儿遗尿症来诊，建议益气缩泉汤加减治疗，治疗原理是（　　）

    A. 气能生津　　　B. 气能行津　　　C. 气能摄津　　　D. 津能载气　　　E. 津能化气

20. 患者，女，38岁。1年来月经先期，量多色淡，面色无华，头发枯黄如草，治疗建议当归补血汤补气生血，其根据是（　　）

A. 气能生血　　　　B. 气能行血　　　　C. 气能摄血　　　　D. 血能载气　　　　E. 血能养气

（马飞翔）

书网融合……

重点回顾　　　　微课　　　　习题

第五章 经络与腧穴

学习目标

知识目标：
1. **掌握** 经络的概念；十二经脉的命名、走向和交接规律；腧穴的定位与主治。
2. **熟悉** 经络、腧穴的生理功能和临床应用。
3. **了解** 经络的分布、表里关系及流注次序。

技能目标：
能运用经络腧穴理论，对腧穴进行准确定位，解决临床常见护理问题。

素质目标：
树立整体施护观念，具有创新探索的精神，有良好的护患沟通能力。

导学情景

情景描述： 患者，男，38 岁。睡觉醒来时，突然感觉一侧面部肌肉板滞，耳后乳突部疼痛，口角向右侧㖞斜，不能做蹙额、皱眉、鼓颊、露齿等动作，左侧眼睑不能闭合并流泪，左侧额横纹消失，鼻唇沟平坦，舌红苔少，脉弦紧。

情景分析： 根据患者临床表现，可以确定所患疾病为面瘫。面瘫是一种常见病，针灸治疗效果较好。针灸治疗面瘫时，在辨证论治的基础上，采用局部取穴和循经取穴相结合的方法。

讨论： 治疗面瘫时应选用哪条经的腧穴，局部取什么腧穴？为什么？

学前导语： 经络与腧穴是中医理论体系的重要组成部分，是中医外治法的基础。护士在从事中医护理的过程中，只有掌握经络和腧穴的知识，才能更好地使用中医护理技术，解决临床常见的护理问题。

第一节 经 络 e微课

PPT

经络是经脉和络脉的总称。经，为路径之意，是经络系统的主干，贯通上下，多纵向分布；络，为网络之意，络脉为经脉的分支，纵横交错，网布全身。经络内属脏腑，外络肢节，沟通内外，运行气血，将人体五脏六腑、五官九窍、四肢百骸等器官组织联系为有机的整体，是保持人体各部功能活动相对协调平衡的特殊通路。

经络学说是研究人体经络系统的生理功能、病理变化以及与脏腑相互关系的学说，是中医基础理论的重要组成部分，也是指导中医临床实践尤其是以针灸推拿为代表的中医外治法实践的重要理论。

经络由经脉和络脉两部分组成，经脉包括十二正经、奇经八脉等；络脉包括十五络脉、浮络、孙络等（图 5-1）。

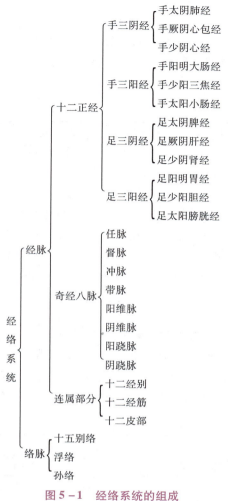

图 5-1 经络系统的组成

👁 看一看

经络最新研究

在传统中医理论中，一直有经络、腧穴学说，但经络并不像神经和血管，能够通过物理解剖来证实。长久以来，西方医学界否定中医科学的一个重要依据就是在解剖学的层面上"无法证实经络的存在"。2021 年，国际权威期刊《循证补充和替代医学》（Evidence–based Complementary and Alternative Medicine）发表的论文显示，以新奥集团生命科技研究院为主的研究人员首次清晰观察到沿人体经络穴位迁移的连续荧光线，此次的经络成像更稳定，且沿一条经络的多个穴位运行轨迹更清晰，通过对比超声成像和红外成像，排除了荧光线沿血管流动的可能。这项工作为证实中医经络的存在提供了有力佐证。

一、十二经脉

十二经脉包括手三阴经（手太阴肺经、手厥阴心包经、手少阴心经）、手三阳经（手阳明大肠经、手少阳三焦经、手太阳小肠经）、足三阴经（足太阴脾经、足厥阴肝经、足少阴肾经）、足三阳经（足阳明胃经、足少阳胆经、足太阳膀胱经），是经络系统的主体，故称为"十二正经"。

（一）十二经脉的命名

十二经脉根据循行部位、阴阳属性、所属脏腑命名。循行部位分手、足，阴经分太阴、厥阴、少阴；阳经分阳明、少阳、太阳，脏腑分五脏（心包）、六腑。以手足、阴阳、脏腑命名出十二经脉的名称（表5－1）。

表5－1　十二经脉名称表

手足	阴经（内侧）	阳经（外侧）	（四肢分布规律）循行部位
	太阴肺经	阳明大肠经	上肢前线
手	厥阴心包经	少阳三焦经	上肢中线
	少阴心经	太阳小肠经	上肢后线
	太阴脾经	阳明胃经	下肢前线
足	厥阴肝经	少阳胆经	下肢中线
	少阴肾经	太阳膀胱经	下肢后线

注：足三阴经在内踝8寸以下厥阴在前，太阴在中，少阴在后；内踝8寸以上，太阴出于厥阴之前。

（二）十二经脉的表里关系

十二经脉阴经属脏主里，阳经属腑主表，脏腑表里阴阳相合。即手阳明经与手太阴经相表里，手少阳经与手厥阴经相表里，手太阳经与手少阴经经相表里，足阳明与足太阴经相表里，足少阳经与足厥阴经相表里，足太阳经与足少阴经与相表里。互为表里的经脉，分别循行于四肢内外侧的相对位置，在生理上相互联系，病理上相互影响，治疗时表里两经腧穴经常交叉使用（表5－2）。

表5－2　十二经脉表里关系

表	阳经	手阳明大肠经	手少阳三焦经	手太阳小肠经	足阳明胃经	足少阳胆经	足太阳膀胱经
里	阴经	手太阴肺经	手厥阴心包经	手少阴心经	足太阴脾经	足厥阴肝经	足少阴肾经

（三）十二经脉的走向、交接规律

十二经脉的循行走向规律是：手之三阴从胸走手，手之三阳从手走头，足之三阳经从头走足，足之三阴从足走腹（胸）（图5－2）。十二经脉的交接规律是：阴经与阳经（表里经）在手足末端相交接；阳经与阳经（同名经）在头面部相交接；阴经与阴经（手足三阴经）在胸部相交接。

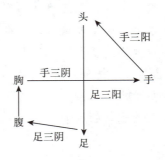

图5－2　十二经脉走向、交接规律

（四）十二经脉在体表的分布规律

十二经脉在体表左右对称地分布于头面、躯干和四肢部，纵贯全身。阴经分布于四肢内侧和胸腹部；阳经分布于四肢外侧、头面和躯干部。

在四肢的分布上，一般是太阴、阳明在前，厥阴、少阳在中，少阴、太阳在后，足三阴经分布特殊，见表5－1。

在躯干部的分布上，足少阴肾经在腹中线旁开0.5寸，胸中线旁开2寸；足太阴脾经在腹中线旁开4寸，胸中线旁开6寸；足厥阴肝经无明显规律；足阳明胃经在腹中线旁开2寸，胸中线旁开4寸；足太阳膀胱经行于背部，分别位于背中线旁开1.5寸、3寸；足少阳胆经分布于身侧。

在头面部的分布上，阳明经循行额、面部；少阳经循行头部两侧；太阳经循行面颊、头顶及头后部。

❤ 护爱生命

《黄帝内经》载："经脉者，人之所以生，病之所以成，人之所以治，病之所以起。"并有"决生死，处百病，调虚实，不可不通"的特点。

用五指分别点按头部正中的督脉及两旁的膀胱经、胆经，此手法为"拿五经"。头为"诸阳之首"，人体所有阳经均上达于头面，经常刺激能疏通经络，改善血液循环，起到提神醒脑、养心安神的作用。

操作时，五指张开，分别置于前发际督脉、膀胱经、胆经循行线上，指尖立起，点按5～10秒，出现酸胀感后揉20秒，后移半厘米后重复上述动作，直到颅底止。此手法能使人白天精神旺盛，晚间睡眠安稳。

（五）十二经脉的流注次序

十二经脉的气血从手太阴肺经开始，经手阳明大肠经等十条经脉至足厥阴肝经，再传回手太阴肺经。这样首尾相接，阴阳相贯，逐经相传，构成了周而复始，如环无端的流注系统（图5-3）。

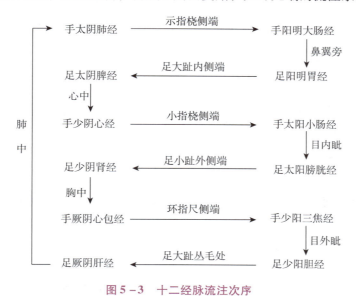

图5-3　十二经脉流注次序

二、奇经八脉

奇经八脉，又称"奇经"。奇者，异也，奇经八脉在循行与脏腑联系上和十二正经有明显差异，故称"奇经"。奇经是相对十二正经而言的，其分布不像十二正经有规律，也没有与五脏六腑直接的络属关系，奇经之间也没有相应的表里关系。

（一）奇经八脉的概念

奇经八脉指在十二正经之外"别道而行"的八条经脉，是任脉、督脉、冲脉、带脉、阴维脉、阳维脉、阴跷脉、阳跷脉八条经脉的总称。除任、督二脉之外，其他六脉没有本经所属的腧穴。

（二）奇经八脉的主要循行部位和功能

1. 任脉

（1）循行部位　任脉起于胞中，下出会阴，沿腹中线、胸中线上行，至下颌部，绕口唇，于龈交穴交会督脉，沿面颊，分行至眶下。

（2）生理功能　任脉调节阴经气血，为"阴脉之海"。任脉能调节月经，妊养胎儿，称之为"任主胞胎"。

2. 督脉

（1）循行部位　督脉起于胞中，下出会阴，沿脊柱上行，沿颅正中线经额循行至龈交穴。

（2）生理功能　督脉总督一身之阳气，为"阳脉之海"。督脉能反应脑、髓、肾的功能。

3. 冲脉

（1）循行部位　冲脉起于胞中，下出会阴，于气街穴与足少阴肾经并行，散于胸中，再向上行，经喉，绕口唇至眶下。

（2）生理功能　冲脉总领诸经气血，为"五脏六腑之海""十二经脉之海""血海"。冲脉主生殖，调节气机升降。

4. 带脉

（1）循行部位　带脉起于季胁，斜向下至带脉穴，绕身一周，于带脉穴向下至少腹。

（2）生理功能　带脉约束全身纵行经脉，司妇女带下。

5. 阴维脉

（1）循行部位　阴维脉起于小腿内侧筑宾穴，沿下肢内侧上行至腹部，与足太阴脾经同行至胁部，与任脉会于天突穴，止于廉泉穴。

（2）生理功能　阴维脉维系诸阴经。

6. 阳维脉

（1）循行部位　阳维脉起于足跟外侧金门穴，经外踝，与少阳胆经并行至髋关节，经胁肋后侧，从腋后上肩，经颈部至额部，到项后合于督脉。

（2）生理功能　阳维脉维系诸阳经。

7. 阴跷脉

（1）循行部位　阴跷脉起于足跟照海穴，经内踝沿下肢内侧入前阴，沿腹面上行入于缺盆穴，上行于人迎穴前，过颧部到目内眦。

（2）生理功能　阴跷脉控制眼睑开合与肢体运动。

8. 阳跷脉

（1）循行部位　阳跷脉起于足跟申脉穴，经外踝沿下肢外侧至腹部沿胁后上肩，过颈部上挟口角入目内眦合阴跷脉，沿太阳经上行与少阳经合于风池穴。

（2）生理功能　阳跷脉控制眼睑开合与肢体运动。

✎ 练一练

经脉中称为"血海"的是

A. 胃经　　　　　　　　　B. 督脉

C. 任脉　　　　　　　　　D. 冲脉

E. 肝经

答案解析

三、经络的生理功能及经络学说的应用

（一）经络的生理功能

1. 沟通表里，联系脏腑器官　人体是由五脏六腑、五官九窍、四肢百骸、筋骨皮肉等组成的，它们各自有其独特的生理功能。只有通过经络沟通表里，联络上下，这些功能才能相互配合、相互协调，从而使人体形成一个有机的整体。

2. 通行气血，濡养脏腑组织　经络具有运行气血、濡养周身的作用。气血是人体生命活动的物质基础，只有通过经络输布周身，才能濡养各脏腑、组织和器官，维持机体的正常生理功能。

3. 抗御外邪，加强机体防御　经络能"行气血而营阴阳"，营气行于脉中，卫气行于脉外，使营卫之气密布周身。当外邪侵犯机体时，卫气首当其冲发挥其抗御外邪作用，六淫之邪不易侵袭。

4. 感应刺激，内外传导信息　当机体的某一部位受到刺激时，刺激可沿经脉传入体内有关脏腑，使其发生相应的生理反应或病理变化，这些变化也可通过经络反应于体表。

（二）经络学说的应用

1. 阐释病理变化　经络在生理上具有沟通内外、运行气血、濡养脏腑、感应传导的功能。在病理状态下，经络是病邪传导的途径。其一，经络内属于脏腑，外邪以经络为通道经腠理内传脏腑，如外感风寒入侵体表，久之内传于肺；其二，脏腑之间有经络相联系，病邪可通过经络在脏腑之间相互传变，如脾经与胃经相互络属互为表里，脾虚则胃病；其三，脏腑与形体、五官九窍之间，通过经络相连，故脏腑病变可反映于体表，如肝火旺则口苦，胃火盛而口臭等，都是经络传导的反映。

2. 指导疾病诊断　经络有一定的循行路线和脏腑络属，可以反映所属脏腑的病证。在临床上，可以根据疾病出现的症状，结合经络循行部位及络属脏腑，诊断出病在何经、何脏腑。如头痛痛在两侧，多与少阳经有关；痛于巅顶，病多在厥阴经；痛在前额，则多属阳明经病。

3. 指导临床治疗与护理　经络学说早已被广泛用于指导临床各科的治疗，尤其应用于针灸、推拿、刮痧和药物治疗。针灸、推拿、刮痧治疗中的循经取穴就是经络学说的具体应用，如《四总穴歌》："肚腹三里留，腰背委中求，头项寻列缺，面口合谷收"，就是循经取穴的例证。中药治疗也有通过药物归经，使药效直达病所的治疗方法，如《十二经脉常用中药归经歌诀》有：补脾人参绵黄芪，扁豆白术共陈皮；泻肝柴胡并白芍，青皮青黛不可少；补胆龙胆与木通；柴胡青皮泻胆经。

第二节　腧　穴

腧穴是人体脏腑经络之气输注于体表的特殊部位，是疾病的反应点，也是针灸、按摩、刮痧等施术的刺激点。"腧"通"输"，有转输、输注的含义；"穴"即为孔隙。《黄帝内经》中腧穴又被称作"会""节""气穴""孔穴"等，《铜人腧穴针灸图经》通称为"腧穴"，《太平圣惠方》中称做"穴道"，《神灸经纶》则称之为"穴位"，《灵枢·九针十二原》中描述"神气之所游行出入也，非皮肉筋骨也"。

人体的腧穴与气血、经络、脏腑密切相关，腧穴归属于经络，经络隶属于脏腑，腧穴、经络、脏腑之间形成了不可分割的联系。

PPT

一、腧穴的分类

人体的腧穴大体可分为十四经穴、经外奇穴、阿是穴三类。

1. 十四经穴　指分布于十二经脉和任、督二脉上的腧穴,简称"经穴",十四经穴共有 362 个。这些腧穴有固定的位置、名称和归经,可主治本经和所属脏腑的病证。十二正经所属的腧穴是左右对称分布的"双穴",任、督二脉所属的腧穴是分布在人体前后正中线上的"单穴"。

2. 经外奇穴　指既有具体的名称,也有固定的位置,但尚未归入十四经系统的腧穴,简称"奇穴"。这些腧穴多是经验效穴,主治作用常有一定的针对性,多数对某些病症有特殊疗效。

3. 阿是穴　指既无具体名称,又无固定位置,而是以病痛局部或与病痛有关的压痛点、反应点、敏感点作为针灸施术部位的一类腧穴,即《灵枢·经筋》中所谓的"以痛为腧"。"阿是穴"多位于病变部位附近,偶尔也可在距离较远处。

二、腧穴的治疗作用

(一) 近治作用

腧穴能治疗该穴所在部位及邻近组织、器官、脏腑的病症,这是一切腧穴主治作用所具有的共同特点,即"腧穴所在,主治所及"。如中脘穴治疗胃病,百会穴治疗头痛等。

(二) 远治作用

在十四经腧穴中,尤其是十二经脉在四肢肘、膝关节以下的腧穴,不仅能治局部病症,还可治疗本经循行所及的远部的组织、器官、脏腑的病症,有的甚至具有影响全身的作用,这是十四经腧穴基本的主治作用规律,即"经络所通,主治所及"。如合谷能治疗牙痛,足三里能治疗胃病。

(三) 特殊作用

临床上,针刺某些腧穴,对机体的不同状态可起着双向的良性调整作用。如泄泻时,针刺天枢穴能止泻;便秘时,针刺天枢又能通便。心动过速时,针刺内关穴能减慢心率;心动过缓时,又可使之恢复正常。腧穴的治疗作用还有相对的特异性,例如大椎可退热,少泽可通乳,至阴可矫正胎位等,均是其特殊作用的体现。

三、腧穴的定位方法

常用的腧穴定位方法有体表解剖标志定位法、骨度分寸定位法、指寸定位法和简便取穴法。

(一) 体表解剖标志定位法

又称"自然标志定位法",是以人体解剖学的各种体表标志为依据确定腧穴位置的方法。分为固定标志和活动标志两种。

1. 固定标志　指不受人体活动影响而由人体骨节、肌肉形成的固定不移的标志。如发际、五官、指(趾)甲、肚脐、乳头、骨节的突起和凹陷等。如肚脐处取神阙,两乳头中间取膻中等。

2. 活动标志　指人体各部位的皮肤、肌肉、肌腱、关节等随着活动而出现的凹陷、空隙、皱纹等,某些需采取相应动作、姿势才会出现的标志。如咀嚼肌隆起处取颊车。

(二) 骨度分寸定位法

即以体表骨节为主要标志来折量全身各部位长度或宽度,定出分寸以定位腧穴的方法。该法是腧穴定位方法中较为准确的一种,不论男女老幼、高矮胖瘦,均可以此法取穴。常用的骨度分寸见表 5－3、图 5－4。

表 5-3 常用骨度分寸表

部位	起止点	折量寸	度量法	说明
头面部	前发际正中至后发际正中	12	直量	若前后发际不明显，从眉心至大椎作18寸，眉心至前发际正中作3寸，大椎至后发际正中作3寸
	两额角发际（头维）之间	9	横量	用于确定头前部腧穴横向距离
	耳后两乳突（完骨）之间	9	横量	用于确定头后部腧穴横向距离
胸腹部	胸剑联合（歧骨）至脐中	8	直量	胸部与肋部取穴，根据肋骨计算，每一肋骨折作1.6寸
	脐中至耻骨联合上缘（曲骨）	5	直量	用于确定下腹部腧穴纵向距离
	两乳头之间	8	横量	女性可用锁骨中线代替
背腰部	肩胛骨内侧缘（近脊柱侧）至后正中线	3	横量	背腰部腧穴以脊柱棘突定位。肩胛骨下角平第7胸椎，髂嵴高点平第4腰椎
	肩峰缘至后正中线	8	横量	同上
上肢部	腋前、后横纹头至肘横纹	9	直量	用于手三阴、手三阳腧穴定位
	肘横纹至腕横纹	12	直量	同上
下肢部	胫骨内侧髁下缘（阴陵泉）至内踝高点	13	直量	用于足三阴经腧穴定位
	股骨大转子至腘横纹	19	直量	用于足三阳经腧穴定位
	臀横纹至腘横纹	14	直量	同上
	腘横纹至外踝高点	16	直量	同上

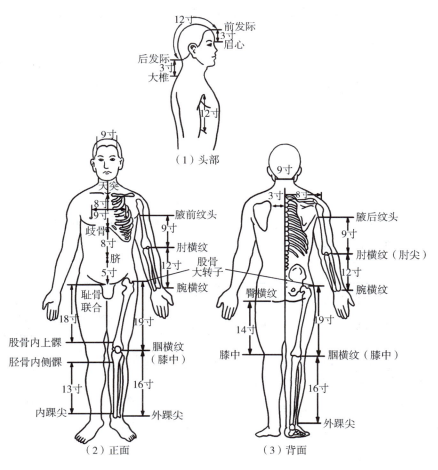

图 5-4 常用骨度分寸示意图

（三）指寸定位法

指依据患者本人的手指折量分寸来取穴的方法。又称"手指同身寸取穴法"。常用的有以下三种（图5-5）。

1. 拇指同身寸 以患者拇指指关节宽度作为1寸。

2. 中指同身寸 以患者中指屈曲的中节桡侧两端纹头间的距离作为1寸。

3. 横指同身寸 又称"一夫法"。让患者将示指、中指、环指和小指并拢，以中指中节横纹为标准，四指的宽度为3寸。

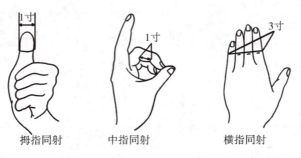

拇指同射　　　　中指同射　　　　横指同射

图5-5　指寸定位法

（四）简便取穴法

是一种在取穴时结合一些简便的活动标志取穴的方法。如两耳尖连线中点取百会；直立垂手，中指指尖处取风市等。简便取穴法应以骨度分寸和体表标志为基础，否则会出现偏差。

❓ 想一想

古人在认识经络腧穴时，是先有经络还是先有腧穴？

答案解析

四、十四经循行与常用腧穴

（一）手太阴肺经

本经从胸走手，起于中府，止于少商，主要循行于胸部外侧、上肢内侧前缘，左右各11穴。主治喉、胸、肺部疾患引起的气喘、咳嗽、咳血、咽痛及经脉循行部位的其他病证（表5-4、图5-6）。

表5-4　手太阴肺经常用腧穴

穴位	定位	主治	操作
尺泽	微屈肘，在肘横纹上，肱二头肌腱桡侧凹陷处	咳嗽，咳血，潮热，咽喉肿痛，吐泻，肘臂挛痛	直刺0.5~1寸；或点刺出血，可灸
*列缺	侧掌，桡骨茎突上方，腕横纹上1.5寸，或者以左右两手虎口交叉，一只手的示指按在另一只手的桡骨茎突上，示指指尖所在位置取穴	头痛，咳嗽，气喘，咽喉痛，项强，上肢不遂	向上或向下斜刺0.3~0.5寸，可灸
少商	在拇指桡侧，距指甲根角旁约0.1寸	咽喉肿痛，失音，热病，昏迷，小儿惊风，指端麻木	浅刺0.1寸，或点刺出血，少灸

注：腧穴章节中所有表格里*穴位为重点掌握腧穴。

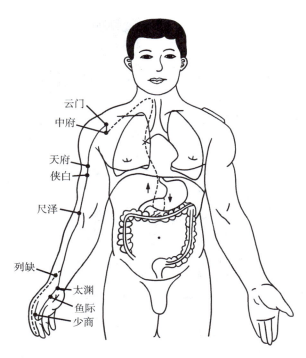

云门
中府
天府
侠白
尺泽
列缺
太渊
鱼际
少商

图5-6 手太阴肺经循行示意图

（二）手阳明大肠经

本经从手走头，起于商阳，止于迎香，主要循行于手臂背面桡侧、肩颈及面部，左右各20穴。主治头面、五官、咽喉、热病、肠胃病及经脉循行部位的其他病证（表5-5、图5-7）。

表5-5 手阳明大肠经常用腧穴

穴位	定位	主治	操作
*合谷	在手背第1、2掌骨间，近第2掌骨桡侧的中点处	头痛，目痛，齿痛，咽喉肿痛，口眼㖞斜，疟腮，热病，小儿惊风，痛经，胃痛，腹痛，上肢不遂	直刺0.5~1寸，可灸
*曲池	屈肘成直角，在肘横纹外侧端与肱骨外上髁连线的中点	发热，咽喉痛，目赤痛，胃痛，失眠，眩晕，心悸，胸闷，上肢不遂，高血压	直刺1~1.5寸，可灸
肩髃	肩峰端下缘，三角肌上部中央。上臂平举时，肩部前方出现的凹陷中	肩臂疼痛，上肢不遂，肩关节周围炎	直刺或向下斜刺0.8~1.5寸，可灸
迎香	鼻翼外缘中点旁，在鼻唇沟中	鼻塞，鼻渊，鼻衄，面瘫，胆道蛔虫症	直刺0.1~0.2寸或向鼻孔斜刺0.2~0.5寸，禁灸

（三）足阳明胃经

本经从头走足，起于承泣，止于厉兑，主要循行于头面部、侧颈部、胸腹及下肢前外侧，左右各45穴。主治胃肠病、头面五官病、热病、神志病及经脉循行部位的其他病证（表5-6、图5-8）。

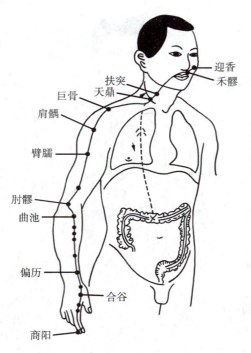

图 5-7　手阳明大肠经循行示意图

表 5-6　足阳明胃经常用腧穴

穴位	定位	主治	操作
*四白	在面部，瞳孔直下，当框下孔凹陷处	目赤肿痛，近视，胞睑下垂，三叉神经痛，头痛	直刺 0.3～0.5 寸，不可深刺，禁灸
地仓	面部口角外侧，目直视，上直对瞳孔	面瘫，齿痛，流涎，唇缓不收	直刺 0.2 寸，或向颊车方向斜刺 0.5～1 寸，可灸
*颊车	下颌角前上方约一横指，咀嚼时咬肌隆起最高点处	齿痛，口眼㖞斜，颊肿，面肌抽搐，疬腮	直刺 0.3～0.5 寸；或向地仓斜刺 0.5～1 寸，可灸
下关	在耳前，颧弓下缘凹陷处，下颌骨髁状突前方。闭口取穴	耳聋，耳鸣，齿痛，面痛，下颌关节痛，口眼㖞斜	直刺 0.3～0.5 寸，可灸
头维	额角发际上 0.5 寸	头痛，面瘫，目眩，视物不清，迎风流泪	向下平次 0.3～0.5 寸，不宜灸
*天枢	平脐，脐中旁开 2 寸	腹胀，腹痛，泄泻，便秘，痢疾，痛经，月经不调	直刺 1～1.5 寸，可灸
犊鼻	屈膝，髌骨下缘，髌韧带外侧凹陷处	膝痛，关节屈伸不利	向后内斜刺 0.3～0.5 寸，可灸
*足三里	小腿前外侧，犊鼻下 3 寸，胫骨前缘外一横指处（中指）	胃痛，呕吐，呃逆，腹胀，便秘，泄泻，痢疾，水肿，心悸，气短，下肢痿痹，虚劳羸瘦	直刺 1～2 寸，可灸
*丰隆	在外踝尖上 8 寸，胫骨前缘外二横指处（中指）	咳嗽，痰多，哮喘，眩晕，头痛，下肢痿痹，便秘，腹胀	直刺 1～1.5 寸，可灸

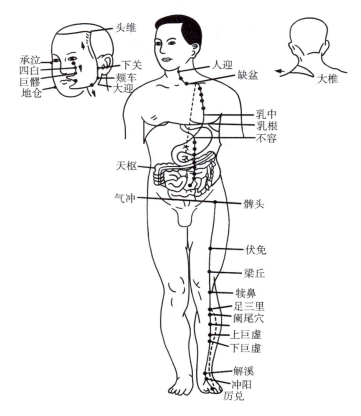

图 5 − 8   足阳明胃经循行示意图

（四）足太阴脾经

本经从足走胸，起于隐白，止于大包，主要循行于下肢内侧及腹部、胸部，左右各 21 穴。主治脾胃病、妇科病、前阴病及经脉循行部位的其他病证（表 5 − 7、图 5 − 9）。

表 5 − 7   足太阴脾经常用腧穴

穴位	定位	主治	操作
公孙	足内侧，当第 1 跖骨基底部前下方赤白肉际处	胃痛，呕吐，失眠，泄泻，痛经	直刺 0.3 ~ 0.5 寸，可灸
*三阴交	在内踝尖上 3 寸，胫骨内侧缘后方	月经不调，痛经，崩漏，带下，经闭，不孕，阳痿，遗精，早泄，小便不利，遗尿，失眠，荨麻疹，腹胀，泄泻，下肢痿痹，阴虚诸症	直刺 1 ~ 1.5 寸，孕妇禁针，可灸
*阴陵泉	位于小腿内侧，胫骨内侧髁后下方凹陷处	腹胀，腹痛，泄泻，水肿，小便不利或失禁，膝痛，黄疸	直刺 1 ~ 1.5 寸，可灸
*血海	屈膝，在髌骨底内侧缘上 2 寸，股四头肌内侧头隆起处	月经不调，崩漏，痛经，闭经，皮肤瘙痒，荨麻疹，湿疹，膝关节痛	直刺 0.5 ~ 1 寸，可灸

（五）手少阴心经

本经从胸走手，起于极泉，止于少冲，主要循行于腋窝及上肢内侧后缘，左右各 9 穴，主治心、胸、神志病及经脉循行部位的其他病证（表 5 − 8、图 5 − 10）。

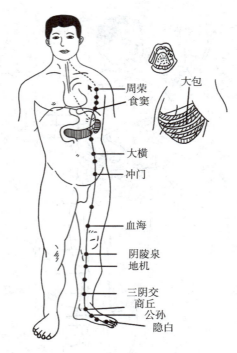

图 5 - 9 足太阴脾经循行示意图

表 5 - 8 手少阴心经常用腧穴

穴位	定位	主治	操作
通里	在腕掌横纹上 1 寸，尺侧腕屈腱的桡侧缘	心悸怔忡，失眠健忘，目眩，暴喑，腕臂痛	直刺 0.3～0.5 寸；可灸
*神门	在腕掌横纹尺侧端，尺侧腕屈肌腱的桡侧凹陷处	失眠，心痛，心烦，心悸怔忡，眩晕，健忘	直刺 0.3～0.5 寸，可灸
少冲	小指末节桡侧，指甲角侧上方 0.1 寸	心悸，心痛、热病，昏迷	浅刺 0.1 寸，或点刺出血，可灸

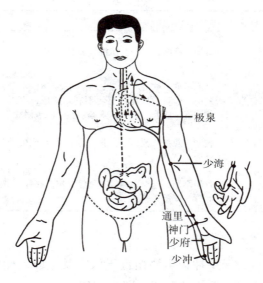

图 5 - 10 手少阴心经循行示意图

（六）手太阳小肠经

本经从手走头，起于少泽，止于听宫，主要循行于手掌、上肢外侧后缘，左右各 19 穴。主治头面、五官疾病、热病及经脉循行部位的其他病证（表5－9、图5－11）。

表5－9　手太阳小肠经常用腧穴

穴位	定位	主治	操作
*少泽	在小指尺侧指甲角旁约0.1寸	乳少，乳痈，头痛，热病，咽喉肿痛，耳鸣，昏厥	浅刺0.1寸或点刺放血，可灸
*后溪	微握拳，在手掌第5掌指关节后的远侧掌横纹头赤白肉际处	头项强痛，急性腰扭伤，落枕，咽喉肿痛，癫症	直刺0.5～1寸，可灸
听宫	在耳屏前，下颌骨髁状突的后方，张口时呈凹陷处	耳聋，耳鸣，中耳炎，齿痛，下颌关节肿痛	张口直刺0.5～1寸，可灸
天宗	肩胛冈中点与肩胛骨下角连线上1/3与下2/3交点凹陷中	肩胛部疼痛，肩关节周围炎，气喘	直刺或向四周斜刺0.5～1寸，可灸

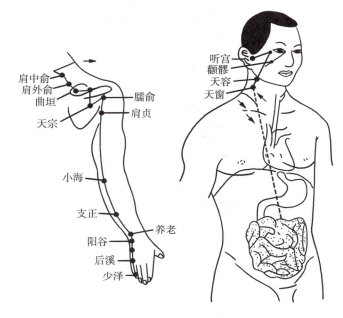

图5－11　手太阳小肠经循行示意图

（七）足太阳膀胱经

本经从头走足，起于睛明，止于至阴，主要循行于头面部、项目、背腰部及下肢外侧后缘，左右各67穴。主治头项、背腰部疾病、下肢疾病、神志病及与脏腑功能有关的疾病和经脉循行部位的其他病证（表5－10、图5－12）。

表5－10　足太阳膀胱经常用腧穴

穴位	定位	主治	操作
*睛明	目内眦旁0.1寸	近视，迎风流泪，目赤肿痛	患者闭目，医生一手向外侧轻推眼球，另一手靠眶缘缓慢直刺0.3～0.5寸，不可大幅度行针，禁灸
*攒竹	眉头陷中，眶上切迹处	近视，头痛，眉棱骨痛，视物不明，目赤肿痛，眼睑跳动	平刺0.5～0.8寸，禁灸
*风门	第2胸椎棘突下，旁开1.5寸	咳嗽，哮喘，头痛，项强，鼻塞	斜刺0.5～0.8寸，可灸
*肺俞	第3胸椎棘突下，旁开1.5寸	哮喘，咳嗽，盗汗，潮热	斜刺0.5～0.8寸，可灸
*肾俞	第2腰椎棘突下，旁开1.5寸	遗精，阳痿，早泄，月经不调，带下，腰痛，头晕，耳聋，耳鸣，气喘，水肿	直刺0.5～1寸，宜灸

续表

穴位	定位	主治	操作
*委中	当股二头肌腱与半腱肌肌腱中间，腘窝横纹中点处	腰痛，下肢痿痹，坐骨神经痛，吐泻，半身不遂	直刺1~1.5寸，或用三棱针点刺放血，可灸
*承山	足跟上提时，在腓肠肌两肌腹之间凹陷的顶端	腓肠肌痉挛，腰腿痛，坐骨神经痛，下肢不遂	直刺1~2寸，可灸
*昆仑	在外踝后，外踝尖与跟腱间的凹陷中	头痛，项强，眩晕，腰背痛，足跟痛，难产	直刺0.5~0.8寸，孕妇禁针，可灸
*至阴	足小趾外侧，距趾甲角旁0.1寸	胎位不正，难产，头痛，目痛	浅刺0.1寸，可灸，胎位不正用灸法

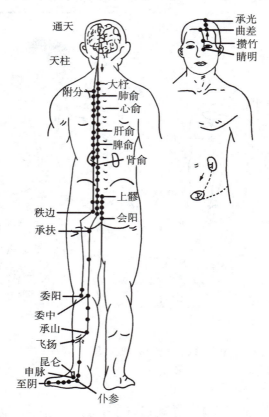

图5-12　足太阳膀胱经循行示意图

（八）足少阴肾经

本经从足走胸，起于涌泉，止于俞府，主要循行于下肢内侧后缘及胸腹部，左右各27穴。主治泌尿生殖、肾、肺、咽喉疾病及经脉循行部位的其他病证（表5-11、图5-13）。

表5-11　足少阴肾经常用腧穴

穴位	定位	主治	操作
*涌泉	足底部前1/3处，卷足时凹陷中	眩晕，头痛，昏厥，小儿惊风，癫病	直刺0.5~1寸，可灸
*太溪	在内踝后，内踝尖与跟腱之间中点处	头晕，咽喉肿痛，咳嗽，气喘，耳鸣耳聋，失眠，健忘，遗精，阳痿，早泄，月经不调，齿痛，足跟痛	直刺0.5~1寸，可灸
照海	在内踝下缘凹陷中	失眠，月经不调，痛经，带下，癃闭，咽喉干痛，小便不利	直刺0.5~0.8寸；可灸

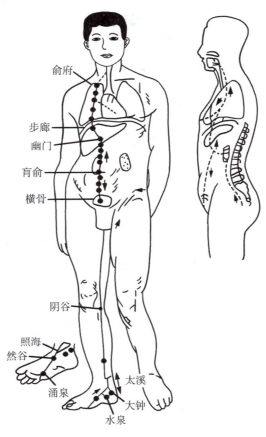

图 5 – 13 足少阴肾经循行示意图

（九）手厥阴心包经

本经从胸走手，起于天池，止于中冲，主要循行于胸、胁及上肢内侧中间，左右各 9 穴。主治心、胸、胃、神志病及经脉循行部位的其他病证（表 5 – 12、图 5 – 14）。

表 5 – 12　手厥阴心包经常用腧穴

穴位	定位	主治	操作
曲泽	在肘横纹上，肱二头肌腱尺侧凹陷中	心悸，心痛，胃痛，呕吐，热病，肘臂痛	直刺0.5~1寸或点刺出血，少灸
*间使	腕横纹上3寸，掌长肌腱与桡侧腕屈肌腱之间	心悸，心痛，呕吐，胃痛，热病	直刺0.5~1寸，可灸
*内关	腕横纹上2寸，掌长肌腱与桡侧腕屈肌腱之间	心悸，心痛，胃痛，呕吐，呃逆，恶心，失眠，眩晕，郁证，中风偏瘫	直刺0.5~1寸，可灸
劳宫	在掌心，当第2、3掌骨间偏第3掌骨，握拳屈指时中指尖处	心痛，中风，癫痫，口舌生疮，口臭	直刺0.3~0.5寸，可灸

（十）手少阳三焦经

本经从手走头，起于关冲，止于丝竹空，主要循行于上肢外侧中间及侧颈部、侧头部，左右各23穴。主治头面五官疾病、胸胁病、热病及经脉循行部位的其他病证（表 5 – 13、图 5 – 15）。

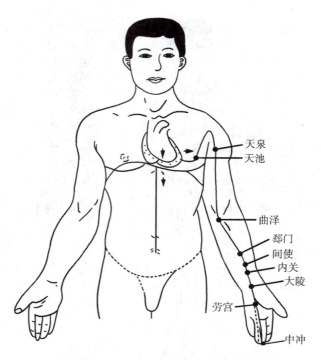

图 5 - 14　手厥阴心包经循行示意图

表 5 - 13　手少阳三焦经常用腧穴

穴位	定位	主治	操作
＊外关	腕背横纹上 2 寸，尺骨与桡骨之间	偏头痛，胸胁痛，耳鸣耳聋，上肢痿痹	直刺 0.5～1 寸，可灸
支沟	腕背横纹上 3 寸，尺骨与桡骨之间	便秘，耳鸣耳聋，胸胁痛	直刺 0.5～1 寸，可灸
＊肩髎	肩峰后下方，上臂外展时，肩髃后约 1 寸处凹陷中	上肢不遂，肩关节周围炎	直刺 1～1.5 寸，可灸
翳风	在耳垂后方，下颌角与乳突间的凹陷处	耳聋，耳鸣，面瘫，齿痛	直刺 0.5～1 寸，可灸
丝竹空	眉梢外端凹陷处	面瘫，头痛，目眩，目赤肿痛	平刺 0.3～0.5 寸，禁灸

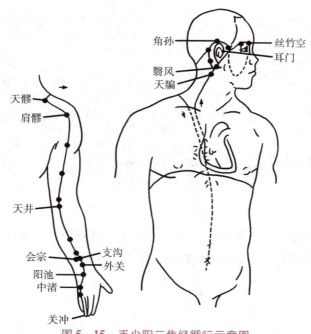

图 5 - 15　手少阳三焦经循行示意图

（十一）足少阳胆经

本经从头走足，起于瞳子髎，止于足窍阴，主要循行于头侧、胸胁，下肢外侧中间，左右各44穴。主治头面五官疾病、热病、肝胆病、神志病及经脉循行部位的其他病证（表5－14、图5－16）。

表5－14　足少阳胆经常用腧穴

穴位	定位	主治	操作
瞳子髎	目外眦旁，眶骨外缘凹陷中	头痛，目赤肿痛，迎风流泪，视力衰退，近视	平刺0.3～0.5寸，禁灸
*风池	在枕骨下，后发际正中上1寸旁开，胸锁乳突肌与斜方肌上端之间的凹陷处	头痛，眩晕，失眠，中风，目赤肿痛，颈项强痛，耳鸣，面瘫	向鼻尖方向斜刺0.5～1寸，可灸
*肩井	大椎与肩峰端连线中点处	颈项痛，肩背痛，乳痈，乳汁不下，肩关节周围炎，上肢不遂	直刺0.3～0.5寸，深部为肺尖，不可深刺，少灸
*环跳	侧卧屈股，当股骨大转子高点与骶管裂孔连线的外1/3与内2/3交点处	腰腿痛，下肢痿痹，坐骨神经痛	直刺2～3寸，少灸
*阳陵泉	小腿外侧，腓骨小头前下方凹陷中	口苦，呕吐，胸胁痛，黄疸，下肢痿痹，膝痛	直刺1～1.5寸，可灸
*悬钟（绝骨）	外踝尖上3寸，腓骨前缘	下肢痿痹，牙痛，胸胁胀痛，颈项痛，健忘，中风	直刺1～1.5寸，可灸

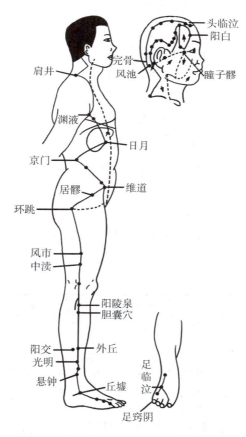

图5－16　足少阳胆经循行示意图

（十二）足厥阴肝经

本经从足走胸，起于大敦，止于期门，主要循行于下肢内侧中间及胁肋部，左右各14穴。主治肝胆病、妇科病、前阴病及经脉循行部位的其他病证（表5－15、图5－17）。

表 5 – 15　足厥阴肝经常用腧穴

穴位	定位	主治	操作
行间	在足第1、2趾间趾蹼缘的后方赤白肉际处	头痛，眩晕，目赤肿痛，口喝，月经不调，崩漏，遗尿，耳聋，耳鸣	直刺或斜刺0.3～0.5寸，可灸
*太冲	在足背第1、2跖骨结合部前方凹陷处	头痛，眩晕，目赤肿痛，面瘫，中风，小儿惊风，月经不调，痛经，崩漏，下肢痿痹	直刺0.5～0.8寸，可灸

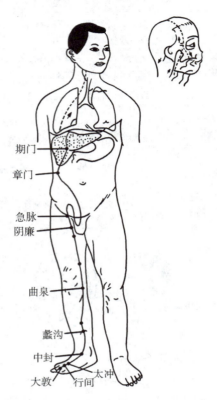

图 5 – 17　足厥阴肝经循行示意图

（十三）督脉

本经起于长强，止于龈交，主要循行于头面部、腰背部正中线，共29穴。主治神志病，热病，腰背头项部病证及相应的内脏疾病（表5 – 16、图5 – 18）。

表 5 – 16　督脉常用腧穴

穴位	定位	主治	操作
*腰阳关	后正中线上，在第4腰椎棘突下凹陷中	下肢痿痹，腰痛，阳痿，遗精，月经不调	向上斜刺0.5～0.8寸，宜灸
*命门	后正中线上，在第2腰椎棘突下凹陷中	腰痛，阳痿，遗精，早泄，月经不调，带下，闭经，遗尿	向上斜刺0.5～0.8寸，宜灸
*大椎	后正中线上，在第7颈椎棘突下凹陷中	热病，骨蒸潮热，感冒，咳嗽，头项强痛，荨麻疹，风疹，痤疮	向上斜刺0.5～0.8寸或点刺放血，可灸
*百会	头正中线上，前发际正中直上5寸，约两侧耳尖连线中点	眩晕，头痛，脑卒中失语，失眠，健忘，脱肛，阴挺，胃下垂	平刺0.5～1寸，升阳益气用灸法
*印堂	鼻尖直上，两眉头连线中点	头痛，眩晕，面瘫，鼻渊，失眠，健忘	平刺0.3～0.5寸或点刺出血，少灸
素髎	鼻尖正中	昏迷，鼻衄，惊厥	向上斜刺0.3～0.5寸或点刺出血，不灸
*水沟	人中沟的上1/3与下2/3交点处	晕厥，昏迷，口眼㖞斜，狂痫，中风，小儿惊风	向上斜刺0.3～0.5寸或用指甲掐按，不灸

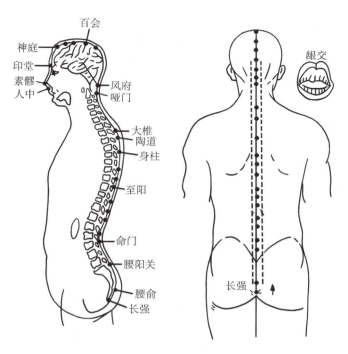

图 5 – 18 督脉循行示意图

（十四）任脉

本经起于会阴，止于承浆，主要循行于腹、胸、颈部正中线，共 24 穴。主治头面、胸腹局部病证及相应的内脏疾病（表 5 – 17、图 5 – 19）。

表 5 – 17 任脉常用腧穴

穴位	定位	主治	操作
*关元	在前正中线上，脐下 3 寸	月经不调，痛经，崩漏，遗精，阳痿，遗尿，泄泻，完谷不化，疝气，脱肛，中风脱证，乏力，虚劳羸瘦	直刺 1～1.5 寸，宜灸
*气海	在前正中线上，脐下 1.5 寸	中风脱证，虚劳羸瘦，遗尿，脱肛，遗精，阳痿，月经不调，痛经，经闭，崩漏，带下，阴挺，腹痛，疝气，完谷不化，乏力	直刺 1～1.5 寸，宜灸
神阙	脐窝中央	腹痛，腹胀，泄泻，脱肛，水肿	禁针，可灸
*中脘	在前正中线上，脐上 4 寸	胃痛，呕吐，吞酸，腹胀，泄泻	直刺 1～1.5 寸；可灸
*膻中	在前正中线上，平第 4 肋间隙，两乳头连线的中点	胸闷，气喘，呃逆，气短，咳嗽，呕吐，乳少，乳痈	平刺 0.3～0.5 寸，可灸
承浆	在颏唇沟的正中凹陷处	口疮，面瘫，流涎	斜刺 0.3～0.5 寸，少灸

五、经外奇穴

常用经外奇穴的定位、主治和操作方法如表 5 – 18。

表 5 – 18 常用经外奇穴

穴位	定位	主治	操作
*太阳	眉梢与目外眦中点，向后约 1 寸凹陷处	头痛，面瘫，齿痛，目疾	直刺或斜刺 0.3～0.5 寸，少灸
四神聪	百会穴前后左右各 1 寸处，共 4 个穴	头痛，眩晕，失眠，健忘，中风	平刺 0.3～0.5 寸，可灸

续表

穴位	定位	主治	操作
*夹脊	第1胸椎至第5腰椎棘突下旁开0.5寸，左右共34穴	胸1～5夹脊穴治疗胸、心、肺及上肢病证，胸6～12夹脊穴治疗脾胃肝胆病证，腰1～5夹脊穴治疗腰骶、小腹及下肢病证	直刺0.3～0.5寸、斜刺0.5～0.8寸，或皮肤针叩刺，可灸
四缝	在第2至第5指掌面，近掌端指关节横纹的中央，左右共8穴	小儿疳积，百日咳，营养不良	点刺出血，或挤出少量黄白色黏液
腰痛点	在手背，第2、3掌骨及第4、5掌骨之间，当腕横纹与掌指关节中点处，左右共4穴	急性腰扭伤，腰痛	直刺0.3～0.5寸
十宣	手十指尖端，距指甲游离缘0.1寸，左右共10穴	热病，小儿惊风，癫痫，休克，昏厥昏迷、中暑、癔症、惊厥，手指麻木	直刺0.1～0.2寸，或用三棱针点刺出血，可灸
八邪	手背，第1～5指间指蹼缘后方赤白肉际处，左右共8穴	头痛、项痛、咽痛、目痛、齿痛、烦热，手指麻木，指关节疾患	斜刺，针尖向上0.3～0.5寸，或用三棱针点刺出血，可灸
落枕	手背，第2、3掌骨间，指掌关节后0.5寸凹陷中	落枕，颈椎病，手指麻木，消化不良，小儿惊风	直刺0.3～0.5寸，可灸
阑尾	膝膑以下约5寸，胫骨前嵴外侧一横指处，足三里穴直下2寸	阑尾炎，消化不良，下肢痿痹	直刺1～1.5寸，可灸
胆囊	在小腿外侧上部，阳陵泉穴直下1～2寸；压痛取穴	胆囊炎，胆石症，胆道蛔虫，下肢痿痹，慢性胃炎	直刺1～1.5寸，可灸
八风	足背，第1～5趾间指蹼缘后方赤白肉际处，左右共8穴	足胫酸痛，胃痛，牙痛	斜刺，针尖向上0.3～0.5寸，或用三棱针点刺出血，可灸
*定喘	第七颈椎棘突下，旁开0.5寸处	哮喘，气管炎，百日咳，落枕	直刺0.5～0.8寸，可灸
腰眼	第4腰椎棘突下，旁开约3.5寸凹陷中	腰痛，腰肌劳损，月经不调，带下	直刺0.5～1寸，可灸
十七椎	当后正中线上，第五腰椎棘突下凹陷中	腰骶痛，腰肌劳损，痛经，月经不调	直刺0.5～1寸，可灸

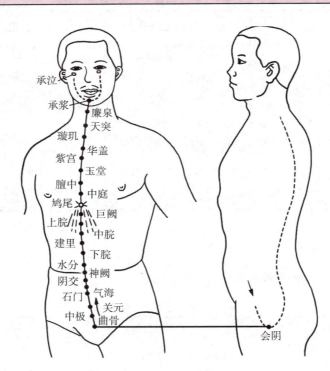

图5－19　任脉循行示意图

答案解析

目标检测

单项选择题

1. 手足三阳经在四肢的分布规律一般是（　　）
  A. 太阳经在前，少阳经在中，阳明经在后
  B. 太阳经在前，阳明经在中，少阳经在后
  C. 阳明经在前，太阳经在中，少阳经在后
  D. 阳明经在前，少阳经在中，太阳经在后
  E. 少阳经在前，阳明经在中，太阳经在后

2. 足三阴经在内踝上 6 寸处的排列是（　　）
  A. 太阴在前，少阴在中，厥阴在后
  B. 厥阴在前，少阴在中，太阴在后
  C. 太阴在前，厥阴在中，少阴在后
  D. 厥阴在前，太阴在中，少阴在后
  E. 少阴在前，厥阴在中，太阴在后

3. 手三阴经的走向规律是（　　）
  A. 从手走胸　　　B. 从手走头　　　C. 从胸走手　　　D. 从头走手　　　E. 从头走足

4. 腧穴可分为三类，即（　　）
  A. 十二经穴，经外奇穴，阿是穴
  B. 十四经穴，经外奇穴，特定穴
  C. 十四经穴，经外奇穴，阿是穴
  D. 经穴，络穴，阿是穴
  E. 经穴，络穴，经外奇穴

5. 十二经脉的命名主要是结合了（　　）内容
  A. 阴阳，五行，脏腑
  B. 五行，手足，阴阳
  C. 手足，阴阳，五行
  D. 脏腑，手足，阴阳
  E. 脏腑，手足，五行

6. 阴脉之海是指（　　）
  A. 督脉　　　　　B. 任脉　　　　　C. 冲脉　　　　　D. 带脉　　　　　E. 跷脉

7. 两乳头之间的骨度分寸是（　　）
  A. 8 寸　　　　　B. 6 寸　　　　　C. 12 寸　　　　D. 9 寸　　　　　E. 10 寸

8. 肘横纹至腕横纹的骨度分寸是（　　）
  A. 14 寸　　　　B. 15 寸　　　　C. 12 寸　　　　D. 9 寸　　　　　E. 13 寸

9. 胸剑联合中点至脐中的骨度分寸是（　　）
  A. 4 寸　　　　　B. 5 寸　　　　　C. 6 寸　　　　　D. 8 寸　　　　　E. 9 寸

10. 在后正中线上，第二腰椎棘突下凹陷中的穴位是（　　）
  A. 至阳　　　　　B. 命门　　　　　C. 肾俞　　　　　D. 天枢　　　　　E. 腰阳关

11. 后正中线上，第七颈椎棘突下凹陷中的穴位是（　　）
  A. 风门　　　　　B. 风府　　　　　C. 大椎　　　　　D. 哑门　　　　　E. 定喘

12. 在前正中线上，脐上四寸的穴位是（　　）
  A. 中脘　　　　　B. 上脘　　　　　C. 下脘　　　　　D. 关元　　　　　E. 气海

13. 在前臂掌侧，腕横纹上两寸，掌长肌腱与桡侧腕屈肌腱之间的穴位是（　　）

A. 间使   B. 内关   C. 大陵   D. 外关   E. 通里

14. 在小腿前外侧，当犊鼻下三寸，距胫骨前缘一横指（中指）的是（　　）

  A. 足三里   B. 上巨虚   C. 下巨虚   D. 阴陵泉   E. 阳陵泉

15. 在额部，两眉头连线中点处是（　　）

  A. 印堂   B. 攒竹   C. 百会   D. 人中   E. 睛明

16. 下列可以治疗胎位不正的穴位是（　　）

  A. 隐白   B. 大敦   C. 至阴   D. 公孙   E. 太冲

17. 具有祛痰作用的穴位是（　　）

  A. 天枢   B. 解溪   C. 丰隆   D. 梁丘   E. 足三里

18. 简便取穴法中，垂手贴腿中指端处穴位是（　　）

  A. 阳陵泉   B. 阴市   C. 伏兔   D. 梁丘   E. 风市

19. 具有治疗小儿疳积功用的穴位是（　　）

  A. 十宣   B. 四缝   C. 八邪   D. 四神聪   E. 八风

20. 在下列腧穴中，具有催乳作用的是（　　）

  A. 中冲   B. 关冲   C. 少冲   D. 少泽   E. 隐白

（张学仕）

书网融合……

重点回顾   微课   习题

第六章　病因病机

<table>
<tr><td rowspan="6">学习目标</td></tr>
</table>

知识目标：

1. 掌握　六淫、七情的概念及其致病特点。

2. 熟悉　疠气、饮食失宜、劳逸失度、痰饮、瘀血的致病特点；邪正盛衰与阴阳失调病机。

3. 了解　病因病机学说在护理中的应用。

技能目标：

运用病因病机理论分析患者发生疾病的原因，指导患者日常防护。

素质目标：

塑造精益求精的职业精神，培养敏锐的观察力和严谨的分析能力。

📖 导学情景

情景描述： 清代小说《儒林外史》里有个读书人叫范进，生活贫困潦倒，平日里一直被老丈人胡屠户瞧不起。他不停地参加考试，直到五十多岁才中了个秀才，随后参加乡试，得知中举后，两手一拍，大笑一声说："我中了！"说完倒下不省人事，苏醒之后变得疯疯癫癫，披头散发，喜笑不止。后来，众人请来了他平素惧怕的老丈人胡屠户，胡屠户凶神似的上前打了他一巴掌，范进这才清醒。

情景分析： 范进自年轻时开始考举，屡试不中，穷得衣衫褴褛，揭不开锅，正准备用家里唯一一老母鸡去换粮食，喜讯传来，"中举了"，即刻因暴喜伤心，扰乱心神，神不内守，疯癫而不省人事。

讨论： 导致范进晕厥疯癫的原因是什么？请试用五行相克的理论解释胡屠户救治范进的原理。

学前导语： 导致疾病发生的原因多种多样，人们所接触的各种事物，都有可能直接或间接地伤害人体，导致疾病发生，让我们一起来学习疾病发生的原因和机理，以便更好地维护人民群众健康。

PPT

第一节　病　因

病因又称为致病因素，是引起疾病的原因。

常见的病因有四类：一是外感病因，即从皮毛或口鼻侵入人体的致病因素，如六淫、疠气等；二是内伤病因，如七情所伤、饮食、劳逸等；三是病理产物性病因，如痰饮、瘀血等，它们本身是由于脏腑功能失调所产生的病理产物，但反过来又可成为某些疾病的致病因素；四是其他病因，如虫兽伤、外伤、寄生虫等。

一、外感病因

外感病因，是指来源于自然界，多从肌表、口鼻侵入人体而引起疾病发生的病因。主要包括六淫和疠气两大类。

（一）六淫

六淫是指自然界风、寒、暑、湿、燥、火（热）六种外感病邪。

自然界四季中存在着风、寒、暑、湿、燥、火六种不同的气候变化，在正常的情况下，这是自然界万事万物生长的基本条件，中医学称之为"六气"。人类在长期的进化过程中，适应了它们，所以正常的六气不易使人致病。但是，当气候变化异常（六气太过或不及，或气候突然变化等），超过了正常人体的生理适应能力，或者人体正气不足、抵抗力下降时，对气候变化的适应能力和抵御病邪侵袭的能力下降时，六气就会侵入人体，导致疾病的发生。所以，六淫实际上是超过了人体适应能力的六气。

1. 六淫致病的共同特点

（1）外感性　六淫致病，其途径多侵犯肌表，或从口鼻而入，有"外感六淫"之称。故外感六淫致病初期阶段往往有恶寒发热、舌苔薄白、脉浮等临床特征，我们称之为"表证"。

（2）季节性　六淫致病有相对的季节性。如春多风病，夏多暑病，长夏多湿病，秋多燥病，冬多寒病等。但是气候变化是复杂的，而不同人群体质各异，对气候变化的感受各不一样，所以同一季节也可以有不同性质的外感病发生。

（3）地域性　六淫致病常与生活、工作的环境相关。西北高原地区，地势高而天气寒凉，故多寒病、燥病。东南沿海地区，地势低下而气温偏高，湿度偏大，故多湿病和热病。久居湿地或水上作业之人易患湿病，高温作业之人易患燥热病。

（4）相兼性　六淫既可单独使人致病，又可两种以上同时侵犯人体而致病。如风寒感冒，湿热泄泻，风寒湿痹等。

（5）转化性　六淫发病在一定条件下互相转化。如寒邪入里可以化热，暑湿日久可以化燥等。转化并非六淫中的一种邪气变成了另一种邪气，而是指六淫所致证候的性质发生转化。

2. 六淫的性质和致病特点

（1）风邪的性质和致病特点

①风为阳邪，其性开泄，易袭阳位：风性轻扬，善动不居，故为阳邪，具有向上、向外、升发等特点。风邪易致腠理汗孔开泄，常见汗出。风邪侵犯人体多侵袭属阳的部位，主要为上部，如头面和肺部、阳经（如太阳经）和肌表。出现恶风、汗出、头痛、颈项强痛、咳嗽、鼻塞、流涕等症。

②风性善行而数变：善行是指风邪致病具有病位游走、行无定所的特征。如风痹，可见痛无定处（游走性关节疼痛）；风疹，可见疹无定处、痒无定处。数变是指风邪致病具有发病迅速、病情变幻无常的特征。如风疹，可见皮疹骤发、此起彼伏；风中经络的面瘫，可见突然口眼㖞斜等。

③风性主动：动，即动摇不定。是指风邪致病具有动摇不定的特征，出现眩晕、震颤、抽搐、痉挛、麻木等。如风邪由创口侵入而引起破伤风，表现为角弓反张、牙关紧闭、四肢抽搐等。

④风为百病之长：长，即始也，首也。风为百病之长是指风邪致病的机会最多，常为其他邪气致病的先导。寒、湿、燥、热等邪多依附风邪而侵袭人体，如风寒、风湿、风热、风寒湿等。由于风邪致病的部位和途径不同，常有风邪袭表、风邪犯肺、破伤风、风疹等证。

（2）寒邪的性质和致病特点

①寒为阴邪，易伤阳气：寒邪伤于肌表者，称为"伤寒"，寒邪直中于脏腑者，称为"中寒"。寒为阴邪，易损伤人体阳气而呈现寒象。如恶寒喜暖、四肢不温、面色苍白、痰涎涕清稀、小便清长、大便稀溏、舌淡苔白、脉迟或紧。

②寒性凝滞，主痛：凝滞，是指凝结和阻滞不通。寒邪侵犯人体，使人体经脉气血凝结、阻滞而产生疼痛的症状，即"不通则痛"。如寒邪犯肌表，可见头痛身痛；寒客关节（寒痹），可见关节冷痛；寒邪中脾胃，可见脘腹冷痛。其痛得温则减，遇寒加剧。

③寒主收引：收引，即收缩牵引。寒邪侵犯人体常会使人体气机收敛，汗孔闭塞，经络、筋脉收缩挛急。如寒邪袭肌表，腠理闭塞，可见恶寒、发热、无汗、脉紧；寒邪客于经络关节，筋脉收引，可见肢体屈伸不利、麻木不仁。

（3）暑邪的性质和致病特点

①暑为阳邪，其性炎热：暑邪致病有严格的季节性。暑为夏季火热之气所化，其性炎热，故为阳邪；暑邪伤人，临床表现多为热象。如夏季中暑，可见壮热、心烦、面赤、汗出口渴、脉象洪大等症。

②暑性升散，易伤津耗气：暑为阳邪，阳性升散，所以暑邪侵入人体，易致毛孔开张，津液外泄，而见大量汗出、烦渴、尿短赤等症状。津能载气，在损伤津液的同时，气亦随津液外泄而耗散。所以中暑患者，除出现津液耗伤的表现外，还可见气短乏力，甚至突然昏倒、不省人事。

③暑多夹湿：夏季气候炎热，常又多雨潮湿，暑邪伤人，常兼湿邪，所以在发热口渴的同时，常见头身困重、胸闷痞满、恶心呕吐、四肢倦怠、大便溏泻等症，这是暑湿致病的表现。

（4）湿邪的性质和致病特点

①湿为阴邪，易伤阳气，阻滞气机：湿与水同类而异名，水属阴，故湿为阴邪。湿邪侵犯人体可损伤阳气，尤其易使脾阳不振，运化无力，水湿停聚，常见腹泻、水肿和不思饮食等症状。

在六淫中唯湿邪有形，且其易弥漫，所以易阻滞三焦气机，是湿邪致病的显著特征。中焦为气机运行之枢纽，湿邪为病又最易阻滞中焦气机，常见脘腹胀满、不思饮食、便溏不爽等症。

②湿性黏滞：黏即黏腻，滞即停滞、阻滞。主要表现为两方面。一是病程的缠绵性。湿邪"黏附"于人体，常使湿病缠绵难愈，病程较长，往往反复发作或缠绵难愈。如湿癣、湿痹、湿温和风湿感冒等。二是症状的黏滞性。湿邪侵犯人体，常产生以"阻滞""黏滞"为特征的症状。如湿阻上焦，可见胸闷不舒；湿阻中焦，可见脘腹胀满、恶心呕吐，舌苔厚腻；湿阻下焦，可见小便不利、大便不爽等。

③湿性重浊：重即沉重，是指湿邪致病常出现以"沉重"为特征的症状。如头重如裹、四肢沉重酸懒、周身困重等。浊，浊即秽浊垢腻，常可出现以"秽浊"为特征的症状。如面垢眵多、大便溏泻、下痢赤白、小便混浊、妇女白带多、疮疡流脓、湿疹流水等。

④湿性趋下，易伤阴位：湿性类水，水性趋下，湿也有趋下的特征。由于湿性趋下，易伤及人体腰以下的部位（阴位）。湿邪为病多起于下部，或以人体下部的症状较为突出。如下肢水肿、妇女带下、泄泻、下痢、阴部湿疹、淋浊等。但湿邪侵袭，上下内外无处不到，并非只侵袭人体下部。

（5）燥邪的性质和致病特点

①燥性干涩，易伤津液：燥为水分缺乏，故燥性干涩。燥邪侵犯人体最易耗伤津液，造成津液亏乏的病变。如口鼻干燥、咽干口渴、皮肤干燥或皲裂、小便短少、大便干结等。

②燥易伤肺：肺为娇脏，喜润而恶干燥，且肺开窍于鼻，与外界大气相通。所以燥邪易从口鼻侵犯肺脏，耗伤肺津而出现干咳少痰或无痰、或痰黏难咯、或痰中带血、气喘胸痛等。

（6）火（热）邪的性质和致病特点

①火为阳邪，其性炎上：火性炎上是指火邪为病具有炎热和向上的特征。主要体现在两个方面。一是火邪为病会产生以"炎热"为特征的症状。如高热、烦躁、口渴、汗出、舌红苔黄、脉象洪大等；二是火热之邪有燔灼向上的特性。火邪"向上"常伤及人体的头面部，出现头痛、面赤、目赤、口疮、牙痛等症状；而心位居上焦，与火同气相应，故火易上扰心神，出现心烦、失眠、狂躁妄动、神昏谵语等症状。

②火易伤津耗气：火邪煎熬蒸腾津液，会迫津液外出而汗出，出现津液损伤的表现，出现口渴喜冷饮、咽干口渴、小便短赤、大便干结等症状。火邪直接可以耗伤人体正气，又因为气依附于津液而存在体内，所以津液损伤后，气也随之耗损，出现神疲乏力、少气懒言等症状。

③火易生风动血：当火热炽盛时，会灼伤肝经，使筋脉失养而引起肝风内动。热极生风的临床表现为高热、神昏、谵语，与四肢抽搐、颈项强直、角弓反张等同时并见。火邪侵犯人体，一方面会灼伤脉络，另一方面会使血流加快，血液冲出损伤的脉络，就会引起各种出血，如吐血、衄血、尿血、便血、皮肤发斑、妇女月经过多、崩漏等。

④火易致肿疡：火邪侵犯人体血分，可聚集于局部，腐蚀血肉致血败肉腐成为疮疡。如外疡轻者初起可见局部红、肿、热、痛，继之则溃烂、流脓；严重者可伴有壮热、烦渴、大便秘结、小便短赤、舌红苔黄、脉数等全身性反应。

（二）疠气

疠气，是一类具有强烈传染性的外感致病因素。又名戾气、疫疠之气、毒气、异气、杂气、乖戾之气等。疠气经过口、鼻等途径，和空气接触传播，由外入内，故属于外感病因。疠气与六淫不同，不是由气候变化所形成的致病因素，而是一种人们的感官不能直接观察到的微小的物质（病原微生物），即"毒"邪。由疠气导致的具有剧烈流行性传染性的疾病，称之为疫气、疫疠、瘟疫（或温疫）等。

1. 疠气的发生与流行因素

①气候反常变化：自然界气候的反常变化，如久旱、酷热、湿雾瘴气等，均可滋生疠气而导致疫病的发生。

②环境食物污染：环境卫生不好，如空气、水源的污染等也会滋生疫病。同样，食物的污染以及饮食的不当也可引起疫病的发生。例如：疫痢就是由于饮食不洁，疠气直接进入人体而发病。

③预防隔离不当：疠气具有强烈的传染性和流行性，无论老少强弱，触之者即病，故没有及时做好预防隔离工作，往往会使疫病发生大面积流行。

④社会因素影响：疫病的流行，与社会的经济、文化状况有关。一般来说，经济、文化较落后的国家和地区，疫病较易流行；经济、文化发达的国家和地区，疫病较少流行。

2. 疠气的致病特点

①传染性强，易于流行：疠气具有强烈的传染性和流行性，可通过空气、食物等多种途径在人群中传播。疫疠之气致病可散在地发生，也可以大面积流行。因此，疠气具有传染性强、流行广泛、死亡率高的特点。《瘟疫论》说："此气之来，无论老少强弱，触之者即病"。

②发病急骤，病情危笃：由于疠气多属热毒之邪，其性疾速，而且常挟毒雾、瘴气等秽浊之邪侵犯人体，故其发病急骤，来势凶猛，变化多端，病情险恶。一般来说六淫致病比内伤杂病发病急，但是疠气发病比六淫发病更急。

③一气一病，症状相似：疠气作用于脏腑组织器官，发为何病，具有一定的特异性，而且其临床表现也基本相似。疠气种类不同，所致之病各异。每一种疠气所致之疫病，均有各自的临床特征和传变规律，所谓"一气一病"。

👁 看一看

新型冠状病毒肺炎与疫疠

新型冠状病毒肺炎疫情是近百年来传播速度最快、感染范围最广、防控难度最大的突发公共卫生事件。该病的病因是新型冠状病毒的感染，而新型冠状病毒是冠状病毒家族中的一员，冠状病毒有很多种，2019年新型冠状病毒是迄今为止发现的第七种能够感染人类的病毒。新冠肺炎病毒在中医病因学中属于疫疠，其毒力强，致病力强，传染性强。中国人民在以习近平同志为核心的党中央领导下，万众一心，众志成城，采取最全面、最严格、最彻底的防控举措，以巨大勇气和强大力量，坚决阻断全国本土疫情传播，取得了疫情防控阶段性重要成效。中医药在此次重大传染病防治中，发挥了巨大作用。

二、内伤病因

内伤病因，泛指因人的情志或行为不循常度，超出了人体的调节范围，直接伤及脏腑而发病的致病因素。内伤病因主要包括七情、饮食失宜和劳逸失度。

1. 七情　七情是指人的喜、怒、忧、思、悲、恐、惊七种情志活动。属于内伤病因之一，又称"内伤七情"。一般情况下，情志活动是人体正常的生理表现，不会导致或诱发疾病。但当人受到突然强烈或长期持久的精神刺激，超过了人体正常的承受和调节能力时，会导致脏腑功能紊乱，气血阴阳失调，疾病遂生。七情致病特点有：

（1）直接伤及内脏　七情分属于五脏，情志活动太过或不及会直接损伤相应的内脏，即惊喜伤心，怒伤肝，悲忧伤肺，思伤脾，恐伤肾。但人是一个整体，心是五脏六腑之大主，七情致病均可作用于心神，并可影响其他脏腑。七情致病可由一种情志损伤数脏，如思伤脾，也可伤心；惊可伤心，也可伤肾。或者几种情志同伤一脏，如七情均能伤心，思、悲、忧均能伤脾等。由于心主血藏神，肝藏血主疏泄，脾主运化为气血生化之源，所以七情致病以损伤心、肝、脾三脏最为多见。

（2）影响脏腑气机　七情影响脏腑气机的一般规律：喜则气缓，怒则气上，忧则气郁，思则气结，悲则气消，恐则气下，惊则气乱。

①喜则气缓：指过喜伤心，导致心气涣散，神不守舍，出现乏力、心神不宁，甚至失神、狂乱等。

②怒则气上：指过怒伤肝，导致肝气上逆，血随气逆而上，出现面红目赤、头晕头痛、呕血或昏厥等。

③忧则气郁：指过度悲忧/忧虑伤肺，导致肺失宣降，气机郁滞，出现胸满咳嗽、声低息微、情绪抑郁等。

④思则气结：指过度思虑伤脾，导致脾失健运，出现纳呆、腹胀、便溏，甚至形体消瘦等。同时，思发于脾而成于心，故有"思虑伤心脾"之说，思虑过度，还可以影响心神，出现失眠多梦。

⑤悲则气消：指过度悲伤伤肺，导致肺气虚弱，肺失宣降，出现胸闷、气短、意志消沉、情绪抑郁等。

⑥恐则气下：指过度惊恐伤心肾，导致心气紊乱，肾气不固，气陷于下，出现大小便失禁、遗精等。

⑦惊则气乱：指突然受惊，导致心气紊乱，肾气不固，出现惊悸不安、心烦失眠等精神状况。

（3）影响病情变化　在许多疾病演变、发展过程中，由于情志的波动，使疾病加重或急剧恶化，甚至死亡是不争的事实。如心脉痹阻之真心痛，过喜使心气涣散，突发心前区剧烈疼痛；肝气犯胃之胃脘痛，每因情志不遂而加重；肝阳上亢之高血压，大怒可使肝阳暴长而发生中风。反之，精神乐观积极与疾病抗争者，病情常可减轻，甚至可以促进疾病痊愈。

❓ 想一想

为什么护理工作需要关注患者精神状态？

答案解析

2. 饮食、劳逸　饮食和劳逸是人类赖以生存和保持健康的必要条件，但饮食要有节制，劳动和休息需要合理安排，否则也会影响人体的生理活动，导致抵抗力下降，从而成为致病因素。

（1）饮食失宜　包括饮食不节、饮食不洁、饮食偏嗜。

①饮食不节：节，即节制，有定量、定时之意。饮食以适量为宜，过饥过饱或饥饱无常，均可影响健康，导致疾病的发生。过饥，则摄食不足，气血生化乏源，气血不足，正气虚弱，又易继发其他病证。可见面色不华、心悸气短、全身乏力等。过饱，超过脾胃的运化能力，导致脾胃损伤，脾失健运，可见脘腹胀满、纳呆厌食、嗳腐吞酸、呕吐腹泻等。

②饮食不洁：进食不洁净的食物导致疾病的发生，以胃肠病为主。进食腐败变质食物，胃肠功能紊乱，出现腹痛、吐泻、痢疾等。进食生冷不洁的食物，可引起寄生虫病，如蛔虫病、蛲虫病等。进食被疫毒污染的食物，可致某些传染性疾病。进食或误食有毒食物，可致食物中毒，可出现腹痛吐泻，严重者可造成昏迷甚至死亡。

③饮食偏嗜：包括五味、寒热偏嗜。五味偏嗜，如《素问·五脏生成》说："多食咸，则脉凝泣而变色；多食苦，则皮槁而毛拔；多食辛，则筋急而爪枯；多食酸，则肉胝皱而唇揭；多食甘，则骨痛而发落。"寒热偏嗜，过食过分偏寒或偏热食物，亦可导致人体阴阳失调而发病。如过食生冷寒凉之品，损伤脾胃阳气，内生寒湿，可见腹痛、腹泻等症；若偏嗜辛温燥热之品，胃肠积热，可见口臭、口渴、腹胀痛、便秘或酿成痔疮等。

（2）劳逸失度　包括过劳和过逸。

①过劳：包括劳力过度、劳神过度和房劳过度。劳力过度，指持久地从事繁重或超负荷的体力劳动，积劳成疾。"劳则气耗"，可见倦怠乏力、气短懒言、精神疲惫、形体消瘦、内脏下垂等症。劳神过度，指长期用脑太过，思虑劳神，暗耗心血，损伤脾气，可见心悸、失眠、多梦、健忘、纳呆、腹胀、便溏等心脾两伤的表现。房劳过度，指性生活不节，如房事过度、早婚多育、手淫等，耗伤肾中精气，可见腰膝酸软、精神萎靡、眩晕耳鸣，或男性遗精、早泄、阳痿，或女性月经不调、不孕不育等。

②过逸：指过度安逸。体力过逸，如安闲少动或卧床过久，使人体气血运行不畅，可见筋骨柔脆、食少乏力、虚胖臃肿、动则气喘、汗出等，还可继发眩晕、中风、胸痹等病。脑力过逸，长期用脑过少，可见精神萎靡、健忘、反应迟钝，甚至痴呆。

♥ 护爱生命

　　陈无择（1131～1189年），名言，以字行，原籍宋青田鹤溪（今景宁县鹤溪镇）人。长期居住温州，行医济世。他精于方脉，医德高尚，医技精良，学术造诣深邃，除从事医学理论研究之外，并多著书立说。因此，不但求医者众，而受业者更是纷至沓来。他的主要著作《三因极一病证方论》确定了他在中医学中的地位。此书继承、发展了《黄帝内经》《伤寒杂病论》等的病因学理论，创立了病因分类的"三因学说"。并以病因为纲，脉、病、证、治为目建立了中医病因辨证论治方法体系。实践了其由博返约，执简驭繁的方剂学治学思想与学术理念。

三、病理产物性病因

　　病理产物性病因又称为继发性病因。疾病过程中，在已有病因作用下，导致人体气血津液代谢失调等病理变化，形成病理产物，病理产物一旦形成，又可成为新病发生的病因。病理产物性病因常见痰饮、瘀血两大类。

（一）痰饮

痰饮是人体水液代谢障碍形成的病理产物。就形质而言，稠浊者为痰，清稀者为饮。由于痰饮均为津液在体内停滞而成，因此很难截然分开，故常统称痰饮。

1. 痰饮的形成　痰饮是水液代谢障碍的产物。通常与肺、脾、肾、三焦等功能失常有关。肺为水之上源，脾主运化水液，肾为"水脏"，三焦司气化和运行水液。因为外感六淫、内伤七情、饮食失宜、劳逸失度等病因导致上述脏腑气化功能失常，水液代谢障碍，以致水津停滞而成痰饮。

2. 痰饮的致病特点

①阻碍气血运行：痰饮可留滞于脏腑经络，阻滞气机，影响脏腑气血的运行。如痰饮阻肺，肺失宣降，会出现胸闷、咳嗽、喘促上气等症。痰饮停胃，会出现脘腹胀满、恶心、呕吐等症。痰浊留滞于经络，会出现肢体麻木、屈伸不利、半身不遂等症。痰饮结聚于局部，会形成痰核、瘰疬或阴疽流注等。

②影响水液代谢：痰饮是肺脾肾等脏腑水液代谢障碍的产物，形成之后，又会反作用于肺脾肾等脏腑，进而影响水液代谢。如寒痰阻肺，肺失宣降，会出现咳嗽、咯痰等；痰湿困脾，脾失健运，水湿不化，会出现腹胀腹泻或肢体水肿等；痰饮阻于下焦，肾不气化，水液停积膀胱，会出现尿急、尿痛、尿潴留等。

③病证种类复杂：痰饮可随气升降，内而五脏六腑，外至筋骨皮肉，无所不至，致病种类多，症状复杂，且病证易变化，所以有"百病皆因痰作祟"的说法。又如梅核气之咽中异物吞之不下、吐之不出，中医亦归责于痰饮，所以有"怪病多痰"的说法。

④病程缠绵难愈：痰饮为体内水湿积聚而成，湿邪具有重浊黏滞之性。因此，痰饮致病病程较长，容易反复发作，缠绵难愈，治疗困难。如痰饮所致哮喘、癫痫、中风等病证，易反复发作，病程较长，常被称为"顽痰"。

⑤容易蒙蔽心神：痰随气上逆，易于蒙蔽清窍，扰乱心神，出现头晕目眩、精神萎靡，甚至神昏、谵妄、痴呆、癫、狂、痫等一系列神志失常的病证。

⑥苔滑腻、脉弦滑：痰饮为体内水湿积聚，其致病在舌象、脉象上有湿邪为患的共同特点。痰饮为病，舌苔常见腻苔和滑苔，脉象常见滑脉和弦脉。

（二）瘀血

瘀血，又称为恶血、败血、蓄血、衃血，是指血液运行障碍，凝聚、停滞而形成的病理产物。瘀血包括脉中运行不畅的血液和未能及时消散的离经之血。瘀血既是在疾病过程中形成的病理产物，又是继发性致病因素。

1. 瘀血的形成　瘀血的形成，一是由于外感六淫、疫疠、七情、饮食失宜、劳逸失度等原因作用于人体，导致气虚、气滞、血寒、血热引起血液运行不畅而凝滞形成瘀血。瘀血形成后会进一步影响人体气血功能的正常发挥。气为血之帅，血为气之母。停滞在脉中或溢出脉外的瘀血，失去了血液原有的滋养和濡润的作用，不但会影响气血的正常运行，而且会妨碍气血的进一步生化，影响新血生成，从而演变为新的致病因素。

2. 瘀血的致病特点　瘀血形成后，不仅失去正常血液的濡养作用，而且反过来又会阻碍气血运行，影响新血生成。瘀血的病证繁多，总结起来其临床表现有以下共同特点。

①疼痛：疼痛多为刺痛，拒按，痛处固定不移，多夜间痛甚。

②肿块：肿块固定不移，在体表为局部青紫肿胀，在体内多为癥块，质硬，位置固定不移。

③出血：血色紫暗或夹有瘀块。大便出血则色黑如漆。

④望诊：面部、口唇、爪甲青紫。舌质紫暗，或有瘀斑、瘀点，或舌下静脉曲张。久瘀可见面色黧黑，肌肤甲错等。

⑤脉诊：常见脉沉弦、细涩或结代等。

四、其他病因

除六淫、疬气、七情内伤、饮食失宜、劳逸失度、病理产物之外的致病因素，统称为其他病因，主要有外伤、寄生虫、药邪、医过、先天因素等。

✎ **练一练**

六淫致病，具有发病急，传变快特点的邪气是

A. 风邪　　　　　　　　　　B. 寒邪

C. 湿邪　　　　　　　　　　D. 燥邪

E. 火邪

答案解析

PPT

第二节　病　机

病机，是指疾病发生、发展与变化的机理。疾病的种类繁多，临床表现各异，不同的疾病各有其特殊的病理变化机理，但总的来说，离不开邪正盛衰、阴阳失调、气血失常、津液代谢失常等基本规律。这里着重介绍邪正盛衰和阴阳失调。

一、邪正盛衰 ⓔ 微课 1

邪正盛衰，是指在疾病发生、发展、变化过程中，机体正气与致病邪气之间相互斗争所发生的盛衰变化。邪正斗争中正邪盛衰变化，不仅关系着疾病的发展和转归，而且也决定着疾病的虚实变化。因此，疾病的发生、发展过程，同时也是正邪的斗争及其盛衰变化的过程。

（一）邪正盛衰与虚实变化

在疾病发展的过程中，邪气与正气双方力量不是固定不变的，而是不断地发生着消长变化。邪正的消长盛衰变化，使疾病出现虚实的病机变化。故《素问·通评虚实论》说："邪气盛则实，精气夺则虚"。

1. 实证　实，指的是以邪气盛为矛盾主要方面的病理状态。邪气亢盛有余，而正气未衰，正邪相搏，斗争剧烈，反应明显，表现为亢盛有余的实证。实性病机多见于外感病初、中期，或痰、食、血、湿滞留体内的病证。临床表现多为精神亢进，狂躁易怒，声高气粗，或烦躁不宁，或疼痛拒按，或二便不通，舌质苍老，脉实有力等症状。

2. 虚证　虚，指的是以正气亏虚为矛盾主要方面的病理状态。机体精、气、血、津液匮乏，脏腑经络的功能减退，正气不足，抗病能力低下，机体反应较弱，表现为虚弱、衰退和不足的虚证。虚证病机多见于素体虚弱，年老体弱或久病体虚之人，或外感病后期，以及各种慢性消耗性疾病过程中，或大汗、大吐、大泻、大出血之后。临床常见身体消瘦，面容憔悴，声低气微，神疲乏力，四肢懈怠，或自汗、盗汗，或五心烦热，或畏寒肢冷，脉虚无力等症状。

3. 虚实变化　邪正的消长盛衰，除可产生单纯的虚证或实证的病机变化外，在某些长期、复杂的疾病发展过程中，还会出现虚实夹杂的病机变化。包括虚实错杂、虚实转化及虚实真假等方面。

（1）虚实错杂　是指在疾病发展过程中，正邪相争，邪盛和正衰并存的病理状态。主要有实中夹虚和虚中夹实两个方面。

（2）虚实转化　指在疾病过程中，邪正双方相互斗争，力量对比不断变化，邪实久留则会损伤正

气，正气不足则会导致邪实滞留，形成虚实病理转化。主要有由实转虚和因虚致实两种情况。

（3）虚实真假 指疾病在某种特殊情况下，出现疾病的表现与病机不完全一致的假的病理状态。由于表现的假象与病机的实质相反，而有真虚假实和真实假虚的两种病机。真虚假实，是指病机变化属虚，但外在症状却有似"实"证表现，"虚"为病机的本质，而似"实"之象则是表现在外的假象，故称之"至虚有盛候"。真实假虚，是指实性病机变化中，却有似"虚"证的表现，"实"为病机的本质，而似"虚"之象则是表现在外的假象，故称之"大实有羸状"。

（二）邪正盛衰与疾病转归

1. 正胜邪退 是疾病向好转或痊愈方向发展的一种转归。正气抗邪，正邪相争，正气日趋强盛或战胜邪气，邪气日益衰减或消退，是许多疾病最常见的一种结局。

2. 邪去正虚 指邪正相争过程中，邪气虽被驱除，病邪对机体的病理损害虽已停止，但正气在疾病过程中已被耗伤而处在虚弱的病理状态。

3. 邪盛正虚 指邪气亢盛，正气虚弱，机体抗邪无力，病势迅猛发展的病理过程。多向恶化和危重发展，甚至导致患者死亡。

4. 邪正相持 指在疾病发展的过程中，机体正气不虚，而邪气也不盛，则正邪双方势均力敌，相持不下，使病势处于迁延状态的一种病理过程。

5. 正虚邪恋 指正气大虚而余邪未尽，致使正气难复而又无力驱邪，从而使疾病处于缠绵难愈的病理过程。多见于疾病后期，或慢性病经久不愈，也是遗留后遗病症的原因之一。

二、阴阳失调 微课2

阴阳失调是指机体阴阳之间失去平衡协调关系的病理状态。阴阳失调包括阴阳偏胜、阴阳偏衰、阴阳互损、阴阳格拒，甚至阴阳亡失等病理变化。

（一）阴阳偏盛

1. 阴偏胜 是指机体在疾病过程中所出现的一种阴气过盛，脏腑功能障碍或减退，热量不足，以及阴寒性病理代谢产物积聚的病理状态。多因感受寒湿阴邪，或过食生冷，寒滞脾胃所致。其病机特点为阴盛而阳未虚的实寒证。由于阴以寒、湿、静为其特点，故临床上表现为寒象，如形寒肢冷、舌淡、苔白、脉迟等，即所谓"阴胜则寒"；阴盛则损伤阳气，气化不足，则有泄泻、水肿、水液清冷等寒湿之象；阴性主静，则少动多静。"阴胜则阳病"，阴寒内盛，久必损阳气，故阴盛实寒病证，常可伴有机体生理功能减退、阳热不足等阳虚表现，也可出现实寒与虚寒并存的病理状态。

2. 阳偏胜 是指机体在疾病过程中所出现的一种阳盛有余，脏腑功能亢奋，代谢亢进，阳热过剩的病理状态。多因感受外感温热之邪，或情志内伤，五志过极而化火，或气滞、血瘀、痰浊、食积等郁久化热所致。其病机特点为阳盛而阴未虚的实热证。由于阳以热、燥、动为其特点，故临床上常表现为热象，如壮热、面赤、目赤、烦渴、舌红、脉数有力等，即所谓"阳胜则热"；燥象则有尿黄、便干、口渴欲饮等表现；动象则表现为躁动不安，甚则抽搐等症。"阳胜则阴病"，即在实热病机中的阳盛伤阴，可导致人体津液大伤，阴液亏损，则会转化成实热兼阴虚病证或虚热病证。

（二）阴阳偏衰

1. 阴偏衰 即是阴虚，是指机体精、血、津液的亏损，阴液不足，其滋润、宁静和制约阳热的功能减退，以及阴不制阳，阳气相对偏亢的病理状态。多由于阳邪伤阴，或五志化火伤阴而成，或久病伤阴所致。其病机特点为阴虚，阴不制阳，阳相对偏亢的虚热证。表现为五心烦热、骨蒸潮热、盗汗等，即所谓"阴虚则热"；宁静功能减退则见烦躁不安；阴液不足，滋养功能减退则见口干、消瘦、舌红少津、脉细数等。五脏虽皆可发生阴虚，但仍以肺、肝、肾之阴虚为主，其中肾阴不足在阴虚的病机中又占有极其重要的地位。

2. 阳偏衰 即是阳虚，是指机体阳气虚损，功能减退或衰弱，代谢活动减退，热量不足的病理状态。多因先天禀赋不足，或后天饮食失养，或劳倦内伤，或久病耗损阳气而成。其病机特点为阳气不足，阳不制阴，阴相对偏盛的虚寒证。表现为畏寒喜暖，四肢逆冷，或局部冷感或冷痛而喜按，舌淡，脉迟无力等，即所谓"阳虚则寒"。阳气不足，以脾肾阳虚多见，尤以肾阳虚衰最为重要。

（三）阴阳互损

1. 阴损及阳 即阴虚到一定程度，累及阳气生化不足或无所依附而耗散，导致阳虚，形成以阴虚为主的阴阳两虚病理状态。如热性病伤津，可见口干舌红、皮肤干燥、肌肉消瘦等阴液亏损的证候；病至后期，累及阳气的化生不足，又可出现畏寒肢冷、神疲乏力、少气懒言、脉弱无力等阳虚症状，即为阴损及阳，阴阳两虚之证。

2. 阳损及阴 即阳气虚衰太过，阳虚则阴化生不足，从而导致阴虚，形成以阳虚为主的阴阳两虚的病理状态。如肾阳亏虚之证，可因温煦不足而见形寒肢冷，腰膝酸冷；或气化功能减弱而见小便短少，水肿。由于阳不能化生阴精，则阴精日渐亏耗，形成阳损及阴证，出现皮肤干燥、烦热、口干、脉细弱等阴液亏损的症状。

（四）阴阳格拒

1. 阴盛格阳 又称格阳，是指体内阴寒邪气过盛，壅阻于内，排斥阳气于外，使阴阳之间不相维系，相互格拒，出现内真寒外假热的一种病理状态。其本质是阴寒内盛，故见四肢厥冷，下利清谷，小便清长等阴寒表现，但因其格阳于外，故临床表现反见假热症状，如自觉身热，但欲盖衣被，口渴欲饮，但喜热饮且量少等。

2. 阳盛格阴 又称格阴，是指体内邪热极盛，阻遏阳气，则阳气深伏于里，不得外达四肢，而格阴于外的一种病理状态。其病机特点为邪热深伏，阳郁不能外达的真热假寒证，本质上是危重之实热证。常见于外感温热病，邪热炽盛，本来表现为壮热、面红、目赤、烦躁、气粗、舌红、脉数大有力等，在病势越来越重的情况下，突然出现四肢不温，脉象沉伏等格阴的"寒象"。

（五）阴阳亡失

1. 亡阴 是指机体的阴液突然大量亡失，阴液衰竭，导致全身属阴的功能严重衰竭，生命垂危的一种病理状态。多因邪热炽盛，或邪热久留，严重耗伤阴液；或大出血不止，血失而亡阴；或剧烈吐泻，体内阴液大量丢失；或长期慢性消耗使阴液逐渐耗竭，日久形成亡阴之证。亡阴时，机体宁静、滋润、内守和制约阳热等功能均衰竭，患者出现烦躁不安，口渴欲饮，气喘，手足虽温但大汗欲脱，脉数疾等危证。

2. 亡阳 是指机体的阳气突然亡失，导致全身属阳的功能严重障碍，生命垂危的一种病理状态。多由于邪气过盛，正不敌邪；或大量汗出，或吐泻过度，或失血过多，或过用汗、吐、下法等，导致阳随津泄，骤然外脱；或素体阳虚发展而来。亡阳时，机体属于阳的功能都会衰竭，尤以温煦、推动、兴奋、固摄等功能的衰竭最为突出。临床多见冷汗淋漓、面色苍白、精神萎靡、四肢逆冷、畏寒静卧、呼吸微弱、脉微欲绝等危重征象。

由于阴阳之间存在互根互用的关系，故亡阴可迅速导致亡阳，亡阳也会很快导致亡阴，终因"阴阳离决"而死亡。

答案解析

目标检测

单项选择题

1. 风邪伤人，病位游移行无定处，说明其病邪性质和特征是（　　）

    A. 风性善行　　　　B. 风性数变　　　　C. 风为阳邪　　　　D. 风性开泄　　　　E. 风性清扬

2. 下列除哪项外均为六淫致病的共同特点（　　）

    A. 地域性　　　　　B. 季节性　　　　　C. 传染性　　　　　D. 相兼性　　　　　E. 外感性

3. 寒邪伤人，出现脘腹冷痛、呕吐等症的主要原因是（　　）

    A. 寒性凝滞，气血运行不畅　　　　　　　　　B. 寒邪伤阳，直中脾胃

    C. 寒性收引，气血凝滞不通　　　　　　　　　D. 寒性收引，经脉拘急

    E. 寒性黏滞，气机不畅

4. 六淫致病，最容易引起疼痛的邪气是（　　）

    A. 风邪　　　　　　B. 寒邪　　　　　　C. 湿邪　　　　　　D. 燥邪　　　　　　E. 火邪

5. 暑邪伤人，可见口渴喜饮、气短乏力，是由于（　　）

    A. 暑为阳邪，其性炎热　　　　　　　　　　　B. 暑邪可致食欲不振、饮食减少

    C. 暑性升散，最易伤津耗气　　　　　　　　　D. 暑邪夹湿，湿邪困脾，脾气不运

    E. 暑性干涩，易伤津液

6. 易阻滞气机，损伤阳气的邪气是（　　）

    A. 风邪　　　　　　B. 寒邪　　　　　　C. 湿邪　　　　　　D. 燥邪　　　　　　E. 火邪

7. 湿邪致病易致下肢水肿和湿疹等症的主要原因是（　　）

    A. 湿性趋下　　　　B. 湿性重浊　　　　C. 湿为阴邪　　　　D. 湿性黏滞　　　　E. 湿性缠绵

8. 易于导致干咳少痰，或痰黏难咯，甚或喘息胸痛等症的邪气是（　　）

    A. 风邪　　　　　　B. 寒邪　　　　　　C. 湿邪　　　　　　D. 燥邪　　　　　　E. 火邪

9. 最易伤肺的邪气是（　　）

    A. 风邪　　　　　　B. 寒邪　　　　　　C. 湿邪　　　　　　D. 燥邪　　　　　　E. 火邪

10. 常引起心烦、失眠狂躁妄动等症状的邪气是（　　）

    A. 风邪　　　　　　B. 寒邪　　　　　　C. 湿邪　　　　　　D. 燥邪　　　　　　E. 火邪

11. 情志异常容易使肝的疏泄功能失调的是（　　）

    A. 过喜　　　　　　B. 过思　　　　　　C. 过怒　　　　　　D. 过恐　　　　　　E. 过悲

12. 下述选项与疠气流行不紧密的是（　　）

    A. 气候反常　　　　B. 环境因素　　　　C. 预防措施不当　　D. 社会因素　　　　E. 精神因素

13. 思虑过度对气机的影响是（　　）

    A. 气乱　　　　　　B. 气陷　　　　　　C. 气上　　　　　　D. 气结　　　　　　E. 气收

14. 患者先有阴虚内热证，后又出现畏寒肢冷，大便溏泄，其病机是（　　）

    A. 阴损及阳　　　　B. 阳损及阴　　　　C. 阴盛格阳　　　　D. 阳盛格阴　　　　E. 阴盛则阳病

15. 病证的虚实变化主要取决于（　　）

    A. 气血盛衰　　　　B. 气机升降失调　　C. 阴阳盛衰　　　　D. 邪正盛衰　　　　E. 脏腑功盛衰

16. 患者，男，46 岁。素体较胖，经常酗酒。前日因精神刺激，大怒后突然昏倒，经抢救苏醒后，

口眼㖞斜，语謇不清，喉中痰鸣。舌淡红，苔黄腻。该患者发病的病因为（　　）

　　A. 七情　　　　　B. 饮食失宜　　　　C. 劳逸失度　　　　D. 痰饮　　　　E. 瘀血

17. 患者，男，39 岁。近日突然皮肤瘙痒，漫无定处，皮肤出现丘疹，或红或白，时隐时现，遇风加剧。为何种邪气所致（　　）

　　A. 暑邪　　　　　B. 风邪　　　　　C. 火邪　　　　　D. 湿邪　　　　E. 燥邪

18. 患者，女，38 岁。有慢性胆囊炎病史。2 天前，因多食油腻食品而发病，恶寒与发热交替发作，出汗，恶心欲呕，心烦，右胁胀痛，舌红少苔，脉数。其病因为（　　）

　　A. 六淫　　　　　B. 饮食失宜　　　　C. 七情　　　　　D. 劳逸失度　　　　E. 结石

19. 患者，男，38 岁。有胃痛病史 7 年，每逢冬春则发作，6 天来，胃脘疼痛夜间较剧，泛酸呕恶，便血色黑，舌质淡，边有瘀痕，苔白，脉细涩。其病因为（　　）

　　A. 外伤　　　　　B. 瘀血　　　　　C. 痰饮　　　　　D. 七情　　　　E. 结石

20. 患儿，男，5 岁。在幼儿园与 5 名小朋友一起先后出现发热、耳下腮部漫肿疼痛，中医诊断为痄腮。该病的病因为（　　）

　　A. 六淫　　　　　B. 疫疠　　　　　C. 外伤　　　　　D. 痰饮　　　　E. 虫咬伤

（张　亮）

书网融合……

 重点回顾　　　　e 微课 1　　　　e 微课 2　　　　习题

第七章 诊 法

<table>
<tr><td rowspan="7">学习目标</td><td>知识目标：</td></tr>
<tr><td>1. **掌握** 望诊的原理、病色及主病、正常舌象及脉象的表现。</td></tr>
<tr><td>2. **熟悉** 望神的意义，问诊的内容及方法。</td></tr>
<tr><td>3. **了解** 闻诊的内容，切诊的要领。</td></tr>
<tr><td>技能目标：</td></tr>
<tr><td>能运用四诊获得病情资料。</td></tr>
<tr><td>素质目标：
培养学生严谨细致的职业作风，关爱患者，具有良好的护患沟通能力。</td></tr>
</table>

导学情景

情景描述： 春秋战国，各诸侯称霸，霸中之霸是齐国的齐桓公。一日扁鹊途经齐国，入朝见齐桓公说："君有疾在腠理，不治将深。"桓侯答："寡人无疾。"桓侯不屑，对左右说："医之好治不病以为功。"五日后扁鹊再见桓侯说："君有疾在血脉，不治恐深。"桓侯答："寡人无疾。"又过五日，扁鹊复见桓侯说："疾在胃间，不治将深。"桓侯不再理睬扁鹊。后五日，扁鹊望见桓侯而退。桓侯差下人问其原因，扁鹊说："今桓侯疾在骨髓，已无法医治。"五天后，桓公病倒遂死。

情景分析： 扁鹊通过望诊准确地诊断出齐桓公患了疾病，且随着时间的推移疾病由腠理到血脉，最后至骨髓，由表入里逐渐加重。

讨论： 齐桓公死亡的原因是什么？中医还有哪些诊断疾病的方法？

学前导语： 四诊是中医诊察疾病的基本方法，护理工作者只有掌握各种诊法的原理和方法，才能准确地收集病史资料，做出正确的护理诊断，制定出恰当的护理措施并实施护理。

诊法，是中医诊察疾病的基本方法。包括望诊、闻诊、问诊、切诊四个方面，简称"四诊"。所谓"有诸内者必形诸外"，通过四诊收集疾病显现在各个方面的症状和体征，可以了解疾病的病因、性质、部位和内在联系，为辨证施护提供依据。望、闻、问、切是从不同角度了解病情收集资料，各有其独特的方法与意义，不能相互替代，但它们之间相互联系、相互补充、不可分割。在临床运用时，必须坚持"四诊合参"，缺一不可。

PPT

第一节 望 诊

望诊，是运用视觉，对人体全身和局部进行有目的地观察，了解健康或疾病状态的一种诊察方法。内容主要包括观察患者整体的神、色、形、态，局部的头面五官、皮肤、舌象、络脉，以及排泄物、分泌物等情况。

一、望神

广义之神，指整个人体生命活动的外在表现；狭义之神，指人的精神、意识、思维活动。神是以精气为物质基础的，因此，通过望神可以了解五脏精气的盛衰，判断病情轻重与预后。望神应重点观察患者的精神、意识、面目表情、形体动作、反应能力等，尤其要重视观察神志和眼神的变化。

1. 有神　又称"得神"。神志清楚，语言清晰，表情自然，面色荣润，目光明亮，反应灵敏，呼吸平稳，体态自如。提示体内精气充盛，脏腑功能正常。如果患者表现为有神，则提示患者的正气未伤，病情较轻，预后良好。

2. 少神　又称"神气不足"。精神稍显萎靡不振，困倦疲乏，面色少华，双目乏神，少气懒言，动作迟缓等，是轻度失神的表现。提示已伤正气，脏腑功能不足，多见于虚证。

3. 无神　又称"失神"。精神萎靡，言语不清，目光晦暗，呼吸气微，反应迟钝或者无反应，表情淡漠；或神昏谵语，动作失灵，甚或循衣摸床，撮空理线等。提示患者的精气虚衰，正气大伤，病情严重，预后较差。

4. 假神　又称"回光返照"。危重病人出现的精神突然暂时好转的假象。久病重病病人，突然精神转佳，目光转亮，言语不休，语声响亮，想见亲人，突然食欲大增，面色突然颧红如妆等。提示患者病情恶化，精气将绝，阴阳即将离绝，为临终前的预兆。

5. 神乱　又称神志异常，即精神错乱，包括癫、狂、痫三证，均属于精神失常的疾患。癫证，见表情淡漠，寡言少语，闷闷不乐，继则精神痴呆，哭笑无常等；狂病，见目光混乱，烦躁不宁，登高而歌，弃衣而走，呼号怒骂，打人毁物，不避亲疏等；痫病，又名癫痫或羊痫风，症见突然眩仆倒地，昏不识人，口吐涎沫，四肢抽搐，醒后如常人，可正常工作。

二、望色

望色，是医者观察患者面部及皮肤颜色与光泽的一种望诊方法。颜色光泽的变化，能反映脏腑功能状态及气血盛衰变化，也能反映病邪的性质、病情的轻重和预后。

（一）常色

常色是人在正常时的面部色泽，因民族、禀赋、体质不同，每个人的肤色不完全一致。我国健康人面色应该是红黄隐隐，明润光泽。

（二）病色

病色是人体在疾病状态时的面部色泽。

1. 青色　主寒证、痛证、瘀血证、惊风证。青色为经脉阻滞，气血不通之象。面色苍白而青，一般常见于寒证，亦可见于疼痛；面色口唇青紫，伴心胸闷痛或刺痛，为心血瘀阻；若小儿鼻柱、眉间、口唇周围青紫，为惊风或惊风先兆。

2. 赤色　主热证。赤色为面部血脉充盈之象。满面通红，伴发热，口渴，为实热证；两颧嫩红或潮红，多发于午后，为虚热证。

3. 黄色　主湿证、脾虚证。黄色为脾虚湿蕴或气血不足、肌肤失于充养之象。面色淡黄枯槁无华，称萎黄，为脾胃气虚；面色黄而且虚浮，称黄胖，为脾虚湿盛。面目一身尽黄为黄疸，其中黄而鲜明如橘皮者，称阳黄，证属湿热；黄而晦暗如烟熏者，称阴黄，证属寒湿。

4. 白色　主虚证、寒证、失血证。白色为气血不充，血脉空虚之象。面色淡白，口唇指甲淡白，伴有头晕眼花，为营血亏虚或失血过多；面色㿠白，伴形寒肢冷，为阳气虚；面色苍白而青，为阴寒内盛；急症面色苍白，冷汗淋漓，为阳气暴脱。

5. 黑色 主肾虚、寒证、水饮、瘀血。黑为阴寒水盛之象。肾阳虚衰，水饮不化，气血不畅，经脉肌肤失养，故面色黑。眼眶周围色黑，见于肾虚水饮或妇女寒湿带下；面黑而干焦，为肾阴精久耗；面色或周身黧黑，为肾阳虚衰；面色黧黑，伴见肌肤甲错，为严重瘀血。

三、望形态

望形态包括望人体的形体和姿态。

（一）望形体

望形体是观察身体的强弱胖瘦、体型特征、躯干四肢、皮肉筋骨等。骨骼粗大，胸廓宽厚，肌肉充实，皮肤润泽，提示内脏精气充实。骨骼细小，胸廓狭窄，肌肉消瘦，皮肤干涩，提示内脏精气不足。

（二）望姿态

望姿态主要观察人体的动静姿态、异常的身体动作及体位变化。人体动态表现可归纳为"阳主动，阴主静"。喜动者，或睡卧时仰卧伸足，面常朝向外，转侧多，烦躁不安，见于阳证、热证、实证；喜静者，或睡卧时蜷缩成团，面常朝向里，转侧少，见于阴证、寒证、虚证。

四、望局部

（一）望头颈

主要是观察头和颈项的外形、动态和头发的量色质变化。

1. 望头项 小儿头形过大或过小，伴智能不全，为先天不足；小儿囟门凹陷，为津液损伤；小儿囟门迟闭，为肾气不足，发育不良；小儿囟门高突，为邪热亢盛。

2. 望头发 肾精不足，则头发稀疏易脱落，或发黄枯槁。突然出现片状脱发，为血虚受风所致"斑秃"。小儿头发枯结如穗，多为疳积。

（二）望五官

1. 望目 目眦红赤为心火；白睛红赤为肺热；眼胞红肿溃烂为脾胃湿热；全目红赤肿痛或痒，迎风流泪，为肝经风热；眼睑水肿，不痛不痒，见于水肿；如目眦淡白，为血虚；白睛变黄，见于黄疸。

2. 望耳 耳轮瘦削，干枯色黑，为肾精气虚，色焦黑者则肾精亏耗严重；耳轮萎缩，为肾精气竭绝之危象；耳轮甲错，见于血瘀；耳内流脓，为肝胆湿热。

3. 望鼻 鼻塞流涕主要见于外感病，如流清涕，为外感风寒；流浊涕，为外感风热；长期流黏稠浊涕且腥臭，为"鼻渊"。鼻柱溃陷，见于梅毒、麻风病。

4. 望口唇 唇色深红，为实热证；唇色深红而干焦，为热极伤津；唇色嫩红，为阴虚火旺；唇色淡白，为气血两虚；唇色青紫，为瘀血或寒盛；口角㖞斜，见于中风或面瘫。

5. 望齿龈 牙齿干燥，为胃津不足；牙齿干枯如枯骨者，为肾阴枯竭；牙齿松动不固，齿根外露，为肾虚或虚火上炎。牙龈色淡白，为血虚；牙龈红肿，或兼出血，为胃火上炎；牙龈稍红娇嫩，微肿，为肾阴虚，虚火上炎。

6. 望咽喉 咽喉红肿疼痛，或兼见咽部两侧红肿突起，为肺胃热；若咽喉红肿痛而溃烂，有黄白腐点，为热毒炽盛；咽喉红而娇嫩，肿痛不甚者，为阴虚火旺；咽喉间有灰白色腐点成片成膜，擦拭之不易去，重擦出血，随即复生者，为"白喉"。

👁 看一看

五轮学说

《灵枢·大惑论》将目部不同部位分属于不同脏腑，后世据此发展为中医独特之"五轮学说"。即瞳仁属于肾，称为水轮；黑眼属于肝，称为风轮；目眦及血络属于心，称为血轮；白睛属于肺，称为气轮；胞睑属于脾，称为肉轮（图7-1）。

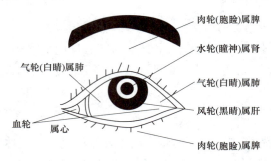

气轮(白睛)属肺

血轮 属心

肉轮(胞睑)属脾
水轮(瞳神)属肾
气轮(白睛)属肺
风轮(黑睛)属肝
肉轮(胞睑)属脾

图7-1 目部五脏分属

通过观察五轮的形色变化可以诊察相应脏腑的病变，五轮学说对临床疾病的诊断具有一定指导意义。

（三）望皮肤

望皮肤主要是观察皮肤的色泽及形态改变。

皮肤或眼睑、足胫虚浮肿胀，按之凹陷，为水湿泛滥的水肿病。皮肤干瘪枯燥，提示津液大伤。皮肤干燥粗糙，状如鳞甲，称为肌肤甲错，见于瘀血病证。

斑疹通常是某种皮肤病变的一个症状表现。斑，色或红或紫，点大成片，平摊于皮肤下，抚之不碍手，压之不褪色。疹，色红，点小如粟粒，高出皮肤，抚之碍手，压之褪色。

五、望排出物

望排出物是观察患者的分泌物和排泄物，包括痰涎、呕吐物、二便等。望诊时主要观察排出物的色、质、形、量等变化，以了解相关脏腑的病变及邪气性质。

1. 望痰涎 咳嗽咳痰，痰色黄，质黏稠，甚至坚而成块，为热痰；痰色白而清稀，或有灰黑点，为寒痰；痰色白，质滑，量多易咯出，或多泡沫，为湿痰；痰少而黏，难以咳出者，为燥痰；痰腥臭带脓血，为肺痈。口中多涎而清稀，为脾胃虚寒证；涎黏稠，为脾胃湿热；小儿多涎，为脾虚、食积或虫积。

2. 望呕吐物 呕吐物清稀不臭，为胃寒；呕吐物酸臭秽浊，为胃热；呕吐痰涎清水样物，为痰饮内阻于胃；呕吐未消化的腐酸食物，为饮食积滞不化；呕吐黄绿苦水，为肝胆郁热或肝胆湿热。

3. 望大便 大便色黄稀清如糜，伴有恶臭，为湿热泄泻；大便清稀溏薄，伴完谷不化，为脾胃虚寒。

4. 望小便 小便清长量多，伴形寒肢冷，为寒证；小便短赤量少，为热证，若兼见排尿时尿道灼热疼痛，为热淋；小便浑浊如膏脂或米泔水，或带有滑腻之物，为膏淋；小便中有砂石，排尿困难或痛，为石淋；小便中带血，灼热刺痛，为血淋。

六、望舌 微课1 微课2 微课3 微课4 微课5 微课6

望舌，又称"舌诊"，是中医诊断疾病独特且重要的望诊方法，主要是通过观察舌质和舌苔的色泽、形态等变化来帮助诊断病证。

（一）舌与脏腑的关系

舌是心之苗窍，又是脾之外候，五脏六腑的精气可通过经络上荣于舌。舌的不同部位可反映相应内脏的病变，舌尖候心肺，舌中部候脾胃，舌根部候肾，舌边候肝胆（图7－2）。

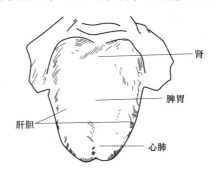

肾

脾胃

肝胆

心肺

图7－2 舌面脏腑部位分属

（二）舌诊的内容

望舌分为望舌质和舌苔两部分。舌质又称舌体，是舌的肌肉脉络组织；舌苔是舌体表面附着的一层苔状物。舌质的变化主要反映人体脏腑的虚实，气血的盛衰；舌苔的改变主要反映病位的深浅，疾病的性质，津液的存亡，病邪的进退和胃气的有无。正常的舌象，表现为舌体柔软，运动自如，颜色淡红，大小适中，舌苔薄白，干湿适中，分布均匀，简称为"淡红舌、薄白苔"。

1. 望舌质 主要观察舌质的颜色、舌形、舌态等方面的变化。

（1）望舌色

①淡白舌：颜色较淡红舌浅淡。淡白舌主虚、寒证。舌淡白兼胖嫩者，多见于阳气虚；舌淡白而瘦薄，多见于血虚。

②红舌：颜色鲜红，主热证。舌红有苔或见黄苔，多见于实热；舌红苔少，多见于阴虚虚热。

③绛舌：颜色呈深红色，主热盛。绛舌常见于外感实热病热入营血，或见于内伤杂病。

④青紫舌：主热极证、阴寒证，瘀血证。舌色深绛紫暗，主热极、瘀血证；舌绛紫而干枯少津，多为热盛伤津；舌淡青紫而嫩滑湿润，多为阴寒内盛；全舌青紫，或舌面局部见瘀斑，多为瘀血。

（2）望舌形

①老嫩：舌质纹理粗糙，望之坚实，称为老舌，主实证；舌质纹理细腻，色娇嫩，舌形多浮胖，称为嫩舌，主虚证。

②胖瘦：舌体较正常舌大，甚至伸舌满口，称为胖大舌。舌胖大多由水湿停滞致。舌胖大而淡白，苔白且水滑，多为脾虚水饮；舌胖大而红绛，苔黄厚腻，多为脾胃湿热。舌体瘦小枯薄，称为瘦薄舌，多为气血阴液不足所致，主血虚或阴虚。舌瘦薄而淡白，多为血虚；舌瘦薄而红绛，苔少而干，见于阴虚火旺。

③芒刺：舌面舌乳头增大，高起如刺，主邪热亢盛。舌尖芒刺，为心火亢盛；舌中芒刺，是胃肠热盛；舌边芒刺，是肝胆火盛。

④裂纹：舌面上有裂沟、裂纹，深浅长短纵横不一，称裂纹舌，主阴血不足。

⑤齿痕：舌体边缘有牙齿压印的痕迹，称为齿痕舌，多与胖大舌并见，多为脾虚水湿内停。

（3）望舌态

①痿软舌：舌体软弱无力，屈伸不灵。多因气血虚，或阴液枯竭，舌体失养所致。

②强硬舌：舌体板硬强直，转动不灵。多见于热入心包，痰浊内阻，中风或中风先兆等证。

③歪斜舌：伸舌时舌体不正，偏斜一侧。多见于中风证或中风先兆。

④颤动舌：舌体不自主地颤动。多见于血虚生风，热极生风证。

⑤吐弄舌：舌常伸出口外者为"吐舌"；舌反复伸出舔唇，或舌稍探出口外，立即缩回，称为"弄舌"。多为心脾有热，或小儿惊风先兆，或是小儿弱智。

2. 望舌苔 主要观察舌的苔色、苔质的变化。

（1）苔色

①白苔：主表证、寒证。表证者外感邪气尚未传里，舌苔尚未明显变化，仍为正常之薄白苔。苔白湿润而舌淡白，多为寒证或寒湿证；苔白而腻，多见于痰湿证；苔白而厚或浊，多见于饮食积滞。

②黄苔：主热证、里证。根据程度不同可分为淡黄、深黄和焦黄，一般颜色越深，邪热越盛。苔淡黄而薄，为风热或风寒化热；苔黄厚腻，多见于湿热或痰饮食滞化热；苔焦黄而干燥，多为热盛伤津。

③灰黑苔：主里热证，或里寒证。苔灰黑而干，舌色红绛，多见于热炽伤津或阴虚火旺；苔灰黑而滑，舌色淡白或青紫，多见于痰饮内停，或寒湿内盛。

（2）苔质

①厚薄：反映病邪之深浅。透过舌苔隐约可见舌质的，称为薄苔。正常舌苔为薄苔。疾病初起或病邪在表，病情较轻者，也可见薄苔。透过舌苔不能见到舌质的，是为厚苔，多为病邪入里，病情较重，或胃肠积滞。舌苔由薄而增厚，提示病邪由表入里，病情由轻转重；舌苔由厚变薄，提示正气恢复，病情由重转轻。

②润燥：反映津液之盈亏。正常苔面润泽，干湿适中，为润苔。苔面水分过多甚至伸舌欲滴，为滑苔，多见于寒湿，或阳虚水泛之证；苔面水分少，显现干燥甚至燥裂，为燥苔，多见于热盛伤津、阴液不足之证。

③腐腻苔：反映湿浊之情况。舌苔厚，舌苔颗粒粗大疏松，容易刮去，称为"腐苔"，多见于痰浊、食积之证；苔质颗粒细腻致密，不易刮去，苔表面滑腻黏液状，称为"腻苔"，多见于痰饮、湿浊证，也可见于饮食积滞。

④剥脱苔：反映胃气阴之存亡。舌苔剥脱是指舌苔忽然剥脱见舌底。如舌苔全部剥脱，舌面光洁如镜，称镜面舌，多为胃阴枯竭、胃气大伤之证；如舌苔部分剥脱而斑驳，边缘不清者，称花剥苔，多为胃气阴两伤；小儿舌苔部分剥落，边缘清楚，似地图状，称地图苔，多为脾胃虚或食滞。

第二节 闻 诊

闻诊包括听声音和嗅气味两个方面，是通过听觉和嗅觉来了解由患者发出的各种异常声音及身体或排出物散发的气味以诊察病情的一种方法。

一、听声音

（一）语声

1. 声音 患者如语声高亢洪亮或声粗，多言躁动，多为实证、热证；如语声低弱细小无力，少言懒言，多为虚证、寒证；如疾病初起声音重浊或暴哑，多见于外邪犯肺，即所谓"金实不鸣"；如病久声音嘶哑或者失声，多为肺肾阴虚，即所谓"金破不鸣"。

2. 语言

（1）谵语　神志不清，胡言乱语，声高有力。多为实证、热证。

（2）郑声　神志不清，语言重复，语声低微无力，时断时续。多为心气大伤之证。

（3）独语　独自喃喃言语不休，见人便止。多为心气虚证。

（4）狂语　神志错乱，胡言乱语，语无伦次，狂躁妄言。多见于狂证。

（5）错语　语言颠倒错乱，言后自知说错，却不能自主。多为心气血虚，神失所养。

（二）呼吸

呼吸的异常主要表现为喘、哮、短气、少气等。总体来说，一般气息粗而有力者，或伴气息急促，多为实证；气息细而微弱者，或伴气息缓慢甚至几乎不得接续，多为虚证。

1. 喘　呼吸急促困难，甚至张口抬肩，鼻翼煽动，端坐呼吸不能平卧，称为"喘"，喘分为虚喘、实喘。实喘表现为发病急骤，呼吸困难，声高息涌气粗，以呼出为快，脉数有力，多因外邪袭肺或痰浊阻肺所致；虚喘一般发病缓慢，呼吸短促，似不得续，活动后喘促更甚，气弱声低，倦怠乏力，脉微弱，多因肺气阴两虚，或肾不纳气所致。

2. 哮　呼吸急促，伴喉中有哮鸣声为特征，称为"哮"，多反复发作。多因素有痰饮内停，复感外邪而诱发。哮必兼喘，而喘不一定兼哮。

3. 短气　呼吸短促，不相接续，略似虚喘但不抬肩，称为"短气"。多为肺气虚证，或水饮阻滞于胸中，肺气不利而致。

4. 少气　呼吸微弱，自觉气不足以言，常深吸一口气后再言，称为"少气"，常伴语声低微无力，倦怠懒言，面色不华。多为气虚证。

（三）咳嗽

咳嗽是肺失肃降，肺气上逆所致。咳声重浊，多为寒湿；咳声清脆响亮，多为燥热；咳声重而有力，多为实证；无力作咳，咳声低弱，多为虚证；咳嗽阵作，咳声连续、剧烈，甚则涕泪俱出，终止时伴有鹭鸶样回声，称为"顿咳"，又称为"百日咳"；咳声如犬吠，见于白喉病。

二、嗅气味

嗅气味，主要是嗅患者病体、排出物、病室等散发的异常气味。口气臭秽，见于牙疳、龋齿或口腔不洁等，也可见于胃有实热；口气酸馊，多为饮食积滞。排出物的气味，如臭秽而质混浊或秽浊，多为湿热或热证；如无特殊气味或腥味，质清稀，多为寒湿或寒证；小儿大便酸臭，伴有不消化食物，为食积不化。病室内有腐臭气味，多是疮疡溃烂而致；病室内有尸臭气味，多是脏腑败坏；室内有尿臊气，多见于水肿病晚期（尿毒症）。

第三节　问　诊

PPT

问诊，是通过询问患者或陪诊者，了解疾病的发生、发展、诊疗经过、现在症状和其他与疾病有关的情况，以诊察疾病的方法。

👁 **看一看**

《十问歌》张景岳

"一问寒热二问汗，三问头身四问便，五问饮食六问胸，七聋八渴俱当辨，九问旧病十问因，再兼服药参机变；妇女尤必问经期，迟速闭崩皆可见；再添片语告儿科，天花麻疹全占验。"

一、问寒热

问寒热是询问患者有无冷与热的感觉。自觉怕冷，虽添衣加被或近火取暖仍不能缓解，称为恶寒；身寒怕冷，添衣加被或近火取暖可以缓解，称为畏寒。发热，通常也有两种情况，一是体温高于正常；二是体温正常，但自觉全身或局部发热。

1. 恶寒发热 恶寒与发热的感觉同时出现，称恶寒发热，主外感表证。若恶寒重发热轻，为表寒证；若发热重恶寒轻，为表热证。

2. 但寒不热 但寒不热是指只有怕冷的感觉而无发热，主里寒证。常见于寒邪直中脏腑经络的实寒证，或阳虚内寒的虚寒证。

3. 但热不寒 但热不寒是指只觉发热而无怕冷的感觉，主里热证。如身发高热（体温超过39℃），持续不退，称为壮热，多属里实热证。如定时发热或定时热甚，如潮汐之有定时，称为潮热。日晡潮热，多为阳明腑实证；阴虚潮热，午后或入夜加重，兼见五心烦热或骨蒸潮热；湿温潮热，午后热盛，身热不扬，兼头身困重，见于湿温病。

4. 寒热往来 恶寒与发热交替发作，其寒时只寒不热，其热时只热不寒，界线分明，称为寒热往来，主半表半里证，可见于少阳病及疟疾。

✏ **练一练**

阴虚发热的特点是

A. 午后热盛   B. 口淡不渴

C. 高热不退   D. 寒热往来

E. 四肢不温

答案解析

二、问汗

问汗时要询问患者有无出汗，出汗的时间、部位、汗量、出汗的特点，主要兼症等。

1. 表证辨汗 外感表证有汗，伴有发热恶风等症状，多为表虚证或风热表证；如无汗，伴恶寒，多为表实证或风寒表证。

2. 里证辨汗

（1）自汗 白天汗出不已，动则更甚。多为气虚或阳虚。

（2）盗汗 睡后汗出，醒则汗止。多为阴虚。

（3）大汗 身热大汗，多为实热证；大汗淋漓，伴有脉微肢冷，神疲气弱者，多为亡阳证。

（4）战汗 先全身寒战，而后汗出者称为战汗。提示邪正剧争，常为病情变化的转折点，多见于外感热病中。若汗出热退，脉静身凉，是邪去正复之佳兆；反之，汗出身热不减，烦躁不安，脉来急疾，是邪盛正衰的危候。

三、问疼痛

疼痛是常见的一种自觉症状。问诊时，应问清疼痛产生的原因、性质、部位、发作及持续时间、痛处的喜恶等。因气血不通而致痛者，一般为新病，痛感较剧烈，疼痛持续，或痛处拒按，属实证，即所谓"不通则痛"；因气血不荣而致痛者，一般为久病，疼痛时剧时缓，或隐痛，或痛处喜揉喜按，属虚证，即所谓"不荣则痛"。

1. **胀痛** 痛而有胀感，多属气滞。
2. **刺痛** 痛如针刺，多属瘀血。
3. **冷痛** 痛处有寒冷感，得暖则舒，多为阳虚寒凝。
4. **灼痛** 痛处有灼烧感，喜冷，多为阳热亢盛或阴虚生热。
5. **重痛** 疼痛伴沉重感，多为湿盛阻遏气机。
6. **掣痛** 痛处有抽掣牵引感，多因筋脉失养，阻滞不通，经脉拘急。
7. **窜痛** 痛无定处，游走攻窜，多为风中经络关节或气滞。
8. **隐痛** 疼痛隐隐，绵绵不休喜按，多为虚证。
9. **绞痛** 疼痛剧烈如刀绞，来势凶猛拒按，多为实证。

四、问饮食口味

1. **问食欲与食量** 主要反映患者脾胃功能的强弱，也可反映疾病的轻重及预后。食欲减退，不思进食，称"纳呆"；厌恶某类食物，如油腻肥甘食物，称"厌食"。纳呆和厌食多为脾胃气虚或湿邪困脾。饥而不欲食或进食很少，伴胃中灼热嘈杂，多为胃阴不足。消谷善饥，指患者食欲亢进，食量多，食后不久又感饥饿，多为胃火亢盛或消渴病。偏嗜食用某种食物或某种异物，如小儿喜食沙土、生米等异物，多为虫积。疾病过程中食欲食量渐复，提示胃气渐复，预后良好；相反，病中食欲渐退，食量渐减，提示胃气渐衰，预后多不良。

2. **问口渴与饮水** 口渴与饮水的情况，可以反映患者津液的盛衰和输布情况，以及病证的寒热虚实。若口不渴或仅仅喜喝少许热饮，多为寒、湿证。口渴但不欲饮水或饮水不多，为津液轻度损伤或津液输布障碍的表现。口渴多饮，是津液大伤的表现，可见于汗吐泻下后；口渴饮水量多且喜冷饮，伴发热面赤，多为实热证；口渴饮水量多，伴多尿多食而消瘦，则为消渴病。

3. **问口味** 口味是指患者口中的异常味觉。口苦，常见于各种热证；口淡乏味，常伴纳呆厌食，多为脾胃气虚；口甜，或伴口中黏腻感，多为脾胃湿热；口中泛酸，多为肝胃蕴热；口中酸腐味，多为伤食；口中淡淡咸味，多为肾病及寒证。

五、问睡眠

1. **失眠** 失眠又称"不寐"，包括经常不易入睡，或睡而易醒，醒后不易再睡，或睡而不酣，多梦易惊醒，甚至彻夜不眠等各种表现。总的来说，失眠的病机主要是邪火内扰致心神不宁或气血不足致心神失养。

2. **嗜睡** 嗜睡又称多眠，指神疲困倦，睡意很浓，经常不由自主入睡。嗜睡兼见头身困重，多为湿邪困阻，清阳不升；精神疲惫，困倦易睡，但呼之即醒，或似睡而非睡，多为心肾阳虚。

六、问二便

问二便，主要询问患者大小便的性状、颜色、气味、便量多少、排便的时间、排便时的感觉及排便时伴随症状等，以辨别疾病的寒热虚实性质。

1. 问大便　大便的异常主要表现在大便性状、排便次数和排便感觉等。

（1）便秘　指粪便质硬难排，或排便困难，或便次减少。大便艰涩难排，肠鸣矢气，便质或不甚干者，多为气机郁滞，大肠传导失常；大便干结兼见发热口渴，腹胀，舌苔黄燥，多为胃肠实热；大便黏滞，排便不爽难尽，多为湿滞；排便无力，兼少气乏力，多为气虚；孕妇或产后，大便燥结如羊屎，多为血虚津亏。

（2）泄泻　指大便稀软不成形，甚至呈水样，大便次数增多。腹泻伴腹中冷痛，大便清稀而气味腥臭，舌苔白腻，多为寒湿泄泻；腹泻伴肛门灼热，大便臭秽，舌苔黄腻，多为湿热泄泻；长期大便溏薄，常伴完谷不化，多为脾虚；腹泻大便酸腐味，脘腹胀满，或伴呕吐酸腐食物，多为伤食；腹痛腹泻，便下脓血赤白，伴里急后重，多为湿热下痢；经常于黎明前腹痛腹泻，称为"五更泻"，多为脾肾阳虚。

（3）便血　便前下血，或便时带血，血色鲜红，多为痔疮下血；便内见血，血色紫黑，或大便青黑如柏油状，为胃肠瘀血。

2. 问小便　小便的异常主要表现在排尿次数、尿量及排尿时感觉等。小便频数，或夜尿频，或尿后余沥不尽，多为肾气虚；小便排出不畅，点滴而出为"癃"，不便不通，点滴不出为"闭"，统称为"癃闭"。

七、问经带

经、带、胎、产是妇女特有的情况。对于青春期开始之后的女性患者，应注意询问其经带产育等情况，作为妇科或一般疾病的辨证依据。

1. 问月经　月经应注意询问其周期，行经天数，月经的量、色、质，初潮及绝经年龄，有无闭经或行经腹痛等表现。

（1）经期　月经周期提前7天以上，称为"月经先期"。月经先期伴血色鲜红或紫红，经量多，多为血热导致；月经先期伴血色淡红，经量较少，多为气虚不摄导致。月经周期错后7天以上，称为"月经后期"。月经后期伴血色暗，或有血块，多为血寒、血瘀导致；月经后期伴血色淡，经量少，则是血虚。月经或提前或错后不定，均在7天以上，称为"月经先不定期"，又称月经紊乱、经乱，绝经前脾肾虚衰者较常见，如月经紊乱伴痛经或经前乳房胀痛，多见于肝气郁结。停经3个月以上，又非妊娠哺乳者，称"闭经"，可由多种原因造成的，常见于肝气郁结、瘀血、湿盛痰阻、肾虚、气血虚等证。

（2）经量　月经过多，指月经出血量超出正常生理范围。月经过多伴见血色深红而质稠，多为血热导致；月经过多伴见血色淡者，多为气虚不摄导致。月经过少，指月经量少于正常生理范围，月经过少伴血色紫暗，有血块，多为瘀血导致；月经过少伴血色淡且量少，多为气血虚导致。不在行经期间，不规则的阴道出血称"崩漏"。来势急，出血量多的称"崩"；来势缓，出血量少的称"漏"。多因血热、气虚或阴虚、瘀阻胞宫所致。

（3）痛经　指在月经期，或行经前后，出现小腹部周期性疼痛。一般痛在经前按之痛甚者属实证，痛在经后喜揉按者属虚证。行经时小腹冷痛，得热痛减，多为寒证；行经腹痛较剧，经色暗，有血块，多为瘀血；痛经时痛时止，兼经前乳房胀痛，多为肝气郁结；经后小腹隐隐作痛，喜揉按，多为血虚。

2. 问白带　白带应注意询问带下量、色、质和气味等情况。带下色白而清稀，量较多，味腥，或无臭味，多为脾肾阳虚证或寒湿证；带下色黄赤，质黏稠，臭秽，多为湿热证。

八、问小儿

小儿问诊较困难，且不一定准确。如小儿不能正确叙述，可询问其亲属。除了一般的问诊内容外，主要询问小儿出生前后情况，喂养情况，生长发育情况，预防接种情况，有无患过麻疹、水痘等传染病，有无传染病接触史及其家族的健康状况和遗传病史。

♥护爱生命

王叔和，西晋著名的医学家。在中医学发展史上，他做出了两大重要贡献，一是整理《伤寒杂病论》，编著《伤寒论》；二是著述《脉经》。王叔和幼年时代是在缺衣少食的贫寒中度过，严酷的生活现实，使他从小就养成了勤奋好学，谦虚沉静的性格。他特别喜爱医学，读了不少古代医学典籍，并渐渐学会了诊脉治病的医术。王叔和经过几十年的精心研究，在吸收张仲景、扁鹊、华佗等古代著名医学家的脉诊理论学说的基础上，结合自己长期的临床实践经验，写成了我国第一部完整而系统的脉学专著《脉经》，计10万多字。《脉经》总结发展了西晋以前的脉学经验，将脉的生理、病理变化类列为脉象24种，使脉学正式成为中医诊断疾病的一门科学。

PPT

第四节 切 诊

切诊是对患者身体的某部位进行触、摸、按、压，以了解疾病的一种诊察方法。切诊包括脉诊和按诊。

一、脉诊 🅴微课7

脉诊，是指通过指腹按压一定部位的脉搏来诊察脉象，了解病情，诊断疾病的方法。脉诊是中医学一种独特的诊断疾病的方法，可以判断疾病的病位、病性、病因、邪正盛衰以及推断疾病的预后。

（一）脉诊部位与方法

1. 脉诊部位　最常用的切脉部位是寸口脉。寸口脉位于手腕部桡动脉，是手太阴肺经的原穴所在，为气血会聚之处。因五脏六腑、十二经脉气血的运行皆起于肺而止于肺，所以脏腑的病变、气血的盛衰均可反映于寸口。寸口脉分为寸、关、尺三部，以腕后高骨（即桡骨茎突）为标志，高骨对应的部位为关，关前近腕端为寸，关后近肘端为尺（图7-3）。双手各分寸、关、尺三部，分候不同脏腑：左手的寸部候心，左手的关部候肝胆，左手的尺部候肾；右手的寸部候肺，右手的关部候脾胃，右手的尺部候肾（命门）。

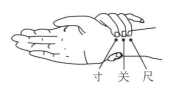

寸 关 尺

图7-3　脉诊寸关尺部位

2. 脉诊方法　诊脉最好选择清晨，先让患者休息片刻，使气血平静。医护人员也要求平心静气，调匀呼吸，专心细致进行诊脉，切脉时间要求每侧不得少于1分钟，必要时延长至3~5分钟。

诊脉时需要运用举、寻、按三种不同指力来探索脉象。用轻指力按在皮肤上取脉称举，又称浮取、轻取；指力不轻不重，按在肌肉间取脉称寻，又称中取。用重指力按在筋骨间取脉称按，又称沉取、重取。诊脉必须注意体察在举、寻、按不同指力下的脉象变化。因寸口脉分寸、关、尺三部，每个部位有浮、中、沉三种切脉力度，不同位置在不同指力下脉象反映不同，这即是寸口诊法的"三部九候"诊脉方法。

（二）正常脉象

健康人的正常脉象也称平脉或常脉。正常脉象应是三部有脉，一息四或五至，不浮不沉，不大不小，从容和缓，柔和有力，节律均匀。

❓ 想一想 ————————————————————————————

脉诊的部位是哪？为何要取寸口脉？"三部九候"是什么意思？

答案解析

（三）常见病脉与主病

疾病反映于脉象的变化，称为病脉。根据各文献记载，病脉从脉位、脉数、脉形、脉势四个方面可汇总为 28 种，其中常见的 16 种病脉脉象及主病分述如下。

1. 浮脉　脉象：轻取即得，重按稍弱。主病：表证。浮而有力为表实证，浮而无力为表虚证。

2. 沉脉　脉象：轻取不应，重按始得。主病：里证。沉而有力为里实证，沉而无力为里虚证。

3. 迟脉　脉象：脉来迟缓，一息不足四至（每分钟脉搏 60 次以下）。主病：寒证。脉迟而有力为实寒证，脉迟而无力为虚寒证。若常年锻炼体格强健者见脉迟而有力，不属病脉。

4. 数脉　脉象：脉来快速，一息五至以上而不满七至（每分钟脉搏 90～120 次）。主病：热证。数而有力为实热证，细数而无力为虚热证。

5. 虚脉　脉象：三部脉举寻按均脉来空虚无力。主病：虚证。

6. 实脉　脉象：三部脉举寻按均脉来坚实有力。主病：实证。

7. 细脉　脉象：脉细如线，但应指明显，按之不绝。主病：气血两虚，诸虚劳损，湿证。

8. 洪脉　脉象：脉形宽大，状如波涛汹涌，来盛去衰。主病：热盛。

9. 濡脉　脉象：浮而细软，重按不显。主病：诸虚证，湿证。

10. 弦脉　脉象：端直而长，按之较硬如按琴弦。主病：肝胆病，痰饮，痛证，疟疾。

11. 紧脉　脉象：脉管绷急，按之有力，状如牵绳转索。主病：寒证，痛证。

12. 滑脉　脉象：往来流利，如珠走盘，应指圆滑。主病：痰饮，食积，实热。妇女孕中气血旺盛，亦见脉滑。

13. 涩脉　脉象：脉迟而细，往来艰涩不畅，如轻刀刮竹。主病：气滞血瘀，精血亏虚，痰食内阻。

14. 促脉　脉象：脉来急促，时有一止，止无定数。主病：阳热亢盛，气血痰食郁滞，亦主虚脱。

15. 结脉　脉象：脉来缓慢，时有一止，止无定数。主病：阴盛气结，寒痰血瘀，亦主气血虚衰。

16. 代脉　脉象：脉来缓慢，时有一止，止有定数，良久方来。主病：脏气衰微，痛证，惊恐，跌打损伤。

二、按诊

按诊，是用手直接触摸、按压患者体表某些部位，以了解身体局部的异常变化，从而推断疾病的部位、性质和病情轻重等情况的一种诊病方法。

1. 按肌肤 按肌肤主要了解全身肌表的寒热、润燥以及有无肿胀等情况。肌肤灼热者为热证；肌肤冰冷者为寒证；肌肤干燥者，多为无汗或津液不足；肌肤湿润者，为汗出或津液未伤；肌肤甲错者，多为伤阴或内有瘀血；肌肤按之凹陷，放手留凹痕不能起的，为水肿。

2. 按手足 按手足主要通过触摸手足的寒热，以判断疾病的虚实寒热。一般手足俱冷者，为阳虚或寒盛；手足俱热者，为阴虚或阳盛；手足心较热者，为内伤发热，常见于阴虚内热；重症患者四肢厥冷，病属凶险，预后不良。

3. 按脘腹 按脘腹主要了解有无压痛痞胀和包块，判断相应位置的脏腑病变情况及疾病的虚实。腹部如见疼痛，喜揉按者为虚证，拒按者为实证。肠痈则见右下腹局部剧痛，按之痛不可忍，重按后突然放手疼痛加剧。腹内有结块，或伴有胀痛，一般是积聚，痛有定处，按之有形且不移为积；痛无定处，按之无形，聚散不定为聚。

4. 按腧穴 按腧穴是按压身体上某些特定穴位，通过这些穴位的变化及反应，结合经络，来推断内脏的某些疾病。如在肺俞穴触摸到结节，或在中府穴有压痛，提示肺病等。

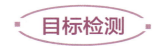

目标检测

答案解析

单项选择题

1. 面色红主 （　）

    A. 寒证   B. 热证   C. 表证   D. 里证   E. 虚证

2. 苔质颗粒细腻致密，融和成片，揩之不去，刮之不脱，上面罩一层油腻状黏液，称为 （　）

    A. 腐苔   B. 腻苔   C. 润苔   D. 燥苔   E. 剥苔

3. 关于虚证、实证的鉴别要点，以下错误的是 （　）

    A. 声音有力、无力   B. 腹痛的喜按、拒按

    C. 精神状态   D. 脉搏有力、无力

    E. 舌苔的颜色

4. 常用的诊脉部位为 （　）

    A. 人迎   B. 寸口   C. 扶阳   D. 内关   E. 外关

5. 但寒不热属于 （　）

    A. 表证   B. 里证   C. 半表半里证   D. 阳证   D. 虚证

6. 妇女带下黄臭，多因 （　）

    A. 脾虚生湿   B. 冲任损伤   C. 带脉不固   D. 肝郁化火   E. 湿热下注

7. 下列除 （　） 外，都是得神的表现

    A. 语言清晰   B. 反应灵敏   C. 颧赤如妆   D. 呼吸平稳   E. 肌肉不削

8. 五脏在舌上的分部中，舌根部属 （　）

    A. 心   B. 肺   C. 肝   D. 脾   E. 肾

9. 下列属假神的表现的是 （　）

    A. 语言失伦   B. 两颧潮红   C. 反应迟钝   D. 突然能食   E. 表情淡漠

10. 表现为神识不清，语无伦次，声高有力的是 （　）

    A. 错语   B. 独语   C. 谵语   D. 郑声   E. 狂言

11. 疼痛如针刺之状，固定不移的是 （　）

A. 瘀血作痛　　　B. 气滞作痛　　　C. 风湿作痛　　　D. 寒凝作痛　　　E. 血虚作痛

12. 浮脉的脉象特征是（　　）

A. 轻取即得，来盛去衰

B. 轻取即得，细软无力

C. 轻取即得，重按稍减

D. 轻取即得，中空外坚

E. 以上均错误

13. 患者盗汗的原因多为（　　）

A. 气虚　　　B. 血虚　　　C. 气血两虚　　　D. 阴虚　　　E. 阳虚

14. 壮热的特征是（　　）

A. 持续高热 39℃ 以上

B. 日晡潮热

C. 夜间潮热

D. 午后潮热

E. 发热在 37～38℃ 之间

15. 舌苔黄腻多主（　　）

A. 湿热内盛　　　B. 热盛伤津　　　C. 寒湿内阻　　　D. 疫疠初起　　　E. 暑热偏盛

16. 患者，男，24 岁。证见发热与恶寒交替出现是（　　）

A. 表证　　　B. 表邪入里　　　C. 半表半里　　　D. 表热里寒　　　E. 表寒里热

17. 患者，女，56 岁。小便频急，灼热刺痛，尿血，舌红苔黄，脉数。证属（　　）

A. 热淋　　　B. 膏淋　　　C. 血淋　　　D. 气淋　　　E. 石淋

18. 患者，男，38 岁。经常在黎明前腹痛腹泻，泄后痛减，无其他不适。平时有轻微乏力，腰酸，可见于（　　）

A. 肝胃不和　　　B. 食滞胃肠　　　C. 寒滞胃肠　　　D. 肝郁脾虚　　　E. 脾肾阳虚

19. 患者，女，23 岁。近期因临近考试而心烦意乱，不易入睡，睡而不酣易惊醒，有时甚至彻夜不眠，心悸不宁，舌尖红，脉细数。该患者属于（　　）

A. 嗜睡　　　B. 失眠　　　C. 谵妄　　　D. 消渴　　　E. 心火

20. 患者，女，28 岁。近半年来，月经每每拖后七八天，量少色淡，兼见面色不华，口唇色淡，心慌乏力，舌淡，脉细。该患者属于（　　）

A. 月经先期　　　B. 月经后期　　　C. 月经先后无定期　　　D. 痛经　　　E. 闭经

（马志钢）

书网融合……

🗒 重点回顾　　　ⓔ 微课 1　　　ⓔ 微课 2　　　ⓔ 微课 3　　　ⓔ 微课 4

ⓔ 微课 5　　　ⓔ 微课 6　　　ⓔ 微课 7　　　🕘 习题

第八章　辨　证

学习目标

知识目标：
1. **掌握**　八纲辨证、脏腑辨证的概念；八纲辨证中各证的含义和临床表现。
2. **熟悉**　脏腑辨证中各证的含义和临床表现。
3. **了解**　八纲证候之间的关系。

技能目标：
能运用八纲辨证判断疾病的部位、性质、邪正盛衰、类别等，并进行正确地施护；能运用脏腑辨证判断疾病所在脏腑及证型，并进行正确地施护。

素质目标：
关爱患者，热情细致，有良好的医患沟通能力。

📖 导学情景

情景描述：患者，男，36岁。外出下雨淋湿衣服未能及时更换，又在地下室里坐了40多分钟，因出现嗓子疼，畏寒，关节疼痛，恶心欲呕，手脚冰凉而就诊。

情景分析：患者外感寒湿之邪而患病，医生通过运用"四诊"进一步诊察和分析病情，诊断其为感冒（表证）。表证的辨证要点是：恶寒发热，头身疼痛，苔薄白，脉浮。

讨论：患者所患为何证？诊断依据有哪些？如何护理与治疗？

学前导语：辨证施护是中医认识和护理疾病的基本原则，是中医护理学对疾病的一种特殊的研究和处理方法。今天，我们将和同学们一起学习辨证施护。

　　辨证，是在中医基础理论指导下，通过望、闻、问、切四诊收集的临床资料进行综合分析，辨清疾病的病因、部位、疾病性质、邪正盛衰和发展趋势，确定具体证候的过程。辨证是认识和诊断疾病，决定治疗和护理的前提和依据。中医辨证的过程，即是诊断的过程。

　　中医辨证是在长期实践中逐步形成的认识疾病和诊断疾病的方法，主要有八纲辨证、脏腑辨证、卫气营血辨证、病因辨证、三焦辨证、气血津液辨证、经络辨证、六经辨证等。其中八纲辨证是中医辨证的核心理论，是各种辨证的总纲；脏腑辨证是在八纲辨证的基础上进一步确定病变脏腑及治疗原则的辨证方法，是各种辨证的综合运用。本节选取八纲辨证及脏腑辨证作简要介绍。

第一节　八纲辨证

PPT

　　八纲辨证是各种辨证的总纲。八纲，指阴、阳、表、里、寒、热、虚、实八个辨证的纲领。八纲辨证是通过综合分析四诊获得的资料，确定病证类别的阴阳、疾病病位的深浅、病情性质的寒热及邪正斗争的盛衰的辨证方法。

　　八纲证候，即阴证、阳证、表证、里证、寒证、热证、虚证、实证。从病证类别归纳，为阴、阳两大类，从病位的深浅来判有表、里之别；从疾病性质来别，有寒、热之分；从邪正盛衰来析，有虚、实之异。其中阴阳两纲可以统率其他六纲，是八纲的总纲。

一、表里辨证 📱微课

表里辨证是辨别病位浅深及病势趋向的两个纲领。表证有起病急、病程短的特点，为外邪侵袭人体肌表，病位和病势均较浅；里证有起病缓、病程长的特点，为病在脏腑，病位及病势均较重（表8-1）。

（一）表证

表证是对感受外邪，病变反映在身体肌表所出现的证候概括。

1. 临床表现 恶寒（或恶风），发热，头身疼痛，鼻塞，流涕，喷嚏，微咳，咽喉肿痛，苔薄白，脉浮等。

2. 辨证要点 临床以恶寒和发热并见、舌苔薄白、脉浮为主要特征。

3. 护理和治疗原则 辛散解表。

（二）里证

里证是指病变部位深在脏腑、气血、骨髓等的一类证候。

1. 临床表现 里证因脏腑不同，临床表现多种多样，可以说凡不属于表证（及半表半里证）的特定证候，一般都可以归属于里证的范畴，具体内容详见于脏腑辨证。

2. 辨证要点 临床以脏腑、阴阳、气血津液等失常所致的症状为主要特征。

3. 护理和治疗原则 参照脏腑辨证内容加以辨证施护和论治。

表8-1 表证和里证的鉴别

鉴别点	病史	病位	寒热喜恶	舌象	脉象
表证	新病急病	浅在肌表	发热和恶寒并存	舌苔薄白	浮
里证	久病	深在脏腑	但热不寒或但寒不热	舌及苔有明显变化	沉

二、寒热辨证

寒热辨证是辨别疾病性质的两个纲领。寒和热反映的是机体的阴阳盛衰，即"阳盛则热，阴盛则寒""阳虚则寒，阴虚则热"。辨别寒热是确定护理和治疗原则的前提和依据，寒证用温热药物治疗，热证用寒凉药物治疗，即"寒者热之，热者寒之"（表8-2）。

（一）寒证

寒证是感受寒邪、或阳虚阴盛导致机体功能活动衰退所表现的以冷、凉为主要特点的证候。

1. 临床表现 畏寒肢冷，口淡不渴或喜热饮，痰、涎、涕清稀，小便清长，大便稀薄，面色苍白，舌质淡，苔白而润，脉紧或迟等。

2. 辨证要点 临床以畏寒喜暖，分泌物和排泄物清稀等症状为主要特征。

3. 护理和治疗原则 散寒助阳。

（二）热证

热证是感受阳邪或阳盛阴虚，导致机体功能活动亢进所表现的以温、热为主要特点的证候。

1. 临床表现 发热喜冷，口渴喜冷饮，面红目赤，烦躁不安，痰、涕黄稠，小便短赤，大便干结，舌红苔黄，脉数等。

2. 辨证要点 临床以发热喜冷，分泌物和排泄物黄稠等症状为主要特征。

3. 护理和治疗原则　清热泻火。

表 8 - 2　寒证和热证的鉴别

鉴别点	面色	四肢	寒热喜恶	口渴	小便	大便	舌象	脉象
寒证	苍白	冷	恶寒喜暖	口淡不渴	小便清长	大便稀溏	舌淡苔白润	迟或紧
热证	红赤	热	恶热喜凉	渴喜冷饮	小便短黄	大便秘结	舌红苔黄燥	数

三、虚实辨证

虚实辨证是辨别邪正盛衰的两个纲领。正气衰为虚，邪气盛为实证。了解病变的邪正盛衰，辨别疾病的虚实，是治疗用药攻补的依据（表 8 - 3）。

（一）虚证

虚证是人体正气虚损、气血阴阳不足、衰退的一系列虚弱证候的统称。

1. 临床表现　正气虚包括气血阴阳多种虚损，因此临床表现较复杂，难以全面概括，常见症状主要有体倦乏力，自汗气短，精神萎靡，面色无华，大便滑脱，小便频数，舌淡胖嫩，少苔，脉沉迟无力；或潮热盗汗，手足心热，午后颧红，舌红少苔，脉细而数等。

2. 辨证要点　临床以"不足、衰退"为主要特征。

3. 护理和治疗原则　补虚扶正（益气、补血、滋阴、助阳）。

（二）实证

实证是指邪气亢盛、正气未衰而引起的亢盛、有余的一系列证候的统称。

1. 临床表现　实证涉及证候广泛，寒、暑、湿、痰、燥、食积、瘀血等表现不一，常见的症状有高热面赤，口渴喜冷饮，烦躁，甚至神昏谵语，痰多气粗，腹痛拒按，小便短赤，大便秘结，舌苔厚，脉有力等。

2. 辨证要点　临床以"有余、亢盛"为主要特征。

3. 护理和治疗原则　泻实祛邪。

表 8 - 3 实证和虚证的鉴别

鉴别点	病程	体质	精神	声音	腹胀	疼痛	二便	舌象	脉象
实证	短	强	躁动	高	不减	拒按	尿赤便秘	苔厚腻	有力
虚证	长	弱	萎靡	低	时减	喜按	尿清便溏	舌淡少苔	细弱

四、阴阳辨证

阴阳两纲是概括病证类别的总纲。表里、寒热、虚实都是在疾病发生过程中，表现出的既对立又统一的矛盾现象。这些现象，中医用阴和阳来概括，因此，阴阳辨证是八纲辨证的两个基本纲领。八纲中的六纲从不同的侧面概括病情，而阴阳两纲则是对病情进行总的归纳，所以说阴阳两纲是八纲辨证的总纲。

（一）阴证

凡是符合"阴"的属性的证候，一般具有抑制、晦暗、沉静、衰退等表现，如里证、虚证、寒证等，统称为阴证。

1. 临床表现　不同疾病表现出的阴证不尽相同，常见症状有畏寒肢冷，口淡不渴，精神萎靡，倦怠乏力，语声低微，面色苍白，食少纳呆，小便清长，大便稀溏，舌淡胖嫩，脉沉迟、微弱等。

2. 辨证要点　临床以"寒证、里证、虚证"为主要特征。

3. 护理和治疗原则　散寒、温阳、补虚。

（二）阳证

凡是符合"阳"的属性的证候，一般具有兴奋、明亮、躁动、亢进等表现，如表证、实证、热证等，统称为阳证。

1. 临床表现　不同疾病表现出的阳证不尽相同，常见症状有恶寒发热，肌肤灼热，面红目赤，口干渴饮，烦躁不安，语声高亢，呼吸气粗，小便短赤，大便秘结，舌红苔黄，脉洪大、浮数、滑实等。

2. 辨证要点　临床以"热证、表证、实证"为主要特征。

3. 护理和治疗原则　清热、解表、泻实。

（三）亡阴证

1. 临床表现　大汗淋漓，身热肢暖，面赤唇干，肌肤干燥皱瘪，口渴欲饮，烦躁不安，小便极少或无尿，舌红干，脉细数无力。

2. 辨证要点　临床表现以热汗淋漓且黏，身热烦躁，脉细数无力为主要特征。

3. 护理和治疗原则　滋阴增液、养阴固气。

（四）亡阳证

1. 临床表现　冷汗淋漓，手足厥冷、肌肤不温，神疲蜷卧，面色苍白，口淡不渴，或喜热饮，呼吸气微，舌淡白润，脉微欲绝。

2. 辨证要点　临床以冷汗淋漓，神疲气微，四肢厥冷，脉微欲绝为主要特征。

3. 护理和治疗原则　益气固脱，回阳救逆。

👁**看一看**

新型冠状病毒肺炎的辨证分型

中医认为新型冠状病毒感染肺炎属于疫病范畴，病位在肺脾，主要在肺。临床分为四种类型。①轻型：多为湿热壅肺证，症见低热或不发热，干咳少痰，咽痛，乏力，头身困痛，便溏，舌苔黄腻，脉多濡数。②普通型：多为湿毒阻肺证，常有热化。症见高热，气促，口渴不欲饮，胸闷，咽干少痰，纳差，大便不畅或便溏，苔黄，脉弦滑数。③重型：多为疫毒闭肺证，症见高热不退，咳嗽痰少，胸闷气促，或伴咯血，痰中带血，多有黄痰，腹胀便秘，舌质红，苔黄腻或黄燥，脉滑数。④危重症：多为内闭外脱证，症见神昏，烦躁，胸腹灼热，手足逆冷，呼吸急促或气不得续。舌质紫绛，苔黄褐或燥，脉浮大无根。临证准确的辨证为"三方三药"的有效使用奠定了基础。

PPT

第二节　脏腑辨证

脏腑辨证是在藏象理论的指导下，根据脏腑的生理功能、病变特点，结合八纲、病因等理论，对四诊收集的病情资料进行分析、归纳，借以推究病机，判断疾病的性质、部位、正邪盛衰情况的一种辨证方法。脏腑辨证是一种确定病变所在脏腑的辨证方法，用于指导临床各科辨证施护，是中医辨证方法中的重要组成部分。常见的脏腑辨证包括脏病辨证、腑病辨证、脏腑兼病辨证。

一、心与小肠病辨证

心为"君主之官"，居胸中，其外有心包裹护。心的主要生理功能是主血脉和主藏神，其华在面，开窍于舌，和小肠互为表里；小肠为"受盛之官"，主要生理功能是传化物，具有分清泌浊的功能。

心的病变主要表现在血脉运行失常及神志活动异常两方面，小肠的病变主要反映在分清泌浊方面的异常。

（一）心气虚证

因心气不足，功能减退所产生的虚弱证候。

1. 临床表现 心悸，怔忡，神疲体倦，少气懒言，胸闷气短，或有自汗，动则加重，面色苍白，舌淡苔白，脉细弱无力或结代。

2. 辨证要点 临床以心悸、怔忡、胸闷气短和气虚症状为主要特征。

3. 护理和治疗原则 补益心气。

（二）心阳虚证

因心阳亏虚，功能减退所产生的虚寒证候。

1. 临床表现 心悸，怔忡，畏寒肢冷，面色㿠白，精神疲惫，心胸憋闷或痛，气短自汗，动则加重，口唇青紫，舌淡胖或紫黯，苔白滑，脉细弱或结代。

2. 辨证要点 临床以心悸、怔忡、心胸闷痛和虚寒症状为主要特征。

3. 护理和治疗原则 温补心阳。

（三）心血虚证

因心血亏虚，失于濡养所产生的证候。

1. 临床表现 心悸，怔忡，失眠多梦，头晕健忘，面色淡白无华，唇甲色淡，脉细弱。

2. 辨证要点 临床以心悸、失眠、头晕、多梦和血虚症状为主要特征。

3. 护理和治疗原则 补血安神。

（四）心阴虚证

因心阴亏损，虚热内扰所产生的证候。

1. 临床表现 心悸，怔忡，失眠，眩晕，多梦，健忘，并见潮热盗汗，五心烦热，舌红少津，脉细数为辨证要点。

2. 辨证要点 临床以心悸、失眠、多梦和虚热症状为主要特征。

3. 护理和治疗原则 滋阴补血安神。

（五）心火亢盛证

因心火炽盛，火热内扰所产生的证候。

1. 临床表现 心烦失眠，身热口渴，口舌生疮，小便短赤灼痛，大便秘结，或见吐血、衄血，甚则神志不清，狂躁谵语，舌尖红绛，苔黄，脉数。

2. 辨证要点 临床以心烦、失眠、口舌生疮、吐衄尿赤和实热症状为主要特征。

3. 护理和治疗原则 清泻心火。

（六）心血瘀阻证

因痰浊、瘀血、寒凝、气滞等痹阻于心胸所产生的证候。

1. 临床表现 心悸，怔忡，或伴心胸部憋闷疼痛，痛引肩背，时发时止；或伴心胸部刺痛；或伴心胸部疼痛突然发作，得温则减；或伴胸胁胀痛，善太息。舌质暗红，脉弦、细涩或沉迟。

2. 辨证要点 临床以心悸、怔忡、心胸憋闷或刺痛和寒、瘀、痰、气所致症状为主要特征。

3. 护理和治疗原则 活血通络化瘀。

二、肺与大肠病辨证

肺为"水之上源",居胸中。肺的主要生理功能是主气、司呼吸,主宣发肃降、通调水道,开窍于鼻,在体合皮,其华在毛,和大肠互为表里;大肠功能为传化糟粕。

肺的病变主要反映在肺及呼吸异常,水液代谢失常等方面;大肠病变则表现为传导失常和排便的异常。

(一)肺气虚证

因肺气亏虚,功能减退所产生的证候。

1. 临床表现 神疲体倦,语声低怯,咳喘无力,动则加重,咳痰清稀,或有自汗、畏风,面色淡白,舌淡苔白,脉虚弱。

2. 辨证要点 临床以咳喘无力和气虚症状为主要特征。

3. 护理和治疗原则 补益肺气。

(二)肺阴虚证

因肺阴不足,虚热内生所产生的证候。

1. 临床表现 干咳少痰或无痰,或痰黏难咯,或痰中带血,口燥咽干,声音嘶哑,潮热盗汗,五心烦热,形体消瘦,舌红少津,脉细数。

2. 辨证要点 临床以干咳少痰和虚热症状为主要特征。

3. 护理和治疗原则 滋阴润肺。

(三)风寒束肺证

因风寒侵袭,肺卫失宣所产生的证候。

1. 临床表现 恶寒发热,头身酸痛,鼻塞清涕,咳嗽咳痰,痰稀色白,咽喉疼痛,无汗,舌苔薄白,脉浮紧。

2. 辨证要点 临床以咳喘和风寒表证症状为主要特征。

3. 护理和治疗原则 宣肺解表散寒。

(四)风热犯肺证

因风热邪气侵袭肺卫所产生的证候。

1. 临床表现 发热,微恶风寒,鼻塞,口干咽痛,咳嗽气喘,痰涕黄稠,舌尖红,苔薄黄,脉浮数。

2. 辨证要点 临床以咳嗽和风热表证症状为主要特征。

3. 护理和治疗原则 疏风清肺散热。

(五)燥邪犯肺证

因秋冬燥邪从口鼻皮毛而入,伤及肺金所产生的一类证候。

1. 临床表现 干咳无痰,或痰少、痰中带血,鼻、唇、舌、咽干燥欠润,脉浮数或细数。

2. 辨证要点 临床以干咳无痰和燥邪外袭症状为主要特征。

3. 护理和治疗原则 养阴生津,清燥润肺。

(六)痰热壅肺证

因痰热壅闭于肺,肺失宣降所产生的证候。

1. 临床表现 咳嗽,胸闷,胸痛,气喘息粗,呼吸急促,甚则鼻翼翕动,痰黄稠而量多,或喉中痰鸣，或咳吐脓血腥臭痰，壮热口渴，烦躁不安，小便短赤，大便秘结，舌红苔黄腻，脉滑数。

2. 辨证要点　临床以咳喘、痰多黄稠和痰热症状为主要特征。

3. 护理和治疗原则　清泻肺热，化痰止咳。

（七）痰湿阻肺证

因痰饮停聚于肺，阻滞气机，肺失宣降所产生的证候。

1. 临床表现　咳嗽痰多，清稀易咯，胸痛，甚则气喘痰鸣，不得平卧，舌淡苔白腻，脉滑或弦。

2. 辨证要点　临床以咳喘、痰液清稀量多易咯、苔白腻、脉滑为主要症状。

3. 护理和治疗原则　燥湿化痰。

（八）大肠湿热证

因湿热侵袭大肠而致传导失司所产生的证候。

1. 临床表现　身热口渴，腹中疼痛，小便短赤，大便下痢带黏冻脓血，里急后重，或黄色稀水便，便后不爽，肛门灼热，舌红苔黄腻，脉濡数或滑数。

2. 辨证要点　临床以下痢或泄泻和湿热症状为主要特征。

3. 护理和治疗原则　清利大肠湿热。

❤ **护爱生命**

张仲景，名机，字仲景，东汉南阳涅阳县（今河南省邓州市穰东镇张寨村）人。张仲景的家族本来是个大族，人口多达二百余人，自建安初年以来，不到十年有三分之二的人因患疫病而死亡，其中死于伤寒者占十分之七。面对瘟疫的肆虐，张仲景感往昔之沦丧，伤横夭之莫救。此后，他痛下决心，潜心研究伤寒病的诊治。建安年间，他行医游历各地，目睹了各种疫病流行对百姓造成的严重后果，也借此将自己多年对伤寒的研究付诸实践。数十年含辛茹苦，张仲景终于写成了一部名为《伤寒杂病论》的不朽之作。该著作确立的辨证论治原则，是中医诊治疾病的基本原则，是中医临床的灵魂所在，张仲景被后人尊称为"医圣"。

三、脾与胃病辨证

脾胃同居中焦，脾主运化，胃主受纳腐熟，脾升胃降，燥湿相济，共同参与饮食物的消化、吸收和输布。脾胃为"后天之本"，气血生化之源。脾又主统血、主四肢肌肉，开窍于口，其华在唇，和胃相表里。

脾的病变主要表现在运化失常而出现消化功能失常、水湿停滞、清阳不升及不能统血等方面；胃的病变主要表现在胃失和降、胃气上逆、饮食不化等方面。临床上脾病多虚，胃病多实。

（一）脾气虚证

因脾气亏虚，运化失职所产生的虚弱证候。

1. 临床表现　纳呆食少，倦怠乏力，少气懒言，口淡无味，腹部胀满，食后更甚，面色萎黄，形体消瘦，大便稀溏，或先干后溏，舌淡苔白，脉缓弱。

2. 辨证要点　临床以食少、腹胀、便溏和气虚症状为主要特征。

3. 护理和治疗原则　益气健脾。

（二）脾阳虚证

因脾阳不足，运化失常而导致的功能衰减所产生的虚寒证候。

1. 临床表现　畏寒肢冷，肢体困重，脘腹冷痛，腹痛喜暖喜按，腹胀纳少，大便稀薄，妇女白带清稀量多，舌淡，苔白而滑，脉沉迟无力。

2. 辨证要点　临床以脘腹冷痛、喜温喜按和虚寒症状为主要特征。

3. 护理和治疗原则　温中散寒健脾。

（三）脾气下陷证

又称中气下陷证。因脾气亏虚，升举无力而致的证候。

1. 临床表现　脘腹重坠，食后加重，或便意频数，肛门重坠，或久泻不止，甚则脱肛，或子宫下垂，或小便如米泔，伴气短乏力，倦怠懒言，面白无华，头晕目眩，食少便溏，舌淡苔白，脉缓弱。

2. 辨证要点　临床以内脏下垂、脘腹坠胀和气虚症状为主要特征。

3. 护理和治疗原则　健脾补中益气。

（四）脾不统血证

因脾气虚弱，不能统摄血液而致溢于脉外的证候。

1. 临床表现　面色萎黄或苍白，神疲气短，少气懒言，食少便溏，并见出血，或尿血，或便血，鼻衄，肌衄，或妇女月经量多、崩漏，舌淡，脉细无力。

2. 辨证要点　临床以各种出血症状和气虚症状为主要特征。

3. 护理和治疗原则　健脾摄血。

（五）湿热蕴脾证

又称中焦湿热、脾胃湿热证。因热邪内蕴中焦，脾胃纳运失职所产生的证候。

1. 临床表现　肢体困重，脘腹痞闷，纳呆呕恶，甚则大便溏泄而不爽，或见身热不扬，汗出不解，渴不欲饮，或见身目鲜黄，皮肤发痒，舌红苔黄腻，脉濡数。

2. 辨证要点　临床以脘腹胀闷、便溏不爽和湿热症状为主要特征。

3. 护理和治疗原则　清热化湿。

（六）寒湿困脾证

又称湿困脾阳、寒湿中阻证。因寒湿内盛，中阳受困的证候。

1. 临床表现　头身困重，或肢体浮肿，脘腹痞闷或痛，口腻纳呆，甚则泛恶欲吐，口淡不渴，大便稀溏，小便短少，或身目发黄，其色晦暗不泽，或妇女带下量多，舌胖苔白腻或白滑，脉濡缓、缓弱或沉细。

2. 辨证要点　临床以脘腹痞闷、腹痛、便溏和寒湿症状为主要特征。

3. 护理和治疗原则　温中化湿。

（七）胃寒证

又称寒滞胃脘证。因寒邪入侵胃脘而致的实寒证候。

1. 临床表现　肢冷不温，脘部冷痛，遇寒加剧，得温则减，甚则痛势急骤，或见恶心呕吐，吐后痛缓，或口泛清水，舌苔白润，脉弦或沉紧。

2. 辨证要点　临床以脘腹冷痛、痛则拒按，遇寒加重、得温则减和实寒症状为主要特征。

3. 护理和治疗原则　温胃散寒止痛。

（八）胃火证

又称胃热炽盛证。因胃中火热炽盛而致的实热证候。

1. 临床表现　胃脘灼痛，喜冷拒按，渴喜冷饮，嘈杂吐酸，口臭，消谷善饥或食后即吐，牙龈肿痛，甚则化脓溃烂，小便短赤，大便秘结，舌红苔黄，脉滑数有力。

2. 辨证要点 临床以消谷善饥、胃脘灼痛、喜冷拒按和实热症状为主要特征。

3. 护理和治疗原则 清泻胃火。

（九）胃阴虚证

因胃阴不足，胃失濡润所致的证候。

1. 临床表现 胃脘嘈杂，隐隐灼痛，或呃逆干呕，或脘痞不舒，饥不欲食，或见大便秘结，小便短少，舌红少津，苔少，脉细而数。

2. 辨证要点 临床以胃脘嘈杂、隐隐灼痛、饥不欲食和阴虚症状为主要特征。

3. 护理和治疗原则 养阴和胃。

（十）食滞胃脘证

因饮食停滞胃肠所致的证候。

1. 临床表现 厌食，脘腹胀痛，嗳腐吞酸，或呕吐酸腐食物，吐后胀痛得减，或见矢气频频，臭如败卵，大便溏泄，酸腐臭秽，舌苔厚腻，脉滑有力。

2. 辨证要点 临床以脘腹胀痛、吐泻酸腐臭秽和气滞症状为主要特征。

3. 护理和治疗原则 消食导滞。

？ 想一想

胃火证和胃阴虚证临床表现有何不同？护理和治疗原则有何差异？

答案解析

四、肝与胆病辨证

肝位于右胁，主疏泄与藏血，开窍于目，在体合筋，其华在爪，和胆相表里；胆为"中精之府"，贮存和排泄胆汁。

肝的病变以肝火上炎、肝阳化风、肝阴不足、气机郁结多见，临床上胆病往往是和肝病同患，如肝胆湿热。

（一）肝气郁结证

因肝失疏泄，气机郁滞所致的证候。

1. 临床表现 情志抑郁，胸闷，善太息，或急躁易怒，胸胁或少腹胀闷窜痛，腹中癥块，梅核气，瘿瘤，妇女乳房胀痛或有结块、月经不调或痛经，甚则闭经，舌苔薄白，脉弦。

2. 辨证要点 临床以情志抑郁、胸胁胀痛和气滞症状为主要特征。

3. 护理和治疗原则 疏肝解郁。

（二）肝火上炎证

因肝经火盛，气火上逆所致的证候。

1. 临床表现 面红目赤，口苦口干，急躁易怒，头晕胀痛，胁肋灼痛，失眠或恶梦频作，耳鸣如潮，耳内红肿热痛，甚则溃烂化脓，吐血、衄血，尿赤便秘，舌红苔黄，脉弦数。

2. 辨证要点 临床以头痛、胁痛、烦躁等实热症状为主要特征。

3. 护理和治疗原则 清泻肝火。

（三）肝血虚、肝阴虚证

因肝血亏虚，失于濡养所致的证候为肝血虚；因肝阴不足，虚火内扰所致的证候为肝阴虚。

1. 临床表现　头晕目眩耳鸣，面白无华，肢体麻木，筋脉拘急，爪甲不荣，两目干涩，视物模糊，甚则雀盲，妇女月经量少色淡，甚则闭经，舌淡，苔白，脉细数或弦细无力。在肝血虚基础上，症见胁肋灼痛，午后潮热，颧红盗汗，五心烦热，手足蠕动，口干咽燥，舌红少津，脉弦细数，为肝阴虚证。

2. 辨证要点　临床以眩晕、目涩等和血虚症状为主要特征。

3. 护理和治疗原则　滋阴养血息风。

（四）肝阳化风证

因肝阳亢逆，阳动化风所致的证候。

1. 临床表现　眩晕欲仆，头胀痛，项强肢麻，四肢震颤，手足蠕动，步履不稳，舌强言謇，舌红脉弦细。甚则猝然昏倒，不省人事，口眼㖞斜，半身不遂，喉间痰鸣，舌强言謇，舌红苔腻，脉弦有力。

2. 辨证要点　临床以眩晕或猝然昏倒和肢麻震颤、半身不遂等风动症状为主要特征。

3. 护理和治疗原则　平肝息风，滋阴潜阳。

（五）肝胆湿热证

因湿热蕴结肝胆，疏泄功能失职所致的证候。

1. 临床表现　右侧胁肋灼热胀痛，胁下痞块，压痛明显，厌食腹胀，泛恶欲吐，口苦，寒热往来，面目身俱黄，色泽鲜明，小便短赤，大便稀溏，睾丸肿胀疼痛，阴囊湿疹，瘙痒难忍，妇女外阴瘙痒，带下黄臭，舌红，苔黄腻，脉滑数或弦数。

2. 辨证要点　临床以胁肋灼痛、口苦泛恶、面目身俱黄和湿热症状为主要特征。

3. 护理和治疗原则　清利肝胆湿热。

五、肾与膀胱病辨证

肾位于腰部，左右各一。肾为"先天之本"，主要生理功能包括主藏精，主水、主纳气，在体为骨，其华在发，开窍于耳及二阴，和膀胱相表里；膀胱为"州都之官"，具有贮尿和排尿的功能。

肾病主要以水液代谢失常、人体生长发育和生殖功能障碍、呼吸功能减退和骨、脑、髓、发、耳及二便异常为病变特点，多为虚证；膀胱病多见湿热证。

（一）肾阴虚证

因肾阴亏损，虚热内生所致的证候。

1. 临床表现　腰膝酸痛，头晕耳鸣，形体消瘦，潮热盗汗，五心烦热，失眠，多梦，健忘，男子梦遗精泄，阳强易举，女子梦交，经量减少，甚则闭经或崩漏，尿赤便干，舌红少津，脉细数。

2. 辨证要点　临床以腰膝酸痛、头晕耳鸣、梦遗经少和阴虚症状为主要特征。

3. 护理和治疗原则　滋养肾阴。

（二）肾阳虚证

因肾阳虚衰，温煦失职，导致功能减退所致的虚寒证候。

1. 临床表现　神疲乏力，形寒肢冷，面色㿠白或黧黑，腰膝酸软，五更泄泻，大便溏薄，小便尿频清长，或夜尿频数，或尿少水肿，腰以下肿甚，按之没指，男子阳痿、早泄，女子宫寒不孕，舌淡胖嫩，苔白滑，脉沉弱，两尺尤甚。

2. 辨证要点　临床以腰膝酸冷、夜尿频多、大便溏薄和阳虚症状为主要特征。

3. 护理和治疗原则　温补肾阳。

（三）肾气不固证

因肾气亏虚，封藏固摄失职所致的证候。

1. 临床表现 腰膝酸软，神疲乏力，耳聋耳鸣，小便频数清长，或尿后余沥不尽，甚则遗尿，夜尿频多，小便失禁，大便滑泄不止，女子带下清稀，月经淋漓不断，或胎动易滑，男子滑精早泄，舌淡苔白，脉沉弱。

2. 辨证要点 临床以腰膝酸软、小便频数、滑精早泄、带下量多和肾虚症状为主要特征。

3. 护理和治疗原则 固摄肾气。

（四）肾精不足证

因肾精不足，髓海空虚，生殖生长发育功能低下所致的证候。

1. 临床表现 小儿囟门迟闭，骨骼痿软，身材矮小，发育迟缓，智力低下，动作迟钝。成人未老先衰，耳鸣耳聋，健忘恍惚，发脱齿摇，性功能减退，男子精少不育，女子经闭不孕，舌淡，脉虚弱。

2. 辨证要点 临床以早衰、生长发育迟缓、生殖功能低下和精亏症状为主要特征。

3. 护理和治疗原则 补肾填精。

 练一练

肾精不足证在成人以早衰和生殖功能减退为辨证要点，而小儿辨证要点则是

A. 脾失健运   B. 遗尿

C. 形寒肢冷   D. 舌色淡白

E. 生长发育迟缓

答案解析

（五）膀胱湿热证

因湿热蕴结膀胱，气化不利所致的证候。

1. 临床表现 发热，腰痛，小腹胀痛，尿频、尿急，排尿灼痛，尿血、尿中砂石，或尿液短赤混浊，舌红，苔黄腻，脉滑数。

2. 辨证要点 临床以小便频急涩痛和湿热症状为主要特征。

3. 护理和治疗原则 清利膀胱湿热。

六、脏腑兼病辨证

我们将疾病发生发展过程中的两个或两个以上脏腑相继或同时发病者，称为脏腑兼病，一般以脏和脏、脏和腑的兼病常见。临床常见的脏腑兼病有脏病及腑、脏病及脏、腑病及脏和腑病及腑。下面对临床常见的脏腑兼病进行辨证。

（一）心肾不交证

因思虑过度，五志化火，久病伤阴或房室不节等引起心肾、水火既济失调所致的证候。

1. 临床表现 五心烦热，潮热盗汗，心烦不寐，心悸健忘，头晕耳鸣，腰膝酸软或下肢酸困发凉，梦遗，小便短赤，口燥咽干，舌红少苔或无苔，脉细数。

2. 辨证要点 临床以腰酸、梦遗、心烦、失眠和虚热症状为主要特征。

3. 护理和治疗原则 滋肾阴，降心火，交通心肾。

（二）心肾阳虚证

因久病不愈或劳倦内伤所致的心肾阳气虚衰，阴寒内盛的证候。

1. 临床表现 腰膝酸软，畏寒肢冷，神疲乏力，心悸怔忡，肢体浮肿，下肢尤甚，小便不利，可见唇甲青紫，舌淡暗或青紫，苔白滑，脉沉微细。

2. 辨证要点 临床以腰膝酸软、心悸怔忡、肢体浮肿和虚寒症状为主要特征。

3. 护理和治疗原则 温补心肾，温阳利水。

（三）心肺气虚证

因久病咳喘，耗伤心肺之气，或禀赋不足，年高体弱等因素所致的心肺气虚的一类证候。

1. 临床表现 面色淡白，少气懒言，自汗声怯，心悸，胸闷咳喘，气短乏力，动则尤甚，咳痰清稀，舌淡苔白，脉沉弱或结代。

2. 辨证要点 临床以咳喘、乏力、胸闷和气虚症状为主要特征。

3. 护理和治疗原则 补益心肺。

（四）心脾两虚证

因病久失调，或劳倦思虑或慢性出血而致的心血不足，脾气虚弱的证候。

1. 临床表现 神倦乏力，面色萎黄，失眠多梦，心悸怔忡，眩晕健忘，食少纳呆，腹胀便溏，妇女月经量少色淡，或淋漓不尽，舌淡而胖嫩，脉细弱。

2. 辨证要点 临床以食少腹胀、心悸、失眠和气血虚症状为主要特征。

3. 护理和治疗原则 补心益脾，养血安神。

（五）心肝血虚证

因久病体虚，或思虑过度暗耗阴血所致的心肝阴血亏虚的证候。

1. 临床表现 心悸失眠，多梦健忘，头晕目眩，面白无华，耳鸣，肢体麻木，或肢颤拘挛，爪甲不荣，两目干涩，视物模糊，女子经少色淡，甚则经闭。舌淡苔白，脉细弱。

2. 辨证要点 临床以心悸、失眠、眩晕、肢麻和血虚症状为主要特征。

3. 护理和治疗原则 补血养肝。

（六）肝火犯肺证

因郁怒伤肝或肝经热邪上逆犯肺所致的证候。

1. 临床表现 急躁易怒，胸胁灼痛，头晕目赤，烦热口苦，气逆，阵嗽或呛咳，咳时面赤，甚则咳血，痰黏量少色黄，大便干结，舌红，苔薄黄少津，脉弦数。

2. 辨证要点 临床以阵咳、痰黄、胸胁灼痛、急躁易怒和实热症状为主要特征。

3. 护理和治疗原则 清肝泻火，清肺止咳。

（七）肝脾失调证

因情志不遂，郁怒伤肝，或劳倦伤脾所致的肝失疏泄，脾失健运的一类证候。

1. 临床表现 胸胁胀满窜痛，情志抑郁，急躁易怒，善太息，纳呆腹胀，肠鸣矢气，腹痛欲泻，泻后痛减，大便稀溏不爽，苔白或腻，脉弦或缓。

2. 辨证要点 临床以胸胁胀痛、腹胀便溏等症状为主要特征。

3. 护理和治疗原则 调和肝脾，涩肠止痛。

（八）肝胃不和证

因情志不遂，气郁化火，或寒邪侵犯肝胃所致的肝失疏泄、胃失和降的一类证候。

1. 临床表现 情志抑郁，烦躁易怒，善太息，胸胁胀痛或窜痛，胃脘灼热，嗳气呃逆，嘈杂吞酸，口苦，身目色黄，舌红，苔薄白或黄，脉弦。

2. 辨证要点　临床以胸胁胀痛、嗳气、吞酸、烦躁易怒等症状为主要特征。

3. 护理和治疗原则　疏肝和胃。

（九）肝肾阴虚证

因久病失调，房事不节，情志内伤等因素所致的肝肾阴虚的一类证候。

1. 临床表现　腰膝酸软，胁肋疼痛，颧红盗汗，五心烦热，咽干口燥，头晕耳鸣，失眠多梦健忘，目涩畏光，视物昏花，男子遗精，女子经少。舌红少苔，脉细数。

2. 辨证要点　临床以腰膝酸软、胸胁隐痛、眩晕耳鸣等虚热症状为主要特征。

3. 护理和治疗原则　滋肝养肾，养心安神。

（十）脾肾阳虚证

因久病、久泻或水邪久停所致的脾肾阳气亏虚的一类证候。

1. 临床表现　腰膝酸冷，畏寒肢冷，面色㿠白，久泻久痢，或五更泄泻，小便不利，面浮肢肿，甚则腹胀如鼓。舌淡，苔白滑，脉沉细。

2. 辨证要点　临床以腰膝酸冷、久泻久痢、水肿和虚寒症状为主要特征。

3. 护理和治疗原则　健脾益肾，填精助阳。

（十一）脾肺气虚证

因久病咳喘，肺虚及脾，或饮食劳倦伤脾及肺致脾肺气虚的一类证候。

1. 临床表现　神疲乏力，声低懒言，面白无华，食少纳呆，腹胀便溏，久咳不止，气短而喘，痰清量多，舌淡，苔白滑，脉细弱。

2. 辨证要点　临床以痰液清稀、咳喘气短、食少便溏和气虚症状为主要特征。

3. 护理和治疗原则　益气健脾，养肺化痰。

（十二）肺肾阴虚证

因久咳肺阴受损，肺虚及肾或肾阴亏虚，肾虚及肺导致的肺肾阴液不足的一类证候。

1. 临床表现　腰膝酸软，五心烦热，潮热骨蒸盗汗，咳嗽痰少，或干咳无痰、痰少而黏、不易咯出，或痰中带血，甚则咳血，形体消瘦，声音嘶哑，口燥咽干，女子月经不调，男子遗精，舌红苔少津乏，脉细数。

2. 辨证要点　临床以腰膝酸软、干咳少痰、遗精和虚热症状为主要特征。

3. 护理和治疗原则　滋肺益肾，生津润燥。

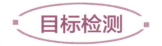

答案解析

单项选择题

1. 下列不属于寒证临床表现的是（　　）

　　A. 舌淡苔白　　　　B. 尿清便溏　　　C. 口淡不渴　　　D. 恶寒喜暖　　　E. 头重如裹

2. 阳虚证最主要的临床表现是（　　）

　　A. 大便稀溏　　　　B. 形体消瘦　　　C. 汗冷而稀　　　D. 形寒肢冷　　　E. 舌色淡白

3. 诊断表证的重要依据是（　　）

　　A. 恶寒发热　　　　B. 寒热往来　　　C. 但热不寒　　　D. 恶寒喜暖　　　E. 但寒不热

4. 中医诊断中八纲辨证的总纲是（　　）

      A. 寒热   B. 表里   C. 虚实   D. 气血   E. 阴阳

5. 恶寒喜暖，手足不温，口淡不渴，小便清长，舌淡苔白，脉迟缓。属（ ）

      A. 太阳中风证   B. 里寒证   C. 表寒证   D. 阴盛格阳   E. 外寒内热证

6. 高热，咳喘，胸痛，痰黄稠，痰中带血，尿黄便干，舌红苔黄，脉数。属（ ）

      A. 上寒下热证   B. 表寒里热证   C. 虚热证   D. 表热证   E. 里热证

7. 虚寒证和实寒证的共同表现，最主要的是（ ）

      A. 大便溏稀   B. 面色淡白   C. 口淡不渴   D. 形寒肢冷   E. 小便清长

8. 亡阴和亡阳之汗的主要区别在于（ ）

      A. 汗出的气味   B. 汗出的原因   C. 汗出的冷热   D. 汗出的多少   E. 汗出的颜色

9. 心气虚的临床表现是（ ）

      A. 心悸气短，胸闷汗出   B. 心悸气短，神疲乏力

      C. 心悸气短，眩晕健忘   D. 心悸气短，胸痛彻背

      E. 心悸气短，痰涎壅盛

10. 干咳痰少，咳痰带血，潮热、颧红盗汗者，应诊断为（ ）

      A. 肺肾阴虚证   B. 肝火犯肺证   C. 肺阴虚证   D. 风热犯肺证   E. 燥邪犯肺证

11. 大肠湿热证临床常见（ ）

      A. 大便久溏，完谷不化   B. 黎明腹泻，泻后痛减

      C. 大便失禁，泄泻无度   D. 暴注下迫，色黄而臭

      E. 大便稀薄，腹胀矢气

12. 食少纳呆，腹胀便溏，神疲乏力，舌淡脉虚属（ ）

      A. 脾虚气陷证   B. 脾阳虚证   D. 脾胃湿热证   C. 寒湿困脾证   E. 脾气虚证

13. 下列不是寒证与热证的鉴别要点的是（ ）

      A. 寒证恶寒喜热，热证恶热喜冷   B. 寒证口渴喜冷，热证口不渴

      C. 寒证大便泻泄，热证大便秘结   D. 寒证舌苔白润，热证舌苔黄干

      E. 寒证脉迟，热证脉数

14. 实寒证与虚寒证最主要的区别点是（ ）

      A. 病程长短   B. 病情缓急   C. 脉之有力无力   D. 怕冷的新久   E. 肢体痛与不痛

15. 表证的发热是（ ）

      A. 往来寒热   B. 恶寒发热   C. 但热不寒   D. 但寒不热   E. 潮热

16. 患者，男，35岁。咳嗽2年，近3个月咳嗽加剧，咯痰量少带血丝，伴见午后潮热，口燥咽干，颧红盗汗，腰酸梦遗，大便干结，小便短赤，舌红少苔，脉细数。证属（ ）

      A. 肺肾阴虚证   B. 风热犯肺证   C. 燥邪犯肺证   D. 痰湿阻肺证   E. 痰热壅肺证

17. 患者，男，24岁。腹痛，口干喜冷饮，无明显恶心呕吐，大便脓血，里急后重，舌质红，苔黄干，脉滑数有力。证属（ ）

      A. 脾胃气虚证   B. 大肠湿热证   C. 脾胃阳虚证   D. 湿热蕴脾证   E. 食滞胃脘证

18. 患者，女，38岁。常自觉胸胁胀痛，胸闷不舒，善太息，晨起口苦欲呕，月经延时伴紫暗血块，经行腹痛，苔白，脉弦。证属（ ）

      A. 心脉痹阻证   B. 瘀血阻络证   C. 肝气郁结证   D. 肝阴虚证   E. 肝血虚证

19. 患者，男，65岁。滑精早泄，尿后余沥不尽，伴见腰膝酸软、面色淡白、听力减退。证属（ ）

A. 心肾不交证　　B. 心阴虚证　　C. 肾气不固证　　D. 肾不纳气证　　E. 肝肾阴虚证

20. 患者，男，19岁。高热，咳嗽气粗，胸闷，痰黄而稠，不易咯出，口渴思饮，烦躁不安，小便短黄，大便干结，舌红苔黄腻，脉滑数。证属（　　）

A. 风寒束肺证　　B. 风热犯肺证　　C. 燥邪犯肺证　　D. 痰湿阻肺证　　E. 痰热壅肺证

（邓祥敏）

书网融合……

重点回顾

微课

习题

第九章　防护原则

学习目标

知识目标：
1. **掌握**　中医防护原则的内容。
2. **熟悉**　治未病的含义及未病先防、既病防变的内容。
3. **了解**　常用的养生方法及运用。

技能目标：
能熟练应用中医防护原则和养生方法指导社区人群开展养生保健活动。

素质目标：
培养敬佑生命、甘于奉献的职业精神，具有防重于治的思想。

导学情景

情景描述： 当代名医国家首届国医大师陆广莘先生说："上医治未病之病，谓之养生；中医治欲病之病，谓之保健；下医治已病之病，谓之医疗。"用现代医学的说法，"上医"属于养生学，"中医"属于保健学或叫预防医学，下医才是今天理解的临床医学。

情景分析： 此中所言，能治好病固然是好医生，但如果在未病之前通过调摄精神，锻炼身体，顺应自然，起居有常，饮食有节等方式预防疾病发生，或在既病之后，早期控制，以防止其传变，这才是祖国医学防治疾病的医护之道。

讨论： 为什么说"上医治未病之病，谓之养生"？

学前导语： 中医治病救人有独特的理论方法，对于常见病症的缓解、治疗收效显著，而在养护生命、延年益寿、疾病预防方面，中医也是颇具特色，传承至今。让我们一起来领略中医防护与养生的神奇奥妙。

中医防护原则建立在中医整体观念和辨证施护基础上，是在对护理对象施护过程中应该遵循的总原则，是中医治疗疾病原则在护理学上的具体应用。主要内容包括：预防为主、施护求本、扶正祛邪、调整阴阳、三因制宜。

第一节　预防为主

PPT

预防，是指采用一定的措施，防止疾病的发生发展，从而达到维护人体的身心健康，提高生活质量，强身健体，延年益寿的目的。预防为主是我国卫生工作的四大方针之一，中医学非常重视疾病的预防，早在《黄帝内经》中就提出了"治未病"的预防思想，强调疾病要防患于未然。正如《素问·四气调神大论》说："圣人不治已病治未病，不治已乱治未乱，此之谓也。夫病已成而后药之，乱已成而后治之，譬犹渴而穿井，斗而铸锥，不亦晚乎！"这种防重于治的思想，对于指导中医临床实践，具有重要的意义。"治未病"思想包括未病先防和既病防变两个方面。

一、未病先防

未病先防是指人未发生疾病之前，采取各种有效措施，做好预防工作，以防疾病发生。中医认为，疾病的发生关乎正邪两方面，正气不足是疾病发生的内在原因，邪气入侵是疾病发生的重要条件。因此，未病先防必须关注正邪双方，临床护理工作中尤其注重培补人体正气，养生护体，提高抗邪能力。

（一）养生

养生又称摄生、保生，是指根据人类生命发展规律，运用各种方法保养身体，达到增强体质、预防疾病、益寿延年的目的。养生不是一朝一夕能完成的，不仅要方法得当，而且要坚持不懈地进行调摄，才能不断改善体质，达到养生目的。

1. 顺应自然　《灵枢·邪客》说："人与天地相应"，这是中医效法自然、顺时养生的理论基础。人与天地相参，与日月相应，人与自然是统一的整体。所以，如果自然界四时气候变化便会影响人体，使之发生相应的生理病理变化。人只有顺应自然的变化，保持体内外环境的协调统一，才能维护人体的健康。人若不能顺应自然，使自身的内外环境失去平衡，导致体内脏腑的生理功能出现紊乱，人体抗病能力则会降低，健康便受到威胁。

2. 精神调养　历代养生学家把调养精神作为养生长寿之法，防病治病之良药，精神调养的方法主要包括以下几个方面。

（1）精神内守　使自己的思想保持在少思少欲，淡泊宁静状态的一种养生方法。保持思想淡泊，精神愉悦，摒除各种妄想，不为利欲所诱惑，养成"知足常乐"的心态和思想，处于静心安神的状态有益于身心健康。

（2）调和七情　通过控制过度的七情活动以保持身心健康的一种养生方法。《素问·举痛论》说："百病生于气也。怒则气上，喜则气缓，悲则气消，恐则气下，惊则气乱，思则气结。"说明了喜怒忧思悲恐惊七情与人的脏腑密切相关，能影响人体的阴阳气血的运行。要学会控制自己的情绪，善于疏泄排解抑郁在心中的不良情绪，用适当的方式进行调节，从而摆脱不良的刺激因素，保障身心的健康。

3. 饮食调养　饮食是人体摄取营养物质的主要来源，饮食有节制，注意质与量的合理安排可以增进健康，减少疾病，延年益寿。而饮食不当，容易影响健康，导致疾病发生。正如《千金要方》说："安身之本，必资于食，不知食宜者，不足以生也。"《养老奉亲书》也说："善治药者，不如善治食。"合理饮食，不仅可以强健身体，还能防病治病。

4. 起居调养　起居调养是指注意顺应自然环境的四时变化，在起居、劳逸等方面作适当的调整，以促进身体健康，保持精力充沛，达到益寿延年的目的。

（1）择地而居　古人历来重视择地而居，民间就有"前池后丘""负阴抱阳"等选宅的说法。选择一个空气新鲜、水源清洁、整洁安宁、风景优美的自然环境，可以使人赏心悦目，心情舒畅，颐养天年。

（2）作息有时　古代养生学家有："起居有时，作息有常""春生夏长，秋收冬藏"。人生活在自然环境中，具有内在的规律和节律，生活起居方面必须顺应这些自然规律，以促进身心健康。

5. 劳逸结合　适度运动可疏通气血，舒筋活络，增强体质；适当休息可消除疲劳，恢复活力。过劳包括劳力过度、劳神过度和房劳过度三个方面。劳力过度易耗伤气血，轻则全身倦怠乏力，少气懒言，精神疲惫，重则筋骨、肌肉损伤，引起腰痛、关节疼痛等不适。劳神过度最易损伤心脾，导致心血耗伤，心神失养而出现心悸、健忘、失眠等症状；脾气受损而出现纳呆、腹胀、便溏等症状。房劳过度易伤肾精，可出现腰膝酸软无力、眩晕耳鸣、精神萎靡、遗精早泄等症状。

贪逸无度同样不利于身体健康，不进行适度体力或脑力劳动，易使气血瘀滞、运行不畅，出现脾胃功能减弱、精神不振、体质下降、记忆衰退等问题。

6. 按摩调养 主要是指运用手掌和手指的协调配合，按摩人体一定部位或穴位，从而达到预防和保健目的的一种养生方法。以下是几种常用的传统按摩养生方法。

（1）叩齿 晨起前静心凝神，口轻合，上下门齿相叩 36 次，两侧臼齿相叩 36 次。有生津固齿，益肾健脾和胃，预防齿病和脾胃疾病之效。

（2）熨目 两手面摩擦搓热后，将手掌放于闭合的两眼之上，如此反复熨目 3 次，然后用示指、中指、环指轻轻按压眼球，稍停片刻。有益睛明目之功。

（3）头功 两手五指屈曲，从前额沿头顶发际线处推至枕部，推 40 ~ 50 次，如梳头状；两手指屈曲，指端均匀地轻轻叩击头顶部；两手拇指按揉风池穴 3 ~ 5 次；最后两手十指交叉，抱枕骨部，掌心做一紧一松的相对用力运动，挤压 10 ~ 20 次。有畅通任督二脉，调和阴阳，祛风止痛，健脑护发之功。

（4）摩腹 用手掌面按在腹上，先以顺时针方向摩腹，再以逆时针方向摩腹，各 20 次。饭后摩腹，有助消化；临睡前摩腹，健脾和胃，安眠。

（5）摩涌泉 用左手拇指按压右足涌泉穴 100 次，用右手拇指按压左足涌泉穴 100 次，按摩至足心感觉发热为度。宜于临睡前或醒后进行。能调肝、健脾、安眠、强身，并可降低血压。

7. 针灸调养 针灸调养包括针刺调养和灸法调养，辨明体质及病症，加以恰当运用可以起到养生目的。

（1）针刺调养 用毫针刺激人体一定的穴位，以激发经络气血，提高人体新陈代谢，起到强壮身体、益寿延年的目的。如针刺涌泉穴可以调整血压、治疗神经衰弱等；针刺足三里穴可以调整肠胃功能，治疗腹痛、腹泻、便秘等。

（2）灸法调养 用艾灸材料在身体某些特定穴位施灸，以达到和气血、调经络、养脏腑、延年益寿的目的。《医学入门·针灸》说："药之不及，针之不到，必须灸之"，可见一些情况下灸法可以起到针、药不能起到的作用。

8. 药物调养 在中医辨证论治理论的指导下，选用天然的中药组方调理身体，以提高机体抗病能力，益寿延年。从《本草纲目》《千金方》等记载的养生方药，到人们不断实践的炼丹服石，古人对药物养生一直都非常重视。下面就列举几个著名的方药。

（1）十全大补丸（《太平惠民和剂局方》） 组成：党参、黄芪、肉桂、熟地、炒白术、当归、白芍、川芎、茯苓、甘草。功能：补气养血。

（2）人参养荣丸（《太平惠民和剂局方》） 组成：人参、炒白术、茯苓、炙甘草、熟地黄、白芍、炙黄芪、肉桂、桔皮、远志、醋蒸五味子、鲜姜、大枣。功能：补气补血，且可养心安神。

9. 运动调养 运动调养是指在中医学理论指导下，运用传统的体育运动方式进行锻炼，以活动筋骨，调节气息，静心安神，达到养生防病、强身健体、益寿延年的一种养生方法。

（1）五禽戏 五禽戏是由模仿虎、鹿、熊、猿、鸟（鹤）五种动物的动作组成的一套功法，是由古代外科之鼻祖华佗创编的世界上最早的医疗保健体操。每种动作都是左右对称地各做一次，并配合气息调节。练习时，全身放松，呼吸均匀，形神合一，活动腰背，壮腰强肾，补益心脾。

（2）八段锦 八段锦是由八节不同肢体动作组成的医疗康复体操，有保健作用。包括两手托天理三焦、左右开弓似射雕、调理脾胃单臂举、五劳七伤往后瞧、摇头摆尾去心火、两手攀足固肾腰、攒拳怒目增气力、背后七颠百病消，共八式。每节动作针对不同的脏腑，有疏通经络、调节脏腑的功能。

（3）太极拳 太极拳是我国传统健身拳术的一种，是结合古代的导引术和吐纳术所形成的一种健身方法。具有养生怡情、强身健体等多种功能，对治疗慢性疾病有较好的效果。拳法中每一式动作连贯，圆柔有刚，眼随手转，步随身换，动中取静，犹如太极图。

护爱生命

孙思邈（541~682年），唐代医药学家，被后人尊称为"药王"。其著作《备急千金要方》和《千金翼方》对后世有极其重要的影响。孙思邈很重视研究常见病，如山区人民由于食物中缺碘，易患甲状腺肿大病（俗称粗脖子病），他认为这种病是由于山中的水质不洁净引起的，所以就用海藻等海生植物和动物的甲状腺来治疗，具有较好的效果。另外他还继承和发展了服用药物以延缓衰老的思想，提出"药能恬神养性，以资四气"，并记载了不少延寿中药，如乌麻散、琥珀散、熟地膏、孔圣枕中丹等。

（二）防止病邪侵害

病邪疫毒是导致疾病发生的重要条件。要防止疾病的发生，除了平时要注意锻炼身体增强体质，提高抗病能力以外，还要注意防止环境中病邪疫毒的侵害。首先讲究饮食及环境卫生，防止水源、环境、食物被污染，避免病从口入，同时生活起居要"顺四时而适寒温""虚邪贼风，避之有时"。

1. 慎避病邪　防止病邪的入侵，应适时躲避外邪的侵害。如春季防风邪，夏季防暑邪，秋季防燥邪，冬季防寒邪。同时预防疫毒的入侵，疫疠流行期间，减少外出，做好自身防护，尽量不参加大型集体活动，要做到出门戴口罩，勤洗手，多锻炼，常饮水，好心情，扶正气，不生病。日常生活中，要注意防范虫兽伤害、跌打损伤，以及冻伤、烧烫伤、化学伤、交通伤害等。

2. 药物预防　可以事先使用某些药物，增强自己的抗邪能力，正气充实体内，可有效防御病邪的侵袭。早在古代，我国就开展了药物预防疾病的工作，如人痘接种法以预防天花，是人工免疫的先驱，并逐步在医疗实践中积累了丰富的经验。如用板蓝根、大青叶预防流感、腮腺炎；用茵陈、贯众预防肝炎；用艾叶、雄黄燃烧烟熏以避疫气。这些方法简便易行，行之有效。

二、既病防变

（一）早期诊治

疾病发生有一个发展演变的过程，初期阶段病位较浅，病情较轻，对机体损伤不重，容易治疗且效果明显。若能抓住时机，在正气未衰之前控制病情，则有利于早日康复。如治疗不及时，则病邪会由表入里，病情由轻至重。因此，既病之后，应当及早诊治。《素问·阴阳应象大论》说："故邪风之至，疾如风雨。故善治者治皮毛，其次治肌肤，其次治筋脉，其次治六腑，其次治五脏。治五脏者，半死半生也。"这说明外邪侵入人体，越早处理越好，如果处理不及时，病邪会步步深入，侵犯内脏，最终病情愈来愈重。

（二）控制传变

人体是一个有机整体，在生理和病理上联系紧密。在临床护理过程中，需要了解各种疾病的发展规律和趋势，对可能被累及的脏器，及时地给予相应的治疗和护理，截断病邪蔓延的途径。针对即将发生的某些病变适时进行采取措施，如《金匮要略》说："所谓治未病者，见肝之病，知肝传脾，当先实脾。"肝病未传及脾时，护理上就要注意调理脾胃，采取各种护理措施以振中土，这样不仅可杜绝邪气传脾，防患于未然，而且可通过实脾以制肝木之横逆，最后还可防止因脏腑病变，迁延日久，损至肾脏等。在疾病防治过程中，只有掌握疾病发展规律和传变途径，做到早诊断、早治疗，才能防止疾病传变，即所谓先安未受邪之地。

👁 **看一看**

扁鹊三兄弟

据传，战国时期的名医扁鹊有三兄弟。一天魏文王问扁鹊："你们家三兄弟都是医生，谁的医术最高明？"扁鹊答："大哥的医术高于二哥，我是三兄弟中最差的。"魏文王不解："为什么你名声最响？"扁鹊答："因为大哥能在疾病发生之前铲除病根，二哥在疾病初期为患者治疗，阻止了病情发展，我是在疾病已经严重才开始治疗，所以大哥名不出户，二哥名不出村，而我名闻天下。"

扁鹊之言说明了治未病的重要性，大哥的医术充分体现治未病思想，二哥将疾病消灭在初始，体现早期治疗的思想。由此可见，大哥、二哥的高明在于不治已病治未病！

第二节　施护求本

PPT

中医学认为"治病必求于本"。这里的"本"是本质、根本的意思。指护理与治疗都必须先抓住疾病的本质，针对疾病的本质进行护理和治疗，这是辨证施护的根本原则之一。

一、正护反护 🔴微课

疾病发生、发展过程中情况错综复杂，这就需要医护工作者必须从诸多因素中找出病变的本质，并进行有的放矢的护理。多数情况下，疾病的临床表现与它的本质是相一致的，但有时却相反。这就要求在确定护理原则时，应该认真进行分析，做到去伪存真，以进行正确的护理。

（一）正护

正护法是指疾病的临床表现和其本质一致的情况下，逆其证候性质而护理的护理原则，又称逆护法。常用的正护法有寒者热之，热者寒之，虚则补之，实则泻之。

1. 寒者热之　指用温热方药或具有温热功效的措施而治疗护理寒性病证的方法。如表寒证用辛温解表药。护理上应保暖，以使患者温暖、舒适；饮食可给以性温的牛、羊肉之品等。

2. 热者寒之　指用寒凉方药或具有寒凉功效的措施而治疗护理热性病证的方法。如里热证用寒凉药。护理上注意衣被不宜太厚，以使患者凉爽、舒适；饮食可多用寒凉性质之蔬菜水果等。

3. 虚则补之　指用补益方药或具有补益功效的措施而治疗护理虚性病证的方法。如虚证用相应的补益药。护理上注意休息，以保养正气等。

4. 实则泻之　指用攻伐方药或具有攻伐功效的措施而治疗护理实性病证的方法。如阳明腑实证用泻下药。护理上配合腹部顺时针按摩，多饮水，以助攻邪外出等。

（二）反护

反护法是指在疾病的临床表现和其本质不一致的情况下，顺从疾病假象而护理的一种护理方法，通常在疾病的本质与现象不一致的情况下使用。

1. 寒因寒用　用寒凉的药物或护理方法，治疗、护理假寒症状的病证，称为"寒因寒用"。适用于里热炽盛，格阴于外，阳气不能外达，而出现四肢厥冷的真热假寒证。给予寒凉性食物、汤药凉服，室温偏低，衣被轻薄等护理措施。

2. 热因热用　用温热的药物或护理方法，治疗、护理假热症状的病证，称"热因热用"。适用于阴寒内盛，格阳于外，阳气上浮，而出现面红如妆的真寒假热证。给予温热性食物、汤药温服，室温偏高，注意保暖等护理措施。

3. 塞因塞用 用补虚的药物或护理方法，治疗、护理闭塞不通症状的病证，称"塞因塞用"。如中气不足，脾阳不运，腹胀便秘的真虚假实证，运用补中益气、温运脾阳的方法护理。如给山药粥、茯苓粥、大枣粥等补益中气，并配合针灸、推拿等疗法，以加强药效，脾气健运则脘腹胀满自然消除。

4. 通因通用 用通利的药物或护理方法，治疗通泄症状的病证，称"通因通用"。如对食积所致的腹泻，护理时应用消导泻下的护理措施，如控制食量、给以消导通便的山楂、梨子、蜂蜜等食品，以达到"通因通用"的功效。

 练一练

瘀血内阻所致的崩漏，用活血祛瘀的方法进行护理，所采用的原则是

A. 寒因寒用   B. 热因热用

C. 塞因塞用   D. 通因通用

E. 扶正祛邪

答案解析

二、标本缓急

标即指疾病的现象，本指疾病的本质。从邪正双方来说，正气为本，致病邪气为标；以疾病的病因与症状而言，病因是本，症状为标；以病变部位而言，内脏为本，体表为标等等。在指导临床时，标本所指应随具体情况而定。疾病是一个复杂的变化过程，因此护理必须抓住主要矛盾或矛盾的主要方面。根据不同情况而有"急则护标""缓则护本"及"标本同护"的不同。

1. 急则护标 急则护标是指标病甚急，如果不先护标，就会危及生命或影响疾病治疗的一种急救措施。例如突然大出血的病例，大出血为标，导致出血的原因为本，此属病情危急，当务之急是先止血以治标，同时做好防止血脱的准备，待血止而病情缓解后再找出血的原因护理其本病。总之，"急则护标"属于一种应急性的护理，是为了更好地护理本病。

2. 缓则护本 指在病情不急、病势迁延缓和的情况下，针对疾病本质进行护理的原则。因标病产生于本病，本病得护后，标病自然也随之而去。如虚劳内伤的阴虚发热，发热是标，阴虚是本，在发热不盛、症状不急时，护理上采用滋阴的方法进行护理，当阴虚平复后发热症状自然就可缓解。

3. 标本同护 标本同护是指在标和本的症状同时存在、或标病与本病并重的情况下，时间、条件又不允许单一护理标病或本病时，应当采用标本同护的方法。

如在外感温热病中，因热入中焦，阴液耗伤，燥结胃肠，患者表现为身热、腹硬满痛、大便燥结、口干渴，即邪热内结为标病，阴液耗伤为本病，此时如果不护其标则不能祛其邪，不护其本则不能救其虚，标本俱急，因此必须标本同治、同护，即采用滋阴补液与泻热通便法同时护理。

总之，在辨证施护过程中，分清标本是解决主要矛盾的一种方法。如果标本不明，主次不分，势必会影响治疗与护理效果，甚至延误病情而危及生命。

? **想一想**

体虚感冒应选用怎样的护理方法？为什么？

答案解析

PPT

第三节　扶正祛邪

中医认为，任何疾病的发生都不外乎是正气与邪气矛盾双方斗争较量的结果。正气在发病学中起着主导作用，邪气则是发病的重要条件。"正气存内，邪不可干""邪之所凑，其气必虚"。邪正斗争的胜负，决定着疾病的转归和预后，正胜则病退，邪胜则病进。治疗中通过扶正祛邪，改变邪正双方的力量对比，使疾病向痊愈方向转化，所以扶正祛邪是临床治疗的一个重要法则。

一、扶正

扶正即扶助正气，增强体质，提高机体免疫力和抗病能力，可使用能扶助正气的各种治疗与护理方法，如使用药物、针灸、气功、锻炼、营养等方法达到益气、壮阳、养血、滋阴等作用。扶正适用于正虚为主的病证，即所谓"虚则补之"。

二、祛邪

祛邪即祛除邪气，排除或削弱病邪侵袭和损害，是采用攻逐、驱邪的药物及相应的护理方法和手段，如发汗、清热、攻下、祛寒、化瘀、消导等以祛除病邪，达到邪去正复的目的。适用于以邪盛为主要矛盾的病证，即所谓"实则泻之"。

三、扶正与祛邪的应用

扶正祛邪在使用时必须区别正虚邪实的主次关系，辨证施护，灵活运用。一般来说，扶正适用于正虚而无邪者，祛邪适用于邪盛而正虚不明显者，先扶正后祛邪法，适用于正虚而邪不甚者，先祛邪后扶正法，适用于邪盛而正虚者，扶正祛邪同用，适用于正虚且邪实的病证。总之，要机动灵活，应遵循"扶正不留邪，祛邪不伤正"的原则。

第四节　调整阴阳

PPT

中医学认为人体脏腑、经络、气血津液必须保持协调，才能维持"阴平阳秘"的正常生理状态，因此各种养生防护方法的使用都离不开阴阳协调平衡。对于人体阴阳偏胜偏衰的病理情况，采用损其有余、补其不足的方法，使阴阳恢复平衡。

一、损其有余

即对于阴或阳一方过盛的病证采用"实则泻之"的方法。如对阳热偏盛的实热证，用"热者寒之"的法则护理，以清泻其阳热；对阴寒内盛的实寒证，用"寒者热之"的法则护理，以温散其阴寒。

二、补其不足

即对于阴或阳一方偏衰的病证采用"虚则补之"的方法。如对阳虚、阴虚、阴阳两虚的虚证，用补阳、滋阴、阴阳双补的方法，以补其不足，气虚则补气，血虚则补血，阴虚则补阴，阳虚则补阳，最终达到阴阳平衡。

PPT

第五节　三因制宜

三因制宜即因时、因地、因人制宜的护理原则。由于疾病的发生、发展与转归受多方面因素的共同影响，如气候变化、地理环境变化、个体的体质差异等，因此在对患者施护时，必须把这些因素都考虑进去，制定因时、因地、因人制宜的护理措施。

一、因时制宜

因时制宜是指根据四时气候的变化特点，制定适宜的治法和护理方法的原则。一年四季，气候有寒、热、温、凉变化的特点，对人体的生理、病理也会有一定的影响。所以治病时，要根据当时的气候特点，采取不同的护理措施。如春夏之际，气候转热，阳气升发，人体腠理变得疏松，即使外感风寒，也应注意慎用麻黄、桂枝等发汗力强的辛温发散之品，服药后要注意观察患者的发汗情况，以免开泄太过，耗伤气阴；而在秋冬之际，气候转寒，人体腠理变得致密，阳气潜藏于内，不易发汗，外感风寒后，宜用辛温发散之品发散风寒，服药后宜喝热粥，加盖衣被以助药力。

二、因地制宜

因地制宜是指根据地理环境的不同特点，制定适宜的治法和护理方法的原则。不同的地理环境，地势、气候、水质、土质各不相同，人们的工作环境、生活条件和风俗习惯也有差异，这些对人体的健康和患病都有一定的影响。北方气候多寒冷，冬季食物可多选择大温大热之品，如羊肉、狗肉等；而南方气候温暖，冬季食物宜选用甘温清补之品，如鸡肉、鱼肉等。

三、因人制宜

因人制宜是指根据年龄、性别、体质、生活习惯及精神状态等不同特点，制定适宜的治法和护理方法的原则。

1. 年龄　年龄不同，机体的生理机能及病变特点也不同。小儿的生理特点是稚阴稚阳，生机旺盛，并且"脏腑娇嫩，形气未充"，对疾病的抵抗力差，患病后易虚易实，易寒易热，病情变化迅速，故护理时应密切观察病情变化。老年人脏腑功能衰退，阴阳气血俱虚，易患多种疾病，患病多虚证或正虚邪实，因而护理时，应特别注意扶正补虚。

2. 性别　男女性别不同，生理特点不同。女性要注意经、带、胎、产的护理。月经期应注意休息，避免过度劳累或剧烈活动，注意个人卫生。妊娠期要慎避外邪，禁用峻下、破血、伤胎或有毒之品，以免影响胎元。产后恶露不净或气血亏虚，应兼顾祛瘀、补益等方面。男子以精为本，故护理男子时需指导其节制房事以养其精，节欲宁神以保养肾精。

3. 体质　由于每个人的先天禀赋和后天调养不同，故人的体质也不尽相同。体质关系到人受邪后是否会发病、发病的倾向、病情的转化和转归等。因此，不同体质的患者应采用不同的护理措施，如阳虚及阴偏盛者应注意避寒保暖，给予温补之品；阴虚及阳偏盛者宜居室清凉，可给予清补之品，忌辛热燥烈之品；胖人多痰，忌食用肥甘厚腻之品；瘦人多血虚，宜给予血肉有情之品。

因时、因地、因人的三因制宜的施护原则，充分体现了中医治疗疾病的整体观念和辨证论治在实际应用中的原则性和灵活性。在临床护理工作中，必须全面地系统地看待问题，具体情况具体分析。

目标检测

答案解析

单项选择题

1. "圣人不治已病治未病，不治已乱治未乱"的观点，体现的中医防护原则是（　　）
　　A. 扶正祛邪　　　　B. 治病求本　　　　C. 标本缓急　　　　D. 三因制宜　　　　E. 预防为主

2. "热者寒之，寒者热之"的护理方法，属于（　　）
　　A. 正护法　　　　　B. 反护法　　　　　C. 热因热用　　　　D. 寒因寒用　　　　E. 塞因塞用

3. 顺从疾病假象进行护理的方法，属于（　　）
　　A. 正护法　　　　　B. 反护法　　　　　C. 扶正法　　　　　D. 祛邪法　　　　　E. 标本同护法

4. 对瘀血所致的崩漏证可采用（　　）
　　A. 扶正法　　　　　　　　　　　　　　　　　B. 祛邪法
　　C. 扶正与祛邪兼用　　　　　　　　　　　　　D. 先扶正后祛邪
　　E. 先祛邪后扶正

5. 真热假寒证可采用（　　）
　　A. 热因热用　　　　B. 寒因寒用　　　　C. 塞因塞用　　　　D. 通因通用　　　　E. 反佐法

6. 如病人标病较急，危及病人生命或影响本病的总体治疗时，应采取（　　）
　　A. 正护法　　　　　B. 反护法　　　　　C. 急则护标　　　　D. 缓则护本　　　　E. 标本同护

7. 真寒假热证可采用（　　）
　　A. 热因热用　　　　B. 寒因寒用　　　　C. 塞因塞用　　　　D. 通因通用　　　　E. 反佐法

8. 真虚假实证可采用（　　）
　　A. 热因热用　　　　B. 寒因寒用　　　　C. 塞因塞用　　　　D. 通因通用　　　　E. 反佐法

9. 病人起居应遵循下列何原则来适应四时气候变化（　　）
　　A. 标本缓急　　　　　　　　　　　　　　　　B. 扶正祛邪
　　C. 三因制宜　　　　　　　　　　　　　　　　D. 春夏养阳，秋冬养阴
　　E. 因人施护

10. 扶正法则适用于（　　）
　　A. 实证　　　　　　B. 虚证　　　　　　C. 虚实夹杂　　　　D. 虚中夹实　　　　E. 实中夹虚

11. 祛邪法则适用于（　　）
　　A. 实证　　　　　　B. 虚证　　　　　　C. 虚实夹杂　　　　D. 虚中夹实　　　　E. 实中夹虚

12. 实则泻之属于（　　）
　　A. 正治　　　　　　B. 治本　　　　　　C. 标本兼治　　　　D. 反治　　　　　　E. 治标

13. 治病时考虑年龄属（　　）
　　A. 因人制宜　　　　B. 因时制宜　　　　C. 因地制宜　　　　D. 治未病　　　　　E. 扶助正气

14. 虚人感冒应选用的方法是（　　）
　　A. 急则护标　　　　B. 缓则护本　　　　C. 标本同护　　　　D. 先扶正后祛邪　E. 先祛邪后扶正

15. 二便不利应选用的方法是（　　）
　　A. 急则护标　　　　　　　　　　　　　　　　B. 缓则护本
　　C. 标本同护　　　　　　　　　　　　　　　　D. 先扶正后祛邪

E. 先祛邪后扶正

16. 患者，女，50岁。原患水肿，又复感风寒，出现恶寒无汗，咳嗽胸满，腰痛尿少，全身浮肿时，需采取（　　）

A. 正护法　　　　B. 反护法　　　　C. 急则护标　　　　D. 缓则护本　　　　E. 标本同护

17. 患者，女，35岁。诊断为冲任亏损之闭经，采取补益气血的方法进行治护，这种方法属（　　）

A. 热因热用　　　B. 寒因寒用　　　C. 塞因塞用　　　D. 通因通用　　　E. 反佐法

18. 患者，男，30岁。昨晚因受凉，今晨表现为畏寒，发热，无汗，头痛，肢节疼痛，鼻流清涕，咽痒，咳嗽，痰稀色白，舌苔白而润，脉浮紧。辨证为风寒感冒。下述护理中错误的是（　　）

A. 服药后加被覆盖，以利汗出解表

B. 服药后汗不出，可饮热粥或汤以助发汗

C. 汗出不畅者，可加刺大椎、曲池以透邪发汗

D. 汗出热退有汗者，用冷毛巾擦拭

E. 注意防寒保暖，避免直接吹风受凉

19. 患者，男，45岁。近两天患者胸部刺痛，固定不移，入夜更甚，时而心悸，胸闷气短，舌质紫暗，脉沉涩，辨证为心血瘀阻型胸痹。护理选择（　　）

A. 实则泻之　　　B. 标本同治　　　C. 缓则治本　　　D. 扶正祛邪　　　E. 虚则补之

20. 患者，女，36岁。生产时突发大出血，此时应遵循的护理原则是（　　）

A. 扶正法　　　　B. 祛邪法　　　　C. 急则护标　　　　D. 缓则护本　　　　E. 标本同护

（王丽丽）

书网融合……

重点回顾

微课

习题

第十章　生活护理

学习目标

知识目标：

1. 掌握　生活护理的基本原则。

2. 熟悉　生活护理的常用方法。

3. 了解　生活护理在日常起居中的作用。

技能目标：

能指导人们顺应四时进行生活护理。

素质目标：

培养严谨、细致、求实的工作作风，树立"天人相应"的整体观。

导学情景

情景描述： 陆游是我国南宋著名诗人，享年85岁，这在古代是难得一见的高寿之人。他将日常养生的经验，融入浓浓诗意。①老翁七十尚童心。生活中的陆游，既喜欢养花种草，又热衷品茶下棋，兴趣爱好十分广泛。②起居饮食每自省。他起居有规律，睡眠有质量，日常用餐最喜欢喝粥。《食粥》诗云："世人个个学长年，不悟长年在目前。我得宛丘平易法，只将食粥致神仙。"③居家有暇即扫地。陆游每天扫地，乐此不疲。《冬日斋中即事》诗云："一帚常在傍，有暇即扫地。既省课童奴，亦以平血气。按摩与导引，虽善亦多事。不如扫地法，延年直差易。"

情景分析： 生活中陆游十分注重养生习惯的培养，正是这些看似平常而又普通的做法，奠定了他长寿的基础。

讨论： 陆游的养生经验涵盖了哪些中医护理方法？

学前导语： 生活护理是中医护理基本方法之一，我国历代医家都十分重视，积累了极其实用的经验。让我们一起来学习丰富多彩的生活护理。

第一节　生活护理的基本原则 ⓔ微课

PPT

生活护理是指护理人员在中医理论指导下，根据服务对象的个体情况，给予生活起居方面专业的指导或全面照护的一种护理方法。其目的在于调整人体内外阴阳的平衡，提高人体抗御病邪的能力，保养正气，维护健康或促进疾病的康复。

一、顺应四时，平衡阴阳

《素问·宝命全形论》说："人以天地之气生，合四时之法成"。人与自然界是一个有机的整体，人与自然界是息息相关的。因此，顺应自然界的变化规律，保持人与自然的整体性，是生活护理的重要原则之一。

（一）顺应四时

1. 四时气候调养 自然界有春、夏、秋、冬四季变化，春夏属阳，秋冬属阴，四季气候规律一般为春温、夏热、长夏湿、秋燥、冬寒。人体的生理活动也会随着季节的变化而发生改变，善于养生者应使人体适应四季变化，保证人与自然环境的协调统一，以祛病延年。因此生活护理首先应顺应一年四时阴阳的变化规律，制定出不同的护理方法。

春季阳气生发，是万物复苏、生命萌发的时节，此时人体内的阳气随着自然界阳气的升发向上、向外升发。因此，人们应顺应自然界的春生之势，适度运动，保持心胸开阔，精神愉快，使人体在春季初生的阳气得以升发。在衣着方面，应遵循"春捂秋冻"的原则，因初春气候变化较大，老年人、小儿和身体虚弱的人，要注意保暖，切忌过早脱衣减被，衣服更不可骤减，防止风寒侵袭人体，以保证阳气升发的体内环境。

夏季气候炎热，雨水充沛，人体阳气容易向外发泄，导致各种虚症。所以，人们要注意养护体内的阳气，中午应适当午休，以避炎热，消除疲劳。居室宜阴凉、通风，但要注意不宜直接吹风，避免过于贪凉，以防损伤阳气。饮食方面，夏季可进食清热解暑之品，如苦瓜、绿豆汤等，切忌暴食生冷瓜果，以免寒凉太过损伤脾胃，也要少吃油腻、辛辣之品，防止助阳化火，酿生湿热，影响脾胃的消化功能。同时，夏季雨水较多，加之人们容易贪凉饮冷，还要防湿邪侵袭，湿邪极易损伤人体脾胃的阳气，容易使水液在体内停滞，导致各种病变发生。

秋季自然界阳气收敛，阴气渐长，此时应注意养护人体的阴气。秋季燥邪当令，即"秋燥"，燥邪易伤肺气，故应注意滋阴润燥，多吃新鲜瓜果蔬菜，如梨、荸荠等。在衣着方面，应遵循"春捂秋冻"的原则，避免因穿衣过多而身热汗出，导致耗伤津液、阳气外泄，让人体逐渐适应向寒冷季节转换的环境变化。

冬季气候寒冷，应早睡晚起，待日出之后再进行户外活动，以防外寒伤阳。严寒季节，寒邪最盛容易伤人，诱发多种疾病，应注意防范。衣着方面，应根据气候变化及时增减衣服。冬天是一年中营养物质最易蓄积的时期，可适当进补。日常生活中应保持心平气和，情绪愉快，避免情绪过于激动，以免影响阳气潜藏。

👁 **看一看**

春夏养阳，秋冬养阴

《素问·四气调神大论》说："夫四时阴阳者，万物之根本也。所以，圣人春夏养阳，秋冬养阴，以从其根，故与万物沉浮于生长之门"。春温夏暑易伤阴，人们往往知养阴而忽略养阳；秋凉冬寒易伤阳，人们往往知养阳而不知养阴。故春夏之际，有因求养阴却伤及阳者；秋冬之时，有因求养阳而伤及阴者。所以，《黄帝内经》以世人之多疏忽，而善养生之圣人能识之，故言"圣人春夏养阳，秋冬养阴"，以顺从四时阴阳之变，是谓"以从其根"。

2. 十二时辰调养 十二时辰养生来源于"子午流注"理论，即将一天24小时分为十二时辰，对应十二地支，并且与人体腑脏经络的气血运行相对应。"日出而作，日落而息"，根据十二时辰养生的规律，提高和改善人体素质，达到祛病强身的目的。

（1）子时和午时 中医生活护理提倡睡子午觉，子时（23：00～1：00）胆经最旺，午时（11：00～13：00）心经最旺，子午时阴阳交接，极盛极衰，体内气血阴阳极不平衡，应该静卧休息，让气血慢慢恢复正常。每天的子时和午时及时休息，睡眠质量最好，能够养精蓄锐，颐养天年。现代研究也发现，夜间0点至4点，机体各器官功能活动最低；中午12点至13点，是人体交感神经最疲劳的时间，因此保证子午睡眠的质量和效率，符合养生的基本规律。

（2）丑时（1:00~3:00）　　肝经最旺，肝主藏血，人的思维和行动要靠肝血的支持，人体的新陈代谢通常在肝经最旺的丑时完成。中医学认为，"人卧则血归于肝"，如果长期丑时不能入睡，则面色青灰，情志抑郁或暴躁，易生肝病。

（3）寅时（3:00~5:00）　　肺经最旺，肺朝百脉，此时新鲜血液汇聚到肺，通过肺输送至全身。此功能需要肺通过深度睡眠来完成，肺脏和心功能不好的老年人不要急于起床，也不提倡早起晨练，等太阳升起，阳气生发、空气新鲜之时再外出活动。

（4）卯时（5:00~7:00）　　大肠经最旺，晨起大便是健康的标志。

（5）辰时（7:00~9:00）　　胃经最旺，此时早餐最易消化吸收。

（6）巳时（9:00~11:00）　　脾经最旺，脾经旺盛可运化水谷，升清化浊，大脑有了充足的营养。因此，巳时被人们称为工作学习的第一个黄金时间，心脏充分发挥其功能，精力充沛不易疲劳。

（7）未时（13:00~15:00）　　小肠经最旺，此时小肠对人体的饮食物进一步消化吸收，泌别清浊。

（8）申时（15:00~17:00）　　膀胱经最旺，膀胱贮尿排尿，维持水液代谢的平衡，此时应多喝水。申时为人体的第二个黄金时段，学习和办公效率最高。

（9）酉时（17:00~19:00）　　肾经最旺，进入贮藏人体精微物质阶段。

（10）戌时（19:00~21:00）　　心包经最旺，可清除心脏周围的外邪，保护心脏。人体进入第三个黄金阶段，记忆力强，反应敏捷。

（11）亥时（21:00~23:00）　　三焦经最旺，通百脉。三焦是人体最大的腑，主持诸气，疏通水道，此时睡眠，百脉可以休养生息，有益健康。

（二）平衡阴阳

生命活动从根本上说，是阴阳对立统一保持平衡的结果。只有阴气平和，阳气秘固，阴阳平衡，人才会气血充足，精力充沛，五脏安康。如果阴阳平衡被打破，人体就处于亚健康状态；如果阴阳严重不平衡，人体就会患病、早衰，甚至死亡。因此生活护理，要注意调整阴阳，维持机体自身及机体与自然界之间的阴阳平衡，以达到"阴平阳秘，精神乃治"的健康状态。护理患者应以人为中心，根据患者阴阳偏盛偏衰的病理变化制定生活护理的措施。在日常起居、生活习惯、饮食调护、居住环境等各个方面贯彻平衡阴阳的思想，以促进疾病的康复。

二、起居有常，劳逸适度

《素问·上古天真论》说："上古之人，其知道者，法于阴阳，和于术数，食饮有节，起居有常，不妄作劳，故能形与神俱，而尽终其天年，度百岁乃去；今时之人不然也，以酒为浆，以妄为常，醉以入房，以欲竭其精，以耗散其真，不知持满，不时御神，务快其心，逆于生乐，起居无节，故半百而衰也。"科学合理的作息规律与劳逸结合，才能保持良好的身体状态。

1. 起居有常　　是指作息和日常生活的各个方面都要遵循季节养生和时辰养生的自然规律，因时、因地、因人、因病，制定个性化的作息时间。我国历代医家十分强调人们的日常生活应有规律，而且积累了丰富的养生经验。只有生活规律，起居有常，才能保持健康。如果不能遵守正常、科学的生活规律，轻则引起人体正气虚弱，重则会引发诸多疾病。因此，按照客观规律对患者的日常活动、作息进行规范，制定合理的作息时间，是保证患者顺利康复的重要条件之一。

？ 想一想

为什么久视伤血，久卧伤气，久坐伤肉，久立伤骨，久行伤筋？

答案解析

2. 劳逸适度 葛洪《抱朴子内篇》说："不欲甚劳，不欲甚逸。"劳逸适度是指应合理地安排各种日常活动，包括体力活动和脑力活动。各种活动应以适度为原则，不宜太过或不及，否则就会造成人体阴阳失衡的状态，导致疾病的发生。

人的体力活动包括劳动和运动两个方面。适度的劳动和运动，可以调畅气血、滑利关节，从而提高机体的抗病能力。但如果过度劳累，超出了自身的承受能力，就会降低机体抵抗力，损害健康，正所谓"久立伤骨，久行伤筋"。过度安逸肌肉筋骨活动过少，容易使气血迟滞不通，脾胃消化功能减退，诱发各种疾病，所谓"久卧伤气，久坐伤肉"。

人的精神活动亦是如此。一定限度内的情志活动包括脑力劳动和娱乐是正常和必要的，但如果情志活动过于激烈或持续时间太长，则同样会引发各种疾病。

三、调摄寒温，慎避外邪

任何疾病的发生都是正气与邪气矛盾双方斗争的过程。中医学虽然强调正气的主导地位，但也不忽视邪气在发病中的作用，认为邪气入侵是疾病发生的重要条件。《素问·上古天真论》有"虚邪贼风，避之有时"之论，患病之人正气虚弱，更易于感受风、寒、暑、湿、燥、火六淫和疫疠之气等外邪的侵袭。因此，在临床护理中应指导患者根据季节、地域、生活和居住环境等各方面的情况采取相应措施，避免外界不良气候环境等因素的影响，提高人体抗病能力。在遇到反常气候或传染病流行时，要注意避之有时，或及时采取其他措施提高机体防御变化的适应能力，以避免外邪的侵袭。临床生活护理中应讲究卫生，改善、优化环境，防范外伤和虫兽伤，为患者营造良好的病室环境，有效地促进疾病康复。

✎ 练一练

中医生活起居的护理原则，最重要的是
A. 形神供养，移情易性，调理脾胃
B. 平衡阴阳，调理脾胃，食药并举
C. 平衡阴阳，怡情畅志，病中忌口
D. 起居有常，情绪平和，关心体贴
E. 顺应自然，劳逸适度，慎避外邪

答案解析

PPT

第二节 生活护理的常用方法

一、环境舒适，有益身心

良好的环境有助于患者的治疗和康复。护理人员应为患者创造一个安静、整洁、舒适、安全的有利于治疗和休息的环境。

1. 安静整洁　安静整洁的环境不仅能够给患者带来内心安定、睡眠充足和饮食增加，还能使气血调和、真气内存而心神平安。而不整洁或有噪音的环境能使患者产生烦躁、惊悸等情绪，影响休息与睡眠，损害身心健康，甚至会加重患者病情。因此，护理人员应创造安静、舒适的环境，避免外界不必要的干扰和刺激，使患者目清耳静。否则，乱视杂听会使耳目过用而耗伤神气，不利于患者的治疗和康复。环境内部布置力求整齐、简单、实用和便于移动，桌椅、床、地面、坐便器等用品应每日清洁消毒。在工作中，护理人员要做到"四轻"，即说话轻、走路轻、关门轻、操作轻。同时，严格执行病房探视制度，为患者创造一个安静的环境。对于特别需要安静的患者，可根据条件安排单人病室。

2. 光线适度　一般而言，充足而柔和的光线能让人感到舒适愉快。在生活护理中，护理人员要因人、因病证而异进行光线的适当调节。如肝阳上亢、肝风内动、热证及阴虚的患者，室内光线宜稍暗；而风寒湿痹证、阳虚患者，光线宜充足。痉证、癫狂症患者，强光会诱发病情发作，应用深色窗帘遮挡。

3. 空气流通　保持空气流通是健康居住的基本条件之一，经常通风可以及时排除秽浊之气，保证室内的空气新鲜，使患者神清气爽，促进疾病康复。护理人员应根据室内空气的状况和季节来决定每日通风的次数和每次持续的时间。一般每天通风 1～2 次，每次通风时间通常为 30 分钟以上。在通风时应注意避免直接当风，尤其是体虚和易受风邪侵袭的患者，以防感冒。

4. 温湿度适中　合适的温度和湿度是人体正常生理功能得以发挥的保证。一般而言，室内温度夏季以 24～26℃ 为最佳；冬季以 16～18℃ 为最佳。阳虚或寒证患者多畏寒肢冷，应安置在向阳温暖的房间，室温宜稍高；阴虚或热证患者多恶热喜凉，可安排到背阳凉爽的病室，室温可稍低。病室的湿度以 50%～60% 为宜，阴虚证、燥证患者，湿度宜稍高；阳虚证、湿证患者，湿度可稍低。

二、顺应天时，起居规律

1. 依气候变化护理　中医学认为外感六淫是致病的重要因素，而患病之人由于正气虚弱，更易受到外邪的侵袭。因此，要注意气候的变化对患者的影响。除病室内应有适宜的温度外，还要注意随时给患者增减衣服。患者的衣着应宽松舒适，透气吸汗，外出活动时更要避免着凉或中暑。

2. 依季节变化护理　季节的交替变化也使人体的生理活动随之变化。因此《灵枢·本神》强调"故智者之养生也，必顺四时而适寒暑"。要做到春防风，夏防暑，长夏防湿，秋防燥，冬防寒。

3. 依昼夜变化护理　一日之内随着昼夜晨昏的变化，人体的阴阳气血也会进行相应的调节。患病时，患者的阴阳失去平衡，适应能力较弱，因此对昼夜的变化反应就特别敏感。如温度昼暖夜寒，在冬季夜间应注意保暖，夏季虽然炎热，但是夜间气温仍然比白天低，应注意不可袒胸露腹而受凉。由于阳气在白昼偏盛趋于表，夜间偏衰而趋于里，故有些患者的病情往往会出现昼轻夜重，所以，在临床工作中应加强夜间的观察及巡视。

4. 合理的作息时间　患者需要静心修养，培养正气，以期达到早日康复的目的，故其生活起居应有规律。要因时、因地、因人、因病制定不同的作息时间，作息时间多因季节而异。《素问·四气调神大论》中提到："春三月……夜卧早起，广步于庭，被发缓形，以使志生，……养生之道也。"指出人们春季应该晚睡早起，以顺应春回大地阳气升发；夏季是万物繁盛的季节，阳气旺盛，天气炎热，昼长夜短，应该晚睡早起；秋季是万物成熟的季节，阳气收敛，阴气渐长，应该早卧早起；冬季是万物收藏的季节，阴寒盛极，阳气潜藏，不应扰动阳气，应早睡晚起，日出而作，以保证充足的睡眠，利于养精蓄锐，为来春生机勃勃做好准备。

5. 充足的休息和睡眠　患者要保证充足的休息和睡眠时间，避免过多的工作和活动，病情较重的患者应卧床休息，一般每日睡眠时间不应少于 8 小时。若睡眠不足，易耗伤正气，故有"服药千朝，不如独眠一宿"的说法。护理人员要帮助患者形成一定的生活规律，注意督促患者早上按时起床，午间休息 1~2 小时，不可过长，晚间按时就寝，要避免昼息夜作、阴阳颠倒。同时，睡眠时间也不宜过长，否则会使人精神倦怠，气血郁滞。

♥ 护爱生命

我国是最早应用体育健身防治疾病的国家，《素问·异法方宜论》说："其病多痿厥寒热，其治宜导引"（按：导引是一种体操活动）。东汉名医华佗不仅善于治病，还特别重视养生之道。他曾对弟子吴普说："人体欲得劳动，但不当使极耳，动摇则谷气得消，血脉流通，病不得生，户枢不朽也"。华佗在继承和发展了前人"圣人不治已病，治未病"预防理论的基础上，根据中医学阴阳五行、藏象、经络、气血运行规律，模仿虎、鹿、熊、猿、鸟五种禽兽的动作创编了一套养生健身功法"五禽戏"，开创了体育运动护理的先河。

三、劳逸结合，动静有度

1. 适度活动　在病情允许的情况下，凡是可以下地活动的患者，每天都要保持适度的活动。适度的活动可以促进气血流畅，使筋骨坚实，神清气爽，增强抵御外邪的能力，有利于机体功能的恢复。尤其对脑力劳动者，适当的运动，有利于疾病的康复。若托病而偏于安逸，则易使气血郁滞，不仅不利于病情的康复，甚至还会导致一些新的病情出现。

患者的活动应遵循相因相宜的原则，根据不同的病证、病期、体质、个人兴趣爱好以及客观环境等进行安排。一般来说，虚证、体弱的患者，应以静为主，辅以轻度活动；实证或急性病患者，病情严重时应静卧休息，待症状减轻之后，循序渐进地恢复活动；慢性病患者，症状不重时，在病情允许的情况下，可到户外做适当运动，如散步、打太极拳等，以增强身体抵抗力。

2. 适度性生活　性生活是日常生活中一个重要的方面，但必须适度。中医学认为，肾中精气的盛衰对于人的生老病死有着十分重要的作用，因此必须重视对肾精的保养。过度纵欲会耗竭肾中精气，所以"惜精"和"节欲"是中医养生之道的重要原则。而对于患病之人，由于其正气已经受损，节制性生活就更为重要，以防耗损肾中精气，加重病情。

3. 动以养形　俗话说，生命在于运动，运动是祛病延年的良方。《吕氏春秋》说："流水不腐，户枢不蠹"，适度的劳动和运动，外可以锻炼四肢肌肉等形体组织，使疏通经络，滑利关节；内可以健运脾胃，调畅气机，使气血调和。形体是人体生命存在的基础，有了形体，才有生命，才能具有正常的生理功能和产生精神活动。养形的要义是：调饮食，保脾胃；多运动，适劳逸；避寒暑，慎起居等。

4. 静以养神　中医认为，精神情志活动与人体的生理、病理变化有密切的关系。《素问·四气调神大论》说："恬淡虚无，真气从之，精神内守，病安何来"，这里强调了精神与形体健康的密切关系。只有心静才能神凝，神凝才能主宰五脏六腑。养神，主要是指对患者的精神调摄。养神的要义是：一要内心清静，不贪欲妄想。二要尽可能地摆脱有害的情绪刺激，情绪不可过度激动。三要积极地修身养性，陶冶情操，愉悦心身。患者保持精神愉快，心情舒畅的最佳精神状态，有利于疾病的康复。

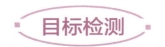

答案解析

单项选择题

1. 人们的生活起居应遵循下列（　　）原则来适应四时气候变化

A. 标本缓急   B. 扶正祛邪

C. 三因制宜   D. 春夏养阳，秋冬养阴

E. 因人施护

2. 进补的最好时机是（　　）

   A. 立春   B. 惊蛰   C. 立秋   D. 冬至   E. 夏至

3. 室内温度偏低适合于下列哪类患者（　　）

   A. 阴虚   B. 感受风寒   C. 身体虚弱   D. 阳虚   E. 年老体弱

4. 冬季起居方面应遵循（　　）

   A. 早卧早起   B. 早卧晚起   C. 晚卧早起   D. 晚卧晚起   E. 以上均不对

5. 居室通风一般每天宜（　　）

   A. 1～2 次   B. 2 次   C. 1 次   D. 2～3 次   E. 3～4 次

6. 居室通风每次开窗通气的时间通常为（　　）

   A. 20 分钟   B. 30 分钟   C. 25 分钟   D. 40 分钟   E. 35 分钟

7. 生活护理的基本原则不包括（　　）

   A. 顺应自然   B. 形神兼养   C. 动静结合   D. 病护异同   E. 慎避外邪

8. 室内夏季最佳温度是（　　）

   A. 14～16℃   B. 18～20℃   C. 24～26℃   D. 22～24℃   E. 27～28℃

9. 室内冬季最佳温度为（　　）

   A. 16℃   B. 18℃   C. 16～18℃   D. 19℃   E. 19～20℃

10. 湿度稍高对何种患者适宜（　　）

    A. 阳虚证   B. 湿证   C. 阴虚证   D. 气虚证   E. 燥证

11. 湿温病的好发季节是（　　）

    A. 春夏   B. 春秋   C. 秋冬   D. 夏秋   E. 冬春

12. 十二时辰养身法中，子时对应的是（　　）

    A. 肝经   B. 肺经   C. 胆经   D. 胃经   E. 心经

13. 不属于养形要义的是（　　）

    A. 调饮食   B. 多运动   C. 避寒暑   D. 慎起居   E. 悦心志

14. 室内温度偏高适合于下列哪类患者（　　）

    A. 阴虚   B. 感受风热   C. 身体虚弱   D. 阳虚   E. 年老体弱

15. 下列四季环境适宜避外邪的叙述中，不妥的是（　　）

    A. 春防风   B. 夏防热   C. 长夏防湿   D. 秋防燥   E. 冬防寒

16. 患者，女，28 岁。干咳，有时痰中带血，胸痛，下午发热，咽痛，舌红苔黄少，脉细数，辨证为肺阴虚肺痨。该患者病房安排最佳的是（　　）

    A. 病室温度偏高   B. 病室湿度低

    C. 居室安静，空气流通，定期消毒   D. 光线强，密闭空间，防止传染

    E. 潮湿阴冷

17. 患者，男，79 岁。咳喘病史 20 年。每逢冬春季节咳喘加重，动则喘甚，舌淡，脉虚弱。辨证为肺肾气虚，肾不纳气。该患者活动安排最佳的是（　　）

    A. 正常活动   B. 多休息，适当辅助轻度活动

    C. 可以外出，健步锻炼   D. 绝对卧床休息

E.　加强运动锻炼

18.　患者，男，52岁。牙关紧闭，四肢抽搐，诊为"痉证"，护理中错误的是（　　）

A.　病室安静　　　　　　　　　　　B.　避免噪音

C.　防止外伤　　　　　　　　　　　D.　住阳光明亮的病室

E.　减少探视

19.　患者，男，60岁。浮肿反复发作20余年，近半年来浮肿加重，腰以下为甚，按之凹陷不起，腰冷酸痛，尿时少时多，面色晦黯，舌淡胖苔白，脉沉细弱。辨证为肾虚水泛型水肿。下列不属于生活起居护理的是（　　）

A.　浮肿明显时卧床静养，好转后适当活动

B.　禁忌房事，保护肾精

C.　居室温暖，防止受凉

D.　避免潮湿阴冷

E.　多食动物肝脏等富于营养之品

20.　患者，男，50岁。近两天患者胸部刺痛，固定不移，入夜更甚，时而心悸，胸闷气短，舌质紫暗，脉沉涩，辨证为心血瘀阻型胸痹。生活起居护理方面要（　　）

A.　严密观察病情变化，防止突发变化

B.　绝对卧床休息，谢绝探视

C.　解除焦急忧虑和恐惧心理

D.　饮食宜少食多餐

E.　戒烟、酒、浓茶、咖啡因等

（栾海丽）

书网融合……

📝 重点回顾　　　ⓔ 微课　　　📋 习题

第十一章　情志护理

学习目标

知识目标：
1. **掌握**　情志护理的概念和基本原则。
2. **熟悉**　情志护理的方法。
3. **了解**　情志护理在疾病防治护理中的意义。

技能目标：
能够运用情志护理方法指导人们防护疾病。

素质目标：
具有积极阳光心态，为人们提供充满智慧的热心、耐心、细心的护理服务。

📖 导学情景

情景描述：儒家学派创始人孔子，生于公元前 551 年，卒于公元前 479 年，享年 73 岁。孔子有良好的饮食习惯，注意运动锻炼，尤其强调"大德……必得其寿"，他重视精神情志的调养，提出"智者乐水，仁者乐山"，让山水调节人的情志。孔子有很高的音乐造诣，喜欢弹奏乐器和唱歌，以怡情悦性。在齐国听到"韶"乐，竟"三月不知肉味"。在绝粮于陈地之际，仍然弦歌不绝。

情景分析：孔子是"修身齐家"儒家学术思想的祖师爷。"仁"是儒家思想的核心，"仁者，爱人"强调要善待人，友爱人。善能让人心态平和，心胸开阔，血气畅通。孔子能在战乱年代得享"人生七十古来稀"的高龄，与儒家思想分不开。

讨论：孔子长寿的原因是什么？其中包涵哪些养护之道？为何在齐国听到"韶"乐，竟"三月不知肉味"？

学前导语：俗话说得好，养生先养心。养心即调养情志，情志护理在护理方法中至关重要。护理工作者只有掌握情志护理的原则和方法，才能有效防护疾病。

第一节　情志护理的基本原则 ⓔ微课

PPT

情志护理是指护理人员以中医基础理论为指导，通过观察了解患者的情志变化，掌握其心理状态，改善、消除或避免患者的不良情绪状态以及由此情绪产生的躯体症状，从而达到预防和治疗疾病目的的护理方法。

中医学把喜、怒、忧、思、悲、恐、惊七种情绪统称为"七情"。正常情况下，七情是人体对外界客观事物所作出的正常生理反应，不会引起疾病的发生。但如果长期承受精神刺激或精神刺激程度过大，可引起脏腑气血功能紊乱，导致疾病的发生。因此，情志护理在中医护理中占有非常重要的地位。《丹溪心法》这样强调情志疗法："五志之火，因七情而生，……宜以人事制之、非药石能疗，须诊察由以平之"。情志护理的基本原则包括恬淡虚无，精神内守；修身养性，德全不危；豁达乐观，仁爱进取。

一、恬淡虚无，精神内守

《素问·上古天真论》说："恬淡虚无，真气从之，精神内守，病安从来。"恬淡虚无即人要心无邪思杂念、精神保持淡泊宁静的状态，不为七情六欲所干扰。只有如此，方能精神内守，心平气和，精气充实，身体才能随之健康。正如"金元四大家"之一的刘完素所说"心乱则百病生，心静则万病悉去"。恬淡虚无的关键在于保持内心清静安宁，由于与健康的人相比较，患者对于情志刺激尤为敏感，故患病期间调摄精神就显得更加重要。护理人员应提醒患者保持内心清静，使其少思虑，少杂念，不过分耗伤心神；还要给患者创造清静养神的有利条件，如提供安静的环境，合理的探视制度等，以减少外界事务对患者心神的不良刺激。患者只有保持豁达、乐观的心态，一切顺其自然，尽量避免情绪波动，才能促进五脏安和，身心健康。

👁 **看一看**

情绪控制与五脏养护

明代名医汪绮石在《理虚元鉴》中记载："虚劳之人，其性情多有偏重之处，每不能摅节其精神，故须各就性情所失以为治。其在荡而不收者，宜节嗜欲以养精；在滞而不化者，宜节烦恼以养神；在激而不平者，宜节忿怒以养肝；在躁而不静者，宜节辛勤以养力；在琐屑而不坦夷者，宜节思虑以养心；在慈悲而不解脱者，宜节悲哀以养肺。"身体不适的人大多性情有偏颇的地方，往往不能节制自己的精神，每个人应该根据各自的不同情况进行调节。放荡不羁的人要节制欲望以养精；终日烦恼想不开的人要节制烦恼以养神；激动易怒的人要节制愤怒以养肝；动多静少的人要节制劳作以养气；斤斤计较的人要节制思虑以养心；慈悲太过、容易伤感的人要节制悲伤以养肺。

二、修身养性，德全不危

孙思邈《备急千金要方》记载："夫养性者，欲所习以成性，性自为善……性既自善，内外百病皆悉不生，祸乱灾害，亦无由作，此养性之大经也。"修身养性，保持心情舒畅，能使机体气血调和，神安气顺，脏腑功能平衡协调，从而有益于健康。对于患者而言，不管病情如何，乐观豁达的心态可以促进疾病的好转，反之则可使病情加重。护理人员应向患者说明保持情绪稳定的重要性，积极宣传情志养生知识，调动患者修身养性的积极性。

古人把道德和性格修养作为身心健康的重要内容，孔子提出了"德润身""仁者寿"的理论，他认为道德和性格良好的人，待人宽厚大度，性格豁达，对生活充满希望和乐趣，体内安详舒泰得以高寿。《寿世保元》说："积善有功，常存阴德，可以延年。"道德修养为养生之根，养生和养德是密不可分的。养德可以养气、养神，有利于神志安定，心境平和，气血调和，精神饱满，形体健壮，使"形与神俱"，身心健康而不病。道德高尚之人一般多豁达开朗、宽厚仁慈，具有良好的心理素质和精神状态，能较好地控制和调节自己的情绪；而道德低下、个性狭隘之人，则常常用神不当，情志失常，致使耗伤神气，气血紊乱，阴阳失调，脏腑功能受损而发病。

三、豁达乐观，仁爱进取

保持乐观是健康的重要因素之一，心胸豁达，性格乐观的人对人生充满乐观情绪，阴平阳秘，气血通畅，五脏六腑协调，机体处于健康状态。正如《素问·举痛论篇》说："喜则气和志达，营卫调利"。反之，不良的精神状态，会影响人体的脏腑功能，使脏腑功能失调，气血运行阻滞，抗病能力下降，正气虚弱，导致各种疾病的发生。通过参加各种情趣高雅、动静相参的文化活动，如音乐欣赏、书法绘画、读书赋诗、种花养鸟以及弈棋垂钓等，可以陶冶情操，颐养心情，舒畅情怀，从而远离疾病，益寿延年。

"满足现状，积极进取"也是精神养生所需遵循的原则之一，即在满足自己目前生活与工作现状的同时，还要积极地进取，以取得更大的成绩。当今社会竞争激烈，要有进取心和高度的责任感才能立足于社会。有高度责任感的人，表现在对知识的索取，对技艺的追求和对志趣的倾心，因此，视野得以开阔，生活得以充实。要尽自己所能去帮助别人，保持一颗仁爱之心，在助人行善中体验自身价值的快乐，有益于身心健康。

第二节　情志护理的常用方法

PPT

不同的情志变化可以直接影响不同的脏腑功能，从而产生不同的疾病，如《灵枢·口问》说："悲哀忧愁则心动，心动则五脏六腑皆摇。"加强情志护理对疾病的预防和康复都有重要的意义。情志护理的方法有很多，临床上应根据患者的具体病情选择合适的方法，以取得最佳效果。情志护理的基本方法包括愉悦法、节制法、疏泄法、移情法、暗示法和情志相胜法。

一、愉悦法

愉悦是指精神愉快，对生活充满喜悦。保持心情愉悦能够使人内心处于一种平衡舒畅的心境，处于高兴、愉快之中便能很好地对待自己和他人，适应生活和环境。《素问·上古天真论》说："外不劳形于事，内无思想之患，以恬愉为务，以自得为功，形体不敝，精神不散。"现代医学研究同样表明，人的情绪与健康、疾病的关系极为密切。心情愉悦、性格开朗者，不易患精神病、重病和慢性病，即使患病也较易治愈，容易康复。在护理工作中首先要帮助患者认识到不良情绪对身心健康的危害，正确对待自己和他人，看待问题和解决问题时要目光远大，心胸开阔，不斤斤计较，不钻牛角尖。要科学合理地安排工作、学习和业余生活，丰富生活内容，陶冶高尚的情操，保持心情愉悦。

练一练

情志护理的基本方法是

A. 形神供养　　　　　　　　　B. 顺应自然

C. 劳逸适度　　　　　　　　　D. 平衡阴阳

E. 移情法

答案解析

二、节制法

节制法就是通过调和、节制情感，防止七情过激，从而达到平衡阴阳、健康长寿的目的。《吕氏春秋》有："欲有情，情有节，至人修养以止欲，故不过行其情也。"重视精神修养，首先要节制自己的感情才能保持心理的协调平衡。

1. 以理胜情　以理胜情是指考虑问题要符合客观规律，用理性克服情志上的冲动，使情志活动保持在适度状态而不过激，做到思虑有度，喜怒有节。

2. 以耐养性　以耐养性是指有良好的涵养，遇事能够忍耐而不急躁、愤怒，正确、冷静的对待和处理不如意的事情，学会自我安慰，及时摆脱不良情绪刺激的困扰。

3. 以静制动 以静制动是指保持心神安宁，以制止烦乱的心绪。情动则乱，静则心安，应提倡清静少欲，避免大喜大怒，保持平和心态。静神方法很多，如琴棋书画等皆能怡神静心。

4. 思虑有度 思虑有度是指思虑必须适度有节，做到劳逸结合。适度的思虑可以强心健脑，有益于健康；若思虑过度，所思不遂，则可影响气血正常运行，引起脾胃功能失调。《类修要诀·养生要诀》中也有"少思虑以养其神"之说。要讲究科学用脑，控制用脑时间，工作 1 ~ 2 小时后应适当活动，以解除持续思虑后的紧张和疲劳。日常生活中应坚持体育锻炼，晚间不宜熬夜，养成按时作息的好习惯。

三、疏泄法

疏泄法是指把积聚、抑郁在心中的不良情绪，通过适当的方式宣达、发泄出来，以尽快恢复心理平衡的一种情志护理方法。

对于忧郁的患者，要积极鼓励引导患者开阔心胸，将郁闷的情绪诉说或发泄出来，化郁为畅，疏泄情志。还可以采用"郁而发之"的方法，对于有悲郁之情的患者，不要压抑其感情，可以引导其通过向朋友、亲人或向医护人员诉说或哭诉等方法来宣泄，使其悲郁之情得以发泄而舒展，使其精神和心理状态恢复平衡，但是要注意发泄的适度，不理智甚至冲动性的发泄方式反而有害。

💜 **护爱生命**

博学多才的郑板桥颇有抱负，但因官场昏暗，才能不得施展，心忧天下，日久导致肝气郁结，经常感到胸闷不适、胁肋隐痛、没有食欲。一天，他见窗外疾风下的竹子枝节坚韧、不屈不挠，触发了创作灵感，当即画下一幅清雅坚劲的《风竹图》挂在庭中，喜爱不已。从此，他天天画竹，渐渐觉得胸膈宽舒，隐痛慢慢消失，吃饭也有了胃口，气色红润而有光泽。恰逢好友张衡来访，见郑病态全无，诧异地问他用了什么好药，郑答："唯画竹耳，也不知何故！"张略懂医道，顿悟说："你时常画竹，一来精神有所寄托和转移，感情上得以宣泄；二来观竹画竹，时常感受竹子流畅的神姿，心情不觉也随之开朗了；三来运气作画也使肝气慢慢疏泄。这便是画竹解肝郁的道理所在。"

四、移情法

移情是指排遣情思，使思想焦点转移他处。《韩非子·解志》说："疾生则智慧衰，智慧衰则失度量"。部分人患病后，其注意力往往集中在疾病上，整天胡思乱想，陷入苦闷烦恼和忧愁之中不能自拔，进而影响病情。因此，护理人员应分散或转移患者对疾病的注意力，摆脱消极情绪的影响。移情的方法很多，应根据患者的年龄、心理、文化教育背景、兴趣爱好及家庭环境等条件，灵活地选择最适合患者的活动，如琴棋书画、音乐歌舞、种花垂钓、登高览胜、运动健身等，帮助患者转移注意力，解除思想顾虑，达到调节情志目的。正如《理瀹骈文》所说："七情之病者，看书解闷，听曲消愁，有胜于服药者矣。"

五、暗示法

暗示法指护理人员运用语言、情绪、行为、举止等给患者以暗示，从而减轻或消除患者精神负担，相信疾病可以治愈，增强战胜疾病信心的护理方法。

心理暗示作用不仅影响人的心理与行为，而且还能影响人体的生理功能。如《三国演义》里"望梅止渴"的故事，即是暗示法的典型案例。用暗示法护理时需要注意以下几点：①患者的受暗示性是各不相同的，应区别对待。②施护前要取得患者充分信任与合作。③每一次施护过程应尽量取得成功。如不成功，则会动摇患者的信心，影响患者对施护者的信任。针对某些对疾病治疗失去信心的患者，因存在顽固偏见，正面说理开导效果不明显，可通过使用针药暗示患者已经解除病因，达到治疗和护理目的，必要时还可给予安慰剂治疗。

? 想一想

什么是五音疗法？五音为什么能调理情志呢？

答案解析

六、情志相胜法

情志相胜法是指护理人员以五行相克为理论依据，有目的地用一种情志来制约另一种情志，达到淡化甚至消除不良情志，保持良好精神状态的一种情志护理方法，又称为以情胜情法。

情志相胜法是中医独特的情志护理方法，在临床上有重要的应用价值。该法源于《黄帝内经》，是用五行相克的原理阐述情志相胜的方法，即悲胜怒，怒胜思，思胜恐，恐胜喜，喜胜悲。中医名家张从正在《儒门事亲》中对情志相胜法这样总结："悲可以治怒，以怆恻苦楚之言感之；喜可以治悲，以谑浪亵狎之言娱之；恐可以治喜，以迫遽死亡之言怖之；怒可以治思，以侮辱欺罔之言触之；思可以治恐，以虑彼忘此之言夺之"。同时书中记载了很多张从正运用情志相胜法治病的医案。常用情志相胜法有五音疗法、悲哀疗法、激怒疗法等。在具体运用情志相胜方法时要根据具体问题灵活使用，选择适当的方法，避免太过，不可生搬硬套。

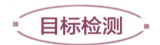

答案解析

单项选择题

1. 对身心疾病的患者，灵活地选择适合患者的活动，如琴棋书画属于下列哪种情志护理方法（　　）

　　A. 节制法　　　　B. 疏泄法　　　　C. 移情法　　　　D. 以情胜情　　　E. 愉悦法

2. 护理人员通过鼓励患者开阔心胸，将郁闷情绪诉说出来的方法是（　　）

　　A. 疏泄法　　　　B. 暗示法　　　　C. 移情法　　　　D. 情志相胜法　　E. 愉悦法

3. 下列符合情志相胜的是（　　）

　　A. 怒胜喜　　　　B. 思胜悲　　　　C. 恐胜思　　　　D. 悲胜怒　　　　E. 喜胜恐

4. 下列不是患病后的不良情绪的是（　　）

　　A. 恐惧　　　　　B. 舒畅　　　　　C. 紧张　　　　　D. 苦闷　　　　　E. 悲哀

5. 下列不属于有益身心的移情法的是（　　）

　　A. 音乐调护　　　B. 吟诗作画　　　C. 娱乐康复法　　D. 诈诱法　　　　E. 赏花垂钓

6. 给悲伤的患者讲笑话，让其快乐属于（　　）

　　A. 暗示法　　　　B. 节制法　　　　C. 疏泄法　　　　D. 情志相胜　　　E. 教育法

7. 性格坚强的患者，患病后会表现出（　　）

A. 对疼痛的忍耐力强，容易掩盖病情　　　　B. 心理压力大，多不配合治疗

C. 稍有不适，则大呼小叫　　　　D. 多心胸狭窄

E. 容易反映病情

8. 情志所致疾病，过喜则（　　）

　　A. 气上　　　　B. 气下　　　　C. 气缓　　　　D. 气结　　　　E. 气消

9. 根据情志护理的相胜原则，思与（　　）相制

　　A. 悲　　　　B. 喜　　　　C. 怒　　　　D. 恐　　　　E. 忧

10. 对于善悲的患者，可以指导其欣赏（　　）

　　A. 曲调悲壮的乐曲　　　　B. 欢乐喜悦的乐曲

　　C. 哀婉的乐曲　　　　D. 豪情粗犷的乐曲

　　E. 轻柔的乐曲

11. "望梅止渴"的典故，延伸至临床的情志护理属于（　　）

　　A. 说理开导　　B. 释疑解惑　　C. 暗示疗法　　D. 情志相胜　　E. 诱导疗法

12. "恬淡虚无，真气从之，精神内守，病安从来"所体现的情志护理原则是（　　）

　　A. 清静养神　　B. 乐观开朗　　C. 情绪内敛　　D. 移情易性　　E. 顺情解郁

13. 对于口吃、紧张以及焦虑的病人，宜采取的情志护理方法是（　　）

　　A. 愉悦法　　　B. 暗示法　　　C. 节制法　　　D. 满足法　　　E. 移情法

14. 移情易性是指（　　）

　　A. 排遣情思，改易性格　　　　B. 排遣情思，改易思维

　　C. 排遣情思，改易心志　　　　D. 排遣情思，转移情绪

　　E. 以上都不对

15. 对于心胸狭窄、顾虑重重的患者应特别注意（　　）

　　A. 询问其病情　　　　B. 细心观察其病情

　　C. 以吉祥之语安慰之　　　　D. 不宜反复解释病情

　　E. 置之不理

16. 患者，男，45岁。眩晕1天，因工作不顺利，情绪激动，急躁易怒，觉口苦咽干，采取以情胜情的护理是（　　）

　　A. 以悲胜之　　B. 以怒胜之　　C. 以思胜之　　D. 以喜胜之　　E. 以恐胜之

17. 患者，女，49岁。患病后将注意力整日集中在疾病上，导致心情郁闷，病情不见好转，与日加重，宜采用的情志护理方法是（　　）

　　A. 暗示法　　　B. 愉悦法　　　C. 移情法　　　D. 情志相胜　　E. 节制法

18. 患者，女，27岁。诊断为产后抑郁症，时常与别人讲述疾病的痛苦，请问在情志护理方法中，首选的是（　　）

　　A. 情志相胜法　　B. 移情法　　C. 暗示法　　D. 说教法　　E. 节制法

19. 患者，女，17岁。因体育活动不慎骨折，入院后遵医嘱给予治疗护理，患者仍恐惧、焦虑、哭泣。应采取的护理措施是（　　）

　　A. 通知家属　　　　B. 通知医生

　　C. 让其倾诉，给予安慰　　　　D. 允许陪伴

　　E. 给予镇静剂治疗

20. 患者，男，23岁。因颜面烧伤，内心常有失落感，胸中觉得郁闷，最适合的情志护理方法是
（　　）
A. 暗示法　　　　B. 疏泄法　　　　C. 移情法　　　　D. 情志相胜法　　E. 节制法

（栾海丽）

书网融合……

重点回顾　　　　微课　　　　习题

第十二章　用药护理

学习目标

知识目标：

1. **掌握**　中药给药原则，中药内服法、外用法及护理。
2. **熟悉**　四气五味概念及作用，中药煎煮法。
3. **了解**　中药用法，方剂组成原则及常用剂型。

技能目标：

能熟练煎煮中药汤剂；指导患者正确服用中药。

素质目标：

关爱患者，培养严谨、细致、求实的职业素养，有良好的医患沟通能力。

📖 导学情景

情景描述： 桂枝汤在《伤寒论》中被称为"群方之主"。此方能解肌发表，调和营卫，用于治疗头痛发热，汗出恶风，脉浮缓的风寒表虚证。为了确保疗效，张仲景强调桂枝汤的用药护理："右五味，㕮咀，以水七升，微火煮取三升，去滓，适寒温，服一升。服已须臾，啜热稀粥一升余，以助药力，温覆令一时许，遍身漐漐微似有汗者益佳；不可令如水流离，病必不除。……若病重者，一日一夜服……若汗不出，乃服至二三剂。禁生冷、黏滑、肉面、五辛、酒酪、臭恶等物。"

情景分析： 桂枝汤属辛温解表剂，具有发汗作用，正确地煎煮和服用，做好患者服药后的病情观察与护理，能促进患者尽快康复。

讨论： 桂枝汤服后为何要"啜热稀粥"和"温覆"？服药后观察病情的主要内容是什么？服药禁忌是什么？

学前导语： 中药配方有很多剂型，汤剂最常用。护理工作者只有掌握用药护理的知识和技术，才能更好地服务患者。

第一节　中药基本知识

PPT

中药，是在中医药理论指导下防治疾病的药物。目前，中药已有12800多个品种，包括植物药、矿物药和动物药三类，以植物药居多。

一、中药性能

中药性能包括四气、五味、升降浮沉、归经和毒性。

（一）四气

四气指寒、热、温、凉四种不同的药性，是药物作用于机体所产生的反应。如能减轻或消除热证的药物是寒凉药，具有清热泻火、凉血解毒等作用，常用于治疗阳证、热证，如银花、黄连；能减轻或消除寒证的药物是温热药，具有温中散寒、补火助阳等作用，常用于治疗阴证、寒证，如桂枝、干姜。

（二）五味

五味指药物辛、甘、酸、苦、咸五种不同的滋味。此外，还有淡、涩二味，习惯上淡附于甘味，涩附于酸味，故不另立，仍称为"五味"。

1. 辛味 能散、能行，有发散、行气、行血、化湿、开窍等作用，适用于表证、气滞、血瘀、湿阻、神昏等病证。如薄荷、藿香、陈皮等。

2. 甘味 能补、能和、能缓，有补益、和中、缓急、调和药性等作用，适用于虚证、疼痛、拘急等病证。如党参、甘草、饴糖等。

3. 酸味 能收、能涩，有收敛、固涩等作用，适用于虚汗、肺虚久咳、脾虚久泻、肾虚遗尿、遗精等病症。如五味子、乌梅、诃子等。

4. 苦味 能泄、能燥，有泻火、燥湿、通泄下降等作用，适用于火热实证、湿证等。如大黄、黄连、旋覆花等。

5. 咸味 能软、能下，有软坚散结、泻下等作用，适用于瘰疬、癥瘕、痰核、瘿瘤、燥结便秘等病证。如昆布、海藻、鳖甲等。

（三）升降浮沉

升降浮沉指药物在人体内的作用趋向。一般而言，升浮的药能上行、向外，有发散、升阳、催吐、开窍等功效，可用治病位在表、病势下陷的病证，如表证、脱肛、腹泻、窍闭神昏等；沉降的药能下行、向内，有清热、泻下、止呕、潜阳、止咳、平喘、利水、收敛等功效，可用治病位在里、病势上逆者的病证，如里热证、实热便秘、呕吐、肝阳上亢、喘咳等。另外，通过配伍和炮制可以改变药物的升降浮沉之性，如醋炒收敛、酒制能升、盐炒下行。

（四）归经

归经指药物作用的归属，是药物对人体脏腑、经络的选择性作用，归经能够提高用药的针对性、准确性。通常归某经的中药即善于治疗该经所属脏腑、经络的病证。如治疗头痛的中药白芷、羌活、柴胡、细辛和吴茱萸因归经不同，治疗作用也各有所长（表12-1）。

表 12-1 中药治疗头痛的归经

中药名称	善治头痛	疼痛部位
白芷	阳明经头痛	以前额、面颊、眉棱骨为主，或痛连齿龈，或颜面疼痛
羌活	太阳经头痛	前额、巅顶、枕部疼痛连及项、背，或由项连肩
柴胡	少阳经头痛	以头侧面为主，可连及耳、目外眦
细辛	少阴经头痛	以全头痛多见
吴茱萸	厥阴经头痛	以巅顶、颜面疼痛为主

（五）毒性

古人所说毒性是指中药的偏性，包括治疗作用及毒副作用。现代所说毒性是指中药对机体的产生的不良影响和损害性，主要是指对机体有损害作用的有毒之药。对于有毒的中药，如生附子、生半夏等，使用时应严格掌握用量、用法和适应证，确保中药使用的安全。

👁 **看一看**

青蒿素与《肘后备急方》

青蒿素是一种具有"高效、速效、低毒"优点的抗疟药，该药的发现和使用，挽救了全球数百万人的生命。中国科学家屠呦呦因发现了青蒿素获得了诺贝尔生理学或医学奖。

1969 年屠呦呦领导课题组系统收集整理了历代医籍及 2000 多民间方药，编写了《抗疟单验方集》，并对其中的 200 多种中药开展实验研究，历经了 380 多次失败。1971 年她从《肘后备急方》"青蒿一握，以水二升渍，绞取汁，尽服之"的记载中得到启发，降低了提取温度，由乙醇提取改为用沸点更低的乙醚提取，终于在青蒿中提取到一种分子式为 $C_{15}H_{22}O_5$ 的无色结晶体，一种熔点为 156～157℃ 的活性成分，并将这种无色的结晶体物质命名为青蒿素，该药对各型疟疾尤其是抗性疟有特效。

二、中药用法

中药用法主要包括配伍、用量、用药禁忌等。

（一）配伍

配伍是根据中药性能和病情需要，有选择地将两种或两种以上的中药合用。古人把单味药的使用及药与药之间的配伍关系称为药物"七情"：包括单行、相须、相使、相杀、相畏、相反、相恶七个方面。除单行外，其他均为中药的配伍关系，其中相须、相使为协同作用，可提高疗效，临床提倡使用；相杀、相畏能消除或减轻毒副作用，在毒性药或烈性药应用时可以选择使用以保证安全用药；相反为产生毒副作用，相恶为拮抗作用，能减弱或消除功效，属于配伍禁忌。

1. 单行　指单用一味药物防治疾病。如独参汤。

2. 相须　指性能功效相似的两种以上药物合用，以增强疗效。如麻黄与桂枝，两药都能发汗解表，合用后增强发汗解表作用。

3. 相使　指性能功效不同的药物配合使用，以一种药物为主，辅助的一种或数种药物能提高主药的疗效。如气虚水肿，以黄芪为主药，辅以茯苓可提高黄芪的益气、利水疗效。

4. 相杀　指一种药物能减轻或消除另外一种药物的毒副作用。如生姜可以减轻或者消除半夏的毒性，称为生姜杀半夏。

5. 相畏　指一种药物的毒副作用能被另一药物减轻或消除。如半夏的毒性可以被生姜减轻或者消除，称为半夏畏生姜。相畏、相杀实际上是同一种配伍关系的两个不同的角度。

6. 相反　指两种药合用后会产生毒副作用。如"十九畏"、"十八反"中的药物。

7. 相恶　指两种药合用后，一种药物会使另一种药物的功效减弱或消除。如人参与莱菔子合用，莱菔子使人参的功效减弱。

（二）用量

用量指成人内服汤剂中单味干燥生药的一日量。用量多少一般要根据中药性质、临床需要及患者具体情况来确定。药味清淡、药性温和的药，用量可大；药味浓烈、药性峻猛的药，用量宜小；毒性药则应严格控制用量。金石、贝壳类质重的，用量宜重；花、叶类质轻的，用量宜轻。贵重的细料药，如麝香、牛黄，用量宜小。单味用药时，用量可大；复方用药，用量宜小。入汤剂的中药，用量可大；入丸散剂，用量宜小。患者体质壮实的用量可大，体质虚弱的及老人、妇女、儿童用量宜小。此外，中药用量还应考虑到患者居处的自然环境、气候和季节等因素，要做到"因地制宜""因时制宜"。

（三）用药禁忌

用药禁忌包括配伍禁忌、服药禁忌、妊娠用药禁忌等。

1. 配伍禁忌　药物配伍后会产生毒副作用，严重的甚至危及生命安全。古代医家将药物的配伍禁忌归纳为"十九畏""十八反"。

"十九畏"即硫黄畏朴硝，水银畏砒霜，巴豆畏牵牛子，狼毒畏密陀僧，丁香畏郁金，牙硝畏三棱，官桂畏赤石脂，草乌、川乌畏犀角，人参畏五灵脂。

"十八反"即乌头反半夏、瓜蒌、贝母、白蔹、白及；甘草反海藻、大戟、甘遂、芫花；藜芦反人参、沙参、丹参、玄参、细辛、芍药。

2. 服药时饮食禁忌　见第十三章第二节饮食护理的常用方法的饮食之忌。

3. 妊娠用药禁忌　妊娠期间要禁止或慎重使用对母儿有损害作用的中药，以免影响正常的妊娠。分为慎用和禁用两类。慎用活血、行气、攻下、辛热的中药，如桃仁、红花、枳壳、枳实、大黄、芒硝、附子、肉桂等，若无特别需要，孕妇应尽可能避免使用，以防发生意外。禁用峻猛或剧毒的中药，如雄黄、朱砂、胆矾、巴豆、轻粉、甘遂、芫花等，此类药物孕妇要绝对禁止使用。

第二节　方剂基本知识

PPT

方剂是以中医辨证确定立法为基础，遵循方剂组方原则，选择合适药物，酌定适宜用量，合理配伍而成。方剂是中医学中"理、法、方、药"重要的组成部分，有特定的结构及疗效，能更好地适应复杂的病情。

一、方剂组成原则 **e** 微课1

方剂组成原则为"君、臣、佐、使"。

1. 君　指针对主病或主证而起主要治疗作用的药物。

2. 臣　有两种意义。一指辅助君药加强其疗效的药物；二指对重要兼病或兼证起主要治疗作用的药物。

3. 佐　有三种意义。一指佐助药，能配合君、臣药以加强其疗效，或治疗次要症状的药物；二指佐制药，能消除或减弱君、臣药的毒性，或制约君、臣药峻烈之性的药物；三指反佐药，在病势严重或拒药时，配用与君药性味相反而与治疗作用相成的药物。

4. 使　有两种意义。一指引经药，能引导诸药直达病所的药物；二指调和药，能起调和药性的作用的药物。

方剂的组成变化，既有原则性，又有灵活性。因年龄、体质、病情、地域环境及四时气候有差异，方剂在临床运用时，可以通过药味、药量和剂型等加减化裁，达到预期效果。

二、方剂常用剂型

剂型，指根据药物性质、病情需要和给药途径，把原药材加工制成适宜的形式供临床使用。方剂的常用剂型如下。

（一）传统剂型

1. 汤剂　指将药物饮片加水浸泡，再按照煎煮法要求煎煮一定时间，去渣取汁，制成的液体剂型。汤剂是中医临床最常用的剂型，主要供内服用，也可含漱或熏洗。特点是吸收快、疗效迅速、便于灵活加减。

2. 丸剂　指将药材细粉或药材提取物加适宜的赋形剂制成的球形或类球形固体剂型。丸剂是临床常用剂型，一般有蜜丸、水丸、糊丸、浓缩丸等。特点是吸收缓慢、药效持久、体积小，贮存、携带和服用方便。

3. 散剂　指将药物粉碎、过筛、混匀而制成的粉末状剂型，分为内服、外用两种。散剂内服可用水、酒或汤直接冲服，也可用水煎服；外用是将药粉外敷患病部位或掺撒疮面，也可点眼、吹喉，如冰硼散、生肌散等。特点是节省药材、制作简便、吸收较快、不易变质、便于服用和携带。

4. 煎膏剂 指药材经煎煮、去渣浓缩后，加炼蜜或冰糖或砂糖制成的半流体制剂。特点是浓度高、稳定性好、体积小、便于服用。

5. 外用膏剂 指选用相宜的基质将药物制成专供外用的半固体或近似固体制剂，主要包括膏药、软膏剂、橡皮膏三种，广泛用于皮肤科与外科等，具有保护创面、润滑皮肤和局部治疗的作用，也有的透过皮肤或黏膜起到全身治疗作用。特点是使用方便，药效较快。

6. 丹剂 指由矿物药经加热、升华炼制而成，或用名贵药材研成细末制成，没有固定剂型，分为内服、外用两种。内服丹剂多为贵重药；外用丹剂仅供外科使用。

（二）现代剂型

1. 片剂 指将药物细粉或药材提取物与辅料混合压制成的圆片状剂型。片剂是现代常用剂型，特点是用量准、体积小、贮运方便。

2. 滴丸 将液体药物或固体与基质加热融化均匀后滴入不相混溶的冷凝液中，收缩冷凝制成的小丸状制剂，供内服用，以舌下含服为主。特点是速效，便于携带和服用。

3. 颗粒剂 指将药物的提取物与适宜的辅料或与部分药材细粉混匀，制成的干燥颗粒状剂型。特点是体积小、重量轻、服用简单、作用迅速、便于携带。

4. 注射剂 指从药材中提取出有效物质制成的可供注入人体内的灭菌溶液或乳状液，以及供临用前配成溶液的无菌粉末或浓溶液的制剂。特点是药量准确、疗效迅速、不受消化系统影响。

5. 茶剂 指将含茶叶或不含茶叶药材或药材提取物制成的能用沸水冲服、泡服或煎服的制剂。可分为茶块、煎煮茶和袋装茶。特点是药量轻、服用简单、贮运方便。

6. 糖浆剂 指含药物、药材提取物或芳香物质的浓蔗糖水溶液。特点是口感甘甜、服用方便，吸收较快，尤其适宜于儿童服用。

第三节 中药汤剂煎煮法

PPT

中药汤剂煎煮法是指在中医药理论指导下，将处方中的中药加水浸泡、煎煮后去渣取汁的一种操作方法。恰当正确的中药汤剂煎煮法对提高疗效有着重要的作用。

一、煎药容器 微课2

砂锅、搪瓷锅为佳，也可用玻璃、陶瓷或不锈钢器皿，忌用铁、铝、铜等金属容器，以免发生化学反应，产生毒副作用或影响药效。

二、煎药用水

多用饮用水，以洁净、矿物质少为原则。煎药用水量应根据药量大小、药物吸水性和煎煮时间长短来确定。中药通常煎两次，第一煎加水淹过药物 2 ~ 3cm，第二煎加水淹过药物 1 ~ 2cm，宜一次性加足水，不能药煎干后中途加水再煎。

三、药物浸泡

煎药前，先用冷水将中药浸泡 30 ~ 60 分钟，种子或果实为主的中药浸泡 1 小时以上，夏天可适当缩短浸泡时间。药物浸泡有利于中药有效成分的溶出，也有利于缩短煎煮时间。

四、火候及时间

煎药用火有文武之分。一般煎煮药物先用武火煮沸，后以文火慢煎。先武火后文火，有利于中药有效成分充分溶出，也可防止药汁过快熬干。一般而言，文火慢煎第一煎约 30 分钟，第二煎约 20 分钟；芳香药、解表药文火慢煎仅用一次，为 10～15 分钟；矿物、贝壳类中药及补益类药，两煎文火慢煎均为 1 小时左右。此外，煎药过程中不宜频频揭开锅盖观察，以免药效挥发。

五、特殊药煎法

1. 先煎 质重、有效成分不易煎出或毒性较强、久煎后能降低毒性的药物宜先煎 30 分钟或更长的时间，再加入其他中药同煎，如牡蛎、龟板、磁石、石膏及附子、乌头等。另外，泥沙较多或质轻量大的中药，也应先煎，取汁澄清后再煎煮其他药物，如灶心土、玉米须等，称之为"煎汤代水"。

2. 后下 气味芳香的药物，有效成分易挥发，应在其他药煎煮将成时再加入，不宜久煎，煎沸几分钟即可，如薄荷、砂仁、藿香、钩藤等。

3. 包煎 花粉、细小种子及细粉类药物等，质地较轻，煎药时易漂浮在药液表面，如蒲黄、滑石粉、海金沙；或药材有毛，刺激咽喉，如旋覆花、枇杷叶；或药物含淀粉和黏液质较多，煎后药液易浑浊或成糊状，如车前子，入煎时宜用纱布包裹煎。

4. 另煎 某些贵重药物与其他药物同煎时，其有效成分易被药渣吸附造成浪费，故宜另煎 1～2 小时。如人参、鹿茸、羚羊角等。

5. 烊化 胶质且易溶的中药，容易黏附于其他药渣及锅底，而致药材熬焦并造成浪费，可以加适量开水溶化，或者隔水蒸化，再用其他药汁与之兑服，如阿胶、龟板胶、饴糖等。

6. 冲服 某些贵重药、细料药、量少的药或汁液性中药，不需煎煮，宜用煎好的其他药液或开水冲服，如牛黄、三七粉、芒硝等。

练一练

需要包煎的中药是

A. 沉香

C. 龟板

E. 阿胶

B. 滑石粉

D. 薄荷

答案解析

PPT

第四节　给药原则

给药原则是指护理人员在患者内服中药给药时，要结合患者的体质、病情及药物的性能等具体情况，遵循一定的原则给药，达到提高药效和患者早日康复的目的。给药原则包括给药时间、给药方法和服药温度。

一、给药时间

一般中药，在进食前后 1 小时服用。急性病、重病应据医嘱随时多次给药。开胃药、制酸药宜饭前服；消食导滞药、对胃肠有刺激性的药，宜饭后服；滋补药宜空腹服；安神药、润下药宜睡前服；攻下药、逐水药及驱虫药，宜清晨空腹服；调经药宜经前数日开始服，经期停服。某些特殊的药物，服用时间应遵照医嘱。

二、给药方法

中药汤剂一般每日 1 剂，分 2~3 次服用，每次服 150~200ml；急症、高热和危重患者可酌情每日服药 2~3 剂，或遵医嘱服药；丸、片、散、酒、膏等中成药按说明书定时服药，通常每日 2~3 次，宜用白开水送服。祛风湿药可用黄酒送服药，以助药力；祛寒药可用姜汤送服药；呕吐患者在服药前，可先嚼少许生姜片、橘皮或服少量姜汁再服药，也可采取冷服或少量多次频服的方法；胖大海、番泻叶等药物可用沸水浸泡后代茶饮；病在口腔、咽喉的患者，可随时含服或缓慢少量频服中药；神昏吞咽困难的患者可鼻饲给药。

三、服药温度

一般汤剂宜温服。寒证用热药宜热服，热服是将煎好的药液趁热服用以助药力。热证用寒药宜冷服，冷服是将煎好的汤剂放冷后服用。一般解表、理气、活血、温阳、补益等药宜热服；清热、消暑、凉血、止血等药宜冷服。

❓ 想一想

为什么滋补药宜空腹服？是何原理？空腹服的药还有哪些？

答案解析

PPT

第五节　中药内服法与护理

中药内服法是临床最主要的给药途径和方法。护理人员掌握中药内服法有助于临床整体施护和辨证施护的开展。不同类别的中药内服法及护理如下。

1. 解表药　宜温服，服药后宜卧床覆被、进热水或热稀粥，以利于发汗。发汗以遍身微汗为佳，不可过多出汗损伤正气。汗出热退即停止服药，汗出不彻应继续服药。服药发汗后，要注意避风邪、禁冷敷。饮食宜清淡，忌黏滑、酸凉。

2. 泻下药　宜空腹服，因是攻伐药，一般应得泻即止。服药后要注意观察患者排泄物的质、量、次数等变化，对药后腹泻较重的患者，应及时向医生汇报病情。服逐水药后要观察患者心下痞满和腹部胀痛等情况是否缓解。患者服药期间，饮食宜清淡、易消化，要多食蔬菜和水果。

3. 温里药　宜温服，服药期间要注意保暖，尤其是腹部。服药后出现咽喉疼痛、咽干、舌红等症状者，为虚火上炎，应立即停药。饮食忌生冷寒凉。危重患者服用回阳救逆药时，要密切观察药后反应。

4. 清热药　多苦寒，易伤脾胃和阳气，宜饭后服，并应中病即止。饮食宜素淡，易消化之品。宜多饮水或多吃蔬菜水果，西瓜汁、梨汁等生津止渴之品，忌辛辣及油腻厚味。平素阳虚、脾胃虚弱或年老体弱者慎服，孕妇忌服清热药。

5. 补益药　宜饭前空腹服，以利药物吸收。服药期间忌食萝卜、浓茶及纤维素高的食物，以减缓排泄、促进吸收；忌油腻、生冷、辛辣及不易消化食品，以防致胃气壅滞。该类药长期服用才能见效，要鼓励患者坚持服药。

6. 安神药　宜睡前 1 小时服药，晚饭不宜过饱，病室应保持安静。消除患者睡前的紧张或激动情绪，做好精神护理工作；饮食宜清淡，忌酒、辛辣、茶等刺激性食品。

7. 祛湿药 宜饭后服用。若长期服用抗风湿药酒时，要注意观察患者是否出现唇舌麻木、头晕、心悸等中毒现象；服用芳香化湿药要注意观察是否有舌苔渐退的疾病向愈征象；服淡渗利湿药要注意观察尿量变化及水肿消退的情况。病室阳光要充足，应注意通风、干燥，饮食忌生冷油腻。

8. 理气药 服药不宜过量，要中病即止。如服用通阳宣痹之剂，可加少量白酒服用，以助药力。饮食宜温通，忌生冷寒凉。

9. 消导药 宜饭后服用，不可久服。服后要注意观察腹痛及大便形状变化等，进行情志调护，以防因忧思引起气滞，加重病情。饮食以平补类的膳食为佳，忌食生冷硬物、肥甘厚味。

10. 活血化瘀药 宜饭后温服，服药后要注意患者疼痛程度、肿块软硬度及大小的变化，对用此药的肿瘤及疼痛较严重的患者要做好精神安慰工作，饮食宜温通，忌滋腻。

11. 止血药 包括凉血止血和收敛止血药，服药要中病即止，服药后应注意观察出血情况的变化，根据病情需要定时测量血压、脉搏、呼吸等，及时记录及汇报。应解除患者的紧张、恐惧的心理。饮食宜易消化之品，饮食忌辛辣刺激。

12. 平肝息风药 宜饭后服用，眩晕患者服药后要嘱咐其静卧、闭目养神；对惊痫、惊厥患者要注意观察血压、神志、瞳孔等变化，出现异常应及时报告医生，进行妥善处理。

13. 化痰止咳平喘药 宜饭后温服，平喘药宜在哮喘发作前 1～2 小时服，服药后应注意观察痰的性状及咳喘的变化，对痰多咳出无力患者，应予以翻身拍背，帮助其排痰，患者宜多饮水，饮食宜清淡，饮食忌生冷、过咸、过甜及辛辣刺激。

14. 驱虫药 宜清晨空腹或晚上睡前服用，因其易损伤脾胃，要中病即止，饮食忌油腻。

❤ 护爱生命

李时珍（1518～1593 年），字东璧，号濒湖，湖北蕲州（今湖北省蕲春县）人，是明朝伟大的医学家和药物学家。他出生于世医之家，23 岁时随父学医，医德高尚，医术精湛。在实践中，他发现有些药物书不仅内容少，还存在不少谬误，如果医生据此用错了药，非但不能给人治病，还可能害命，这对患者来说是多么危险的事啊！于是他用了 27 年，博览群书，摘录资料，翻山越岭，采药尝药验药，虚心向药农、铃医、樵夫等请教，并结合自己的临床经验，穷尽毕生精力著成了巨著《本草纲目》。李时珍心系百姓，又潜心钻研，他还著有《奇经八脉考》《濒湖脉学》《五脏图论》等医著，为祖国医学宝库留下了珍贵的财富。

PPT

第六节　中药外用法及护理

中药外用法是在中医药理论指导下，将处方中药直接或借助适合的器械外用于患者体表某部或患病部位，以防治疾病的治疗方法。中药外用法具有药物直接通过皮肤渗透吸收、药力直达病灶、药力集中等优势。不同类别的中药外用法及护理如下。

一、熏洗法

熏洗法是将药物煎汤，趁热在患处熏蒸、浸浴或淋洗的治疗方法。临床常用于风湿免疫疾病、外科、骨伤、妇科、肛肠科及皮肤科等各科疾病所致的疼痛、炎症、瘙痒、水肿等。

（一）用物准备

治疗盘、药液、熏洗盆（根据熏洗部位的不同，也可备治疗碗、坐浴椅、有孔木盖浴盆等）、水温计、纱布、浴巾，必要时备屏风、橡胶单及换药用品。

（二）操作方法

操作前要做好解释，取得配合，或指导患者自行熏洗。根据熏洗部位选用适合的容器，安排患者采用适宜体位，暴露熏洗部位，必要时用屏风遮挡。熏蒸时温度以 50～70℃ 为宜，浸浴或淋洗时温度以 38～41℃ 为宜。眼部熏洗时，将药液趁热倒入治疗碗，将眼部对准碗口进行熏蒸，待药液温度适宜时，可用纱布蘸药液频频淋洗，每次 15～30 分钟；肢体部熏洗时，将药液趁热倒入盆中，患肢架在盆上，用布单或浴巾围盖患肢和盆后熏蒸，待药液温度适宜时，将患肢浸泡在药液中泡洗约 10 分钟；坐浴时，将药液趁热倒入盆中，上置带孔的木盖，协助患者脱去内裤，坐在木盖上熏蒸，待药液温度适宜时，拿去木盖，用纱布淋洗或坐入盆中泡洗。药液偏凉时，更换药液，每次熏洗 20～30 分钟。

（三）注意事项

1. 所用物品需清洁消毒，避免交叉感染。
2. 熏洗视病情每日 1～2 次。
3. 熏蒸时，年老者、儿童及反应较差者温度以不超过 50℃ 为宜。
4. 伤口部位熏洗时，要按无菌技术操作，以防感染。
5. 包扎部位熏洗时，应先揭去敷料，熏洗完毕，重新更换消毒敷料。
6. 眼部肿瘤、急性结膜炎、眼出血等不宜用眼部熏洗法；妇女月经期、妊娠期禁止坐浴。

二、热熨敷法

热熨敷法是将中药、水或其他物品加热，在施术部位和（或）穴位上来回推熨的治疗方法。临床常用于风湿痹证所致的关节冷痛、酸胀、麻木、沉重；跌打损伤等所致的局部瘀血、肿痛；扭伤所致的腰背不适、行动不便；脾胃虚寒所致的胃脘疼痛、呕吐、腹冷泄泻等。常用的热熨敷法有药熨法、盐熨法、大豆熨法、坎离砂熨法等。

（一）用物准备

治疗盘、弯盘、棉签、凡士林、大毛巾、药熨袋 2～3 个、竹铲或竹筷、双层纱布袋，药物、白酒或醋、炒锅、电炉。必要时备屏风。

（二）操作方法

热熨敷前先将药物加少许醋或白酒，放入锅中用竹铲或竹筷混匀，文火炒至 60～70℃ 后装入双层纱布袋，用大毛巾包裹保温备用，用时宜 50～60℃；嘱患者排空小便，根据病情选择合适体位，暴露治疗部位或相应穴位，必要时用屏风遮挡；将患处涂一层凡士林，把温度降到适宜的药袋放到患处或相应穴位上，上下推移或回旋转动推熨，也可以固定外敷。力度要均匀，开始时药袋温度高时，上下推移或回旋转动用力要轻，速度可稍快，随着药袋温度降低，上下推移或回旋转动力度可增大，同时速度要减慢。药袋温度过低时，应及时更换药袋。操作时间：每次 15～30 分钟，每日 1～2 次。

（三）注意事项

1. 热熨敷温度通常控制在 50～60℃，老人、婴幼儿及反应较差者不宜超过 50℃。
2. 操作过程中要保持药袋温度，凉后要及时更换或加热。

3. 热熨敷过程中应注意观察局部皮肤，防止烫伤。如患者感到疼痛或皮肤出现水泡，要停止操作，按烫伤处理。

4. 布袋用后要清洗消毒备用，中药可连续使用一周。

5. 各种实热证或麻醉未清醒患者、孕妇腹部、腹部包块性质不明者、皮肤有破损处、身体大血管处及局部无知觉处禁用。

三、敷贴法

敷贴法又称外敷疗法，是将新鲜中草药洗净后切碎、捣烂，或将中药研成细末，加调和剂调成糊状，敷贴于体表患处或穴位，利用药物的作用达到治疗目的的方法。临床常用于骨伤科、内、外、妇、儿及五官科等多种疾病所致的疼痛、腹胀、腹泻、便秘、咳喘等。

（一）用物准备

摊制好的敷药或研成细末的中草药、治疗盘、治疗碗、乳钵、0.9% 生理盐水棉球、剪刀、油膏刀或压舌板、棉纸或薄胶纸、凡士林、消毒纱布或棉垫、橡胶单，必要时备屏风、胶布、绷带等。

（二）操作方法

敷贴前将新鲜中草药洗净后切碎，置乳钵中捣烂，或将中药细末倒进治疗碗中，根据病情需要选用合适的调和剂，如蜂蜜、饴糖、植物油、酒、醋、凡士林、药汁、水、姜汁等，调制成糊状制成药膏；根据患处面积取大小合适的棉纸，用油膏刀将药膏均匀地平摊在棉纸上，厚度以 0.2 ~ 0.5cm 为宜，将棉纸四边反折整齐；协助患者选择合适体位，暴露敷药部位，必要时用屏风遮挡；用 0.9% 生理盐水棉球清洁皮肤，将摊好中草药或药膏敷贴于患处或选定的穴位，加盖大小适宜的消毒纱布或棉垫，防止药物溢出污染衣被；以胶布或绷带固定，松紧适宜，牢固且美观。

（三）注意事项

1. 敷贴药的范围应大于患处，超出肿块 1 ~ 2cm 为宜。

2. 用水或醋、药汁调配的敷药，容易干燥，须经常加原调的液体湿润，以免引起不适和降低药效；用蜂蜜、饴糖调敷的药，热天容易发酵变质，可加入适量新洁尔灭防腐。

3. 疮疡成脓期，应四周围敷，中间留有空隙为宜，以免影响脓液外泄。

4. 哺乳期乳痈患者，敷贴药时可在敷料上剪一缺口暴露乳头，以免乳汁溢出污染敷料。

5. 敷贴药后应注意观察，如皮肤出现发红、瘙痒明显、起疹子或水疱，要立即洗去敷料，并报告医生对症处理。

6. 皮肤过敏者禁用。

四、中药湿热敷法

中药湿热敷法是将中药煎汤或放进其他溶媒浸泡，根据治疗需要选择常温或加热，将中药液浸泡的敷料敷于患处治疗疾病的一种操作方法。临床常用于软组织损伤、骨折愈合后的肢体功能障碍；颈、肩、膝、腰腿痛；类风湿关节炎、强直性脊柱炎等。

（一）用物准备

药液、治疗盘、敷料、水温计、纱布、镊子 2 把，必要时备中单、屏风等。

（二）操作方法

协助患者取合理体位，暴露湿热敷部位，注意保护患者隐私并保暖；测试药液温度，当药液温度为 38 ~ 43℃时浸入敷料，将敷料拧至不滴水即可，敷于患处；及时更换敷料或频淋药液于敷料上，以保持湿度及温度；观察患者皮肤反应，操作完毕，清洁皮肤。

（三）注意事项

1. 湿热敷时间一次为 20 ~ 30 分钟。
2. 外伤后患处有伤口、皮肤急性传染病等忌用。
3. 湿敷液应现配现用，注意药液温度，防止烫伤。
4. 护理中观察局部皮肤反应，如出现痒痛、水疱或破溃等症状时，立即停止。
5. 告知患者，中药可致皮肤着色，数日后可自行消退。

五、吹药法

吹药法是用吹药器将中药末均匀地吹到患处，以达到治疗目的的治疗方法。临床常用于口腔、咽喉、鼻、耳等部位的疾病。

（一）用物准备

药粉、吹药器、清洗溶液、弯盘、电筒、棉签、纱布、压舌板、治疗盘、治疗碗，必要时备开口器、鼻窥镜、额镜、耳镜、弯曲管钳、镊子。

（二）操作方法

患者取半卧位或坐位。口腔、咽喉吹药时，应协助患者用清洗溶液洗漱口腔，然后嘱患者头向后仰、张开口或用开口器辅助开口，用额镜和电筒查清患处，护士左手用压舌板压住患者舌根，右手持加入适量药物的吹药器，将药物迅速均匀吹到患处。鼻、耳吹药时，先用清洗溶液清洗、拭净鼻腔或耳道，用电筒、鼻窥镜或耳镜观察病变部位，用吹药器将药粉吹到患处。

（三）注意事项

1. 吹药动作要轻柔敏捷，将药粉准确均匀撒布于整个患处。
2. 口腔、咽喉吹药时嘱患者暂时屏住呼吸，吹药气流压力不宜过大过猛以免药入气管，引起呛咳。
3. 口腔、咽喉吹药后，半小时内不得喝水、进食和吞咽，以提高疗效。
4. 神志不清患者及婴幼儿禁用。

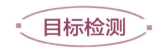

答案解析

单项选择题

1. 中药的四气为（　　）

　　A. 是指中药的辛、咸、甘、苦四种味道
　　B. 温热药具有清热、解毒的作用
　　C. 是指中药的寒、热、温、凉四种药性
　　D. 是指中药的四种特殊气味
　　E. 寒凉药具有散寒、助阳的作用

2. 中药五味指的是（　　）

　　A. 甜、辣、苦、涩、咸
　　B. 甜、辣、苦、酸、辛
　　C. 酸、苦、麻、辣、涩
　　D. 酸、苦、甘、涩、甜
　　E. 酸、苦、甘、辛、咸

3. 具有收敛、固涩作用的药味是（　　）

  A. 咸   B. 酸   C. 甘   D. 辛   E. 苦

4. 需要烊化，再与其他药汁兑服的中药是（　　）

  A. 阿胶   B. 龟板   C. 滑石粉   D. 沉香   E. 薄荷

5. 具有沉降性质的药物的药味药性是（　　）

  A. 苦温   B. 苦寒   C. 咸温   D. 辛温   E. 甘寒

6. 以下不属于妊娠禁忌药物的是（　　）

  A. 催吐药   B. 峻下逐水药 C. 重金属药物 D. 和胃止呕药 E. 通窍走窜药

7. 下列药物煎汤时宜先煎的是（　　）

  A. 砂仁   B. 石膏   C. 知母   D. 蒲黄   E. 黄芪

8. 服用清热药时，饮食宜进（　　）

  A. 温热之品 B. 活血之品 C. 安神之品 D. 补益之品 E. 清凉之品

9. 活血化瘀药物适宜（　　）

  A. 冷服   B. 饭前服   C. 热服   D. 饭后服   E. 凉服

10. 治疗外感风寒表证宜选用哪种性能的药物（　　）

  A. 辛凉   B. 辛温   C. 甘温   D. 苦温   E. 苦寒

11. 升降浮沉指药物在人体内作用的（　　）

  A. 趋向   B. 部位   C. 来源   D. 性质   E. 倾向

12. 为防止中草药变性，影响疗效，煎药用具不宜选（　　）

  A. 瓦罐   B. 砂锅   C. 铁锅   D. 搪瓷罐   E. 玻璃器皿

13. 呕吐患者正确服用中药的方法为（　　）

  A. 吐后立即服用   B. 大剂量服用

  C. 吐前服用   D. 小量频服

  E. 昼夜不停服用

14. 中药消食药的服用时间应是（　　）

  A. 清晨服用 B. 两餐间服用 C. 饭后服用 D. 饭前服用 E. 睡前服用

15. 使用敷贴法，操作错误的是（　　）

  A. 药膏厚度以 0.2～0.5cm 为宜   B. 选择合适体位，暴露敷药部位

  C. 调和剂可以是蜂蜜、植物油、酒   D. 用 0.9% 生理盐水棉球清洁皮肤

  E. 敷贴药的范围大小等同于患处

16. 患者，女，40 岁。因胃中胀满不适，不思饮食，医生开了以下方药，说出方中需后下的药物是（　　）

  A. 砂仁   B. 陈皮   C. 半夏   D. 木香   E. 茯苓

17. 患者，女，50 岁。肩关节冷痛，得温则舒，根据医嘱用热熨敷法治疗，热熨敷温度宜（　　）

  A. 50～60℃ B. 40～50℃ C. 65℃   D. 60～70℃ E. 30～40℃

18. 患儿，男，7 岁。寒性哮喘，服用中药汤剂适宜的方法是（　　）

  A. 频服   B. 急服   C. 慢服   D. 温服   E. 冷服

19. 患者，男，48 岁。半年来自汗，经常感冒，舌淡苔白，脉虚。中医诊断为气虚证，内服中药滋补汤剂治疗，此患者最佳的服药时间是（　　）

A. 饭前空腹服　　B. 睡前服用　　C. 饭后服用　　D. 两餐之间　　E. 任意时间

20. 患者，女，23岁。近期因临近考试而心烦意乱，失眠多梦，心悸不宁，舌尖红，脉细数。中医给予安神类药治疗，此患者服药时间宜（　）

A. 饭后服用　　B. 睡前服用　　C. 空腹服用　　D. 两餐之间　　E. 任意时间

（丁　勇）

书网融合……

重点回顾

微课1

微课2

习题

第十三章　饮食护理

学习目标

知识目标：

1. 掌握　饮食护理的原则及方法。

2. 熟悉　常用食物的性味及功效。

3. 了解　食物的分类及饮食宜忌。

技能目标：

能熟练指导不同人群进行食物的选择及利用。

素质目标：

对饮食调配有高度的责任心，具有自主学习能力和科学的思维方法。

导学情景

情景描述：《黄帝内经·素问》说："天食人以五气，地食人以五味……"，"饮入于胃，游溢精气，上输于脾，脾气散精，上归于肺……食气入胃，散精于肝，淫气于筋……"指出自然界的空气和食物是生命的必要物质源泉，人类舍此就没有生命，也充分说明人体脏腑器官通过摄入饮食五味而获得营养，"五味入口，藏于胃，以养五藏气"。

情景分析：饮食是人体脏腑器官进行正常功能活动的供养来源，各脏腑器官具有不同的生理特性和功能。对饮食有不同的选择性，"五味所入，酸入肝，辛入肺，苦入心，咸入肾，甘入脾，是谓五入"。

讨论：什么是食物的"四气五味"？如何根据各脏腑器官的需要调节饮食，保证人的健康长寿？

学前导语："顺应四时，因季而食"是中国养生文化和中国烹饪饮食文化的重要内容。护理人员只有掌握季节时令变化和天人相应、食治养生的知识，才能更好地指导人们合理膳食，防治疾病。

饮食是人体营养的主要来源，是维持人体生命的重要物质条件，是人体生长、发育、保持健康、保证五脏六腑及四肢百骸得以濡养的源泉。

饮食护理是在中医基础理论指导下，根据患者病情需要，给予适宜的饮食，预防或治疗疾病的一种方法。合理的饮食调配，不仅可以保持人体的正常生理功能，提高机体抵抗力，而且能发挥补气养血，强身健骨，调治疾病的作用。中医理论认为"药补不如食补"，《素问·五常政大论》说："大毒治病，十去其六；常毒治病，十去其七；小毒治病，十去其八；无毒治病，十去其九。谷肉果菜，食养尽之，无使过之，伤其正也。"充分说明中医一贯重视饮食在治疗和护理中的重要作用，把饮食和药物放在同等重要的位置。

第一节　饮食护理的基本原则

PPT

食物有气味之偏，季节有寒热之交替，人有年龄性别体质之异，疾病更是错综复杂，千差万别，所以应根据不同季节、不同人群和不同疾病来进行饮食护理。饮食护理须遵循以下原则。

一、谨和五味 微课

"五味"，即酸、苦、甘、辛、咸，在中医学中则泛指各种食物。"和"即平和，以"味和"为要，各种味道要浓淡适度，宁淡勿浓。谨和五味，即饮食五味要适当调配，以取得丰富、全面的营养。

饮食应多样化，搭配合理，不可偏食。《素问·藏气法时论》说："五谷为养，五果为助，五畜为益，五菜为充，气味合而服之，以补精益气。"即人体的营养应来源于粮、肉、菜、果等各类食品，所需的营养成分应多样化。饮食的多样化并合理搭配，人体才能摄取必需的各种营养，维持气血阴阳的平衡。作为我国现存最早的一部医学著作，《黄帝内经》给我们提供了世界上最早而又最全面的饮食指南，既要吃得杂而全面，又要吃得有主次之分。在中国营养学会推出的膳食配比中，第一强调的也是要多吃五谷杂粮。

👁 看一看

"四五"饮食调养

《素问·藏气法时论》提出："五谷为养，五果为助，五畜为益，五菜为充"的"四五"饮食调养模式。五谷指粳米、麻、大豆、麦、黄黍五种谷物，是人们日常生活的主食，主要补充人体的碳水化合物；五果指枣、李、栗、杏、桃五种水果和坚果主要补充人体的水分；五畜指牛、犬、猪、羊、鸡五种肉禽，补充人体的蛋白质和脂肪；五菜指葵、藿、薤、葱和韭五种蔬菜，补充人体的维生素。这一饮食模式是现代平衡膳食金字塔的雏形，对指导中华民族均衡膳食、增进健康起到重要的作用，尤其是对当今社会高血压、高血糖、高血脂等慢性常见病的患者的合理饮食有着重要的指导意义。

二、食饮有节

饮食应有节制，不可过饥或过饱，过饥则气血来源不足，过饱则易伤脾胃之气。进食要有规律，三餐应定时、定量，并遵循"早吃好，午吃饱，晚吃少"的原则，切忌饥饱不调，暴饮暴食，以免伤及脾胃。

饮食有节除不宜过饱过饥、暴饮暴食外，还要注意饮食多样化，使五味得当，荤素协调，饮食需寒、凉、温、热适度。如果长期偏食某种食物，久之则损伤内脏发生病变，给人体健康带来不良后果。

《黄帝内经》主张饮食物的摄取当遵循"有节""无使过之""气味合而服""谨和五味"的平衡原则。《素问·上古天真论》"饮食有节……故能形与神俱，而尽终其天年，度百岁乃去。"《素问·五常政大论篇》"肉谷果菜，食养尽之，无使过之。"这些思想与现代医学所提倡的饮食定时定量、热量与营养平衡、食物种类均衡、酸碱平衡等平衡膳食思想是一致的。

✖ 练一练

食物的性味具有收敛、固涩作用的是

A. 酸　　　　　　　　　　　　B. 咸

C. 苦　　　　　　　　　　　　D. 甘

E. 辛

答案解析

三、饮食卫生

饮食宜新鲜，以熟食为主。《千金要方·道林养性》说："勿食生肉伤胃，一切肉唯须煮烂。"不洁或腐烂变质的饮食可导致胃肠疾病、寄生虫病。误食有毒食物，会引起食物中毒，出现昏迷、死亡，因此，必须注意饮食卫生。

四、三因制宜

三因制宜是指因人、因地、因时制宜。要求在饮食护理时要根据季节、地区及患者的体质、性别、年龄等不同，而制定相宜的护理原则和措施。

（一）因人进食

根据人的年龄、性别、体质等不同特点，选择适合的营养食品。如体质偏阴者，宜选温热的食物；体质偏阳者，宜选甘凉的食物。小儿生机旺盛，但脏腑娇嫩，应少吃肥腻厚味之食物。中年人血气比较旺盛，加之工作繁忙，家庭负担较重，宜荤素并重，使之营养充足。老年人组织器官逐渐衰退，气血运行较为缓慢，宜细嚼慢咽，以淡食为主。女性在经期前后，饮食宜偏温，以适应血气喜温恶寒的生理特点；产后气血多虚，饮食宜加血肉之品。

（二）因地进食

根据不同地区的环境特点，制定其饮食护理原则。如西北高原地区，气候寒冷，干燥少雨，应多食肉食、酥油茶及牛、羊乳品及生津止渴透表的水果和饮料。东南地区，温热潮湿多雨，病多痈疡疖肿，护理上做好防暑降温和祛湿等工作，并讲究个人卫生，多食苡仁、扁豆、绿豆、苦瓜、冬瓜、西瓜等祛暑利湿之品。

（三）因时进食

根据气候时令的特点以及四季气候与内在脏器的密切关系，选择适宜的饮食。春季，万物萌生，阳气升发，人之阳气也随之升发，食宜辛甘发散之品以助春阳，可选用红枣、花生、春笋、胡萝卜等，膳食如红枣粥等。夏季，万物茂盛，天气炎热而又多夹湿，食宜清热化湿，健脾开胃，可选用黄瓜、丝瓜、西红柿、绿豆、西瓜等，膳食如绿豆粥等。秋季，气候干燥，万物收敛，食宜养阴润燥，滋肾固肺，可选用莲子、芝麻、柿子、柚子、雪梨等，膳食如麦冬粥等。冬季，万物伏藏，天寒地冻，容易感寒邪，伤人阳气，食宜温补阳气，可选用羊肉、牛肉、蛋类、豆类、干姜等，膳食如当归生姜羊肉汤等。

PPT

第二节　饮食护理的常用方法

孙思邈在《备急千金要方·食治》中指出："不知食宜者，不足以存生也。"说明恰当饮食对保持健康有十分重要的意义。在中医饮食调护中，一般按照下列方法调护。

一、饮食宜调

（一）食物分类

食物同药物一样，具有寒、凉、温、热四性，酸、苦、甘、辛、咸五味，以及升降浮沉的作用趋向，只是其性能一般不如药物强烈。例如，猪肉性微寒，有润肠胃、生津液、补肾气、解热毒的功效；羊肉性热，可益气补虚、温中暖下；鸭肉性凉，可滋阴养胃、利水消肿；鸡肉性温，可温中益气、补精充髓等。部分食物兼有食物和药物的双重作用，如生姜等。因此，需要结合现代营养学的成果，将常见食物的主要营养元素、食物属性、食物作用进行分析、整理，作为临床饮食护理的依据。

（二）辨证用膳

运用中医辨证施膳的原则，针对患者不同体质、疾病、证候及疾病的不同分期，将药疗和食疗有机地结合，给予饮食指导和营养调理，增强人体抵抗力，促进疾病的恢复。如便血、胃肠积热证者应选少渣、易消化的温凉流质或半流质，如蔬菜汁、水果汁等；脾胃虚寒证者应选健脾暖胃的食物，如淮山药、桂圆、红枣等，饮食应软、烂、细，宜温热，注意少量多餐。

💗 **护爱生命**

孙思邈是我国历史上伟大的医药学家，被后人尊为"药王"，他所著的《备急千金要方》和《千金翼方》是我国古代医药学的经典。同时，他也是命达天年的寿星，生于西魏，卒于唐代，相传活了149岁。

纵观孙思邈的养生思想，注重饮食是其显著特点。他指出："夫万病横生，年命横夭，多由饮食之患。"这与现代医学强调的营养学理论不谋而合。孙思邈饮食之道的奥妙只在两个字：均衡。他在《备急千金要方》中提出了饮食养生的总原则："安身之本必资于食""不知食宜者不足以存生"。其中记载的关于四季滋补、饮食禁忌等均衡饮食的方法，对我们现在的护理养生实践有很重要的指导意义。

二、饮食宜节

合理饮食，是促进疾病痊愈的重要环节。饮食宜节，是指饮食要定时定量，不能饥饱无常，暴饮暴食。过饥则饮食摄入量不足，机体得不到足够的营养补充，久之则精气虚少而为病；过饱或暴饮暴食，超过了人体脾胃的运化能力，则导致饮食阻滞损伤脾胃，使营血不和而导致各种疾病的发生。所以，要根据患者的病证和脾胃功能，给予相应的食物，做到饥饱有度。否则过饥伤脾，过饱伤气，不但不利于恢复健康，还会使病情恶化加重。

饮食宜节，还应注意食物软硬、冷热必须相宜。食物过硬，不易消化，易损伤脾胃；食物过软，也会影响患者食欲。应根据病情，分别给流质、半流质和普通饮食。临床护理时，根据疾病属性将流质、半流质饮食分为荤、素两类，如泄泻、痢疾、高热、昏迷、中风患者应给素流质或素半流质；时感温病热退后，及牙病、噎膈患者，应给荤流质或荤半流质。此外，还要根据患者病情给予冷热不同的饮食，如热证患者给温度低的冷食，寒证患者给温度高的热食。饥饱适中，既保证了机体所需水谷精气的供应，又能够和胃安脾，调理气机，从而有益于健康。

三、饮食宜洁

饮食护理中还应保证食物的新鲜，忌生冷、不洁的食物，防止病从口入。饮食不洁或误食有毒食物，可引起胃肠疾病和食物中毒，导致腹痛、吐泻，甚至危及生命。进食的环境整洁宁静，气氛轻松愉快，有助于食物的消化吸收。要指导患者饭前洗手、饭后漱口，不能食后即睡，饭后要避免做剧烈运动，养成良好的饮食卫生习惯。

四、饮食得法

饮食是人体气血生化之源，合理平衡的饮食能够补益气血、提高正气，是养生防病的重要条件，因此要饮食得法、平衡饮食。

（一）食物的性味

中医学认为，饮食物有寒、凉、温、热四种偏性，食物性质的确定与药物相同，其对机体各有不同的作用。《黄帝内经》指出饮食应该寒热平衡，如《灵枢·师传》说："食饮者，热无灼灼，寒无沧沧，寒温中适，故气将持，乃不致邪僻也。"说明饮食寒热适中，冷热均衡，方可不生病邪。

？ 想一想

答案解析

为什么夏天高温时常喝绿豆汤？为什么女生腹部受冷腹痛的时候常常喝生姜红糖茶？是何原理？

食物的酸、苦、甘、辛、咸五味是中医学对所饮食物的性质、功能和作用趋向的概括，不同的食物对脏腑各有不同的作用。《素问·至真要大论篇》说："夫五味入胃，各归所喜，酸先入肝，苦先入心，甘先入脾，辛先入肺，咸先入肾。久而增气，物化之常也；气增而久，夭之由也"（表13-1）。

表13-1 常用食物性味归类表

性味	食物
寒性食物	甜瓜、香蕉、猪肠、桑葚、马齿苋、苦瓜、苦菜、莲藕、蟹、甘蔗、番茄、柿子、茭白、蕨菜、荸荠、紫菜、海带、竹笋、慈菇、西瓜、蛏肉、柚、冬瓜、黄瓜、田螺
凉性食物	茄子、白萝卜、菱角、冬瓜皮、丝瓜、油菜、菠菜、苋菜、绿豆、豆腐、小麦、芹菜、小米、大麦、柑、梨、枇杷、橙子、西瓜皮、芒果、茶叶、蘑菇、猪皮、鸭蛋、荞麦
温性食物	韭菜、小茴香、荔枝、栗子、大枣、刀豆、生姜、葱、芥菜、香菜、香花菜、大蒜、南瓜、高粱、糯米、酒、龙眼肉、杏子、杏仁、桃、樱桃、石榴、胡桃仁、雀、鳝鱼、淡菜、虾、蚶、鲢鱼、海参、鸡肉、羊肉、羊乳、狗肉、猪肝、猪肚、火腿、鹅蛋
热性食物	辣椒、芥子、鳟鱼、肉桂、花椒
平性食物	萝卜子、白薯、莲子、黑芝麻、土豆、黄花菜、荠菜、香椿、芋头、豌豆、胡萝卜、白菜、黑大豆、赤小豆、黄豆、粳米、玉米、鲤鱼、猪肺、猪心、白果、榛子、无花果、李子、葡萄、鸡蛋、鸽蛋、木耳、海蜇、黄鱼、泥鳅、青鱼、鹅肉、鳖肉、猪蹄、鹌鹑蛋、蜂蜜、榧子、牛奶
酸味食物	椰子瓤、石榴、番茄、马齿苋、醋、荔枝、赤小豆、蜂乳、柑、橄榄、柠檬、杏、梨、枇杷、橙子、桃、山楂、橘、柚、芒果、李子、葡萄、鳟鱼
苦味食物	苦瓜、苦菜、大头菜、茶叶、杏仁、白果、香椿、槐花、慈菇、酒、李子仁、猪肝
甘味食物	柿子、橄榄、柑、莲藕、茄子、大麦、小麦、木耳、白萝卜、丝瓜、洋葱、竹笋、土豆、菠菜、芥菜、黄花菜、南瓜、洋白菜、芋头、豌豆、胡萝卜、冬瓜、黄瓜、豇豆、豆腐、赤小豆、黄豆、蚕豆、刀豆、荞麦、高粱、粳米、糯米、玉米、小米、黑大豆、蘑菇、白薯、蜂蜜、蜂乳、牛奶、羊乳、甘蔗、苹果、杏、百合、梨、白果、西瓜、甜瓜、菱角、香蕉、桃、樱桃、桑葚、荔枝、黑芝麻、榛子、柚、栗子、大枣、无花果、莲子、葡萄、龙眼肉、鲫鱼、猪肺、猪皮、猪肚、羊肉、榧子、鸡肉、鹌鹑
辛味食物	生姜、葱、芥菜、香菜、大头菜、芋头、芹菜、白萝卜、洋葱、陈皮、佛手、大蒜、青蒿、韭子、辣椒、花椒、韭菜、酒
咸味食物	食盐、苋菜、大酱、猪蹄、猪血、猪心、小米、大麦、紫菜、海蜇、海带、蟹、海参、田螺、猪肉、猪髓、猪肾、淡菜、火腿、鸭肉、狗肉、鸽蛋

（二）常用药膳食品

1. 药膳概述 药膳是在中医药理论指导下，将不同药物与食物进行合理的组合，采用传统和现代的科学加工技术进行制作，具有独特色、香、味、形、效的膳食品。药膳将药物与食物融为一体，取药物之性，用食物之味，食借药力，药助食功，相得益彰。

2. 药膳的分类 根据药膳食品的形态、制作方法、功用及滋补形式的不同，分为以下几类。

（1）按形态分 ①流体类，如将作为药膳原料的药物或食物经粉碎加工制成粗末，以沸水冲泡或温浸即可的茶包；②半流体类，如将药材和食物加水一同煎煮，去渣，浓缩后加糖或炼蜜制成的半流体状的稠膏；③固体类，如以稻米、糯米、小麦面粉等为基本材料，加入具有补益且性味平和的药物制成的米饭和面食类食品。

（2）按制作方法分　药膳的制作方法通常有炖、焖、煨、蒸（包括粉蒸、包蒸、封蒸、扣蒸、清蒸）、煮、熬、炒（包括生炒、熟炒、滑炒、干炒）、卤、炸（包括清炸、干炸、软炸、酥炸、纸包炸）、烧等。但以炖、焖、煨、蒸为主要方法和最佳方法。从烹调原料的质地和性味来看，轻清芳香者，烹调时间宜短，多采用爆炒、清炸、热焯等方法；味厚滋腻之品，烹调时间宜长，采用炖、煨、蒸的方法效果较好。

（3）按功用分　①养生保健延寿类，如补益气血药膳，适用于平素体质素虚或病后气血亏虚之人，常用的有十全大补汤、八珍糕等；②美容美发类，如增白祛斑药膳，适用于皮肤上有黑点、黑斑、色素沉着之人，常用的有白芷茯苓粥等，以美容增白；③祛邪治病类，如解表药膳，具有发汗、解肌透邪的功效，适用于感冒以及外感病的初期。

（4）按滋补形式分　①平补，指用甘平和缓的补益方药治疗体虚久病、病势发展较慢者，是一种缓补法；②清补，专指夏天的补养，它指选用具有一定驱暑生津功效的饮食，以补充人体的消耗；③温补，用温性补益药治疗虚寒证的方法；④峻补，用强力补益药治疗气血大亏或阴阳暴脱的方法，因极度虚弱和危重证候时非大剂峻猛补药不足以挽救垂危，故此命名。

👁 看一看

玫瑰花之功效

《本草正义》记载："玫瑰花，香气最浓，清而不浊，和而不猛，柔肝醒胃，流气活血，宣能窒滞而决无辛温刚燥之弊，断推气分药中，最有捷效而最为驯良者，芳香诸品，殆无其匹。"玫瑰花既可宣畅气机，又无耗散气血之弊，乃天然一味逍遥散。或以蜂蜜浸之，做春饼之饵料。中医认为花能疏肝解郁，宣畅气机。春季厥阴风木当令，应季而食花类之品，不仅色香味美别有雅韵，且与人之气机升发契合。现代药理证明，玫瑰花有天然抗氧化作用，能消除色素沉着。玫瑰疏肝胆郁气、健脾降火，调畅气机，使血液生化有源，周流诸所，头面自荣。如理气解郁之五花茶：杭菊花、合欢花、玫瑰花、金银花、素馨花。泡水代茶。功能解郁安神、清热解毒、醒脾洁面。

3. 药膳在不同体质人群中的应用

（1）平和质药膳　顺时养生，平补阴阳，调和气血。

常用药食原料：山药、莲子、芡实、黄芪、龟板、乌鸡、桂圆、枸杞、黄精、大枣、薏米等。

常用药膳举例：怀山茯苓炖猪腱、虫草花花胶炖乌鸡等具有平补、温和特点。

（2）气虚质药膳　培补元气，益气健脾。

常用药食原料：山药、莲子、芡实、黄芪、人参、西洋参、扁豆、茯苓、白术、桂圆、母鸡、乳鸽等。

常用药膳举例：怀扁茯苓炖瘦肉、山药茯苓煲乳鸽等以补气为主要作用。

（3）阳虚质药膳　补肾温阳，益火之源。

常用药食原料：干姜、高良姜、巴戟天、杜仲、羊肉、狗肉、牛肉、韭菜、菟丝子等。

常用药膳举例：巴戟蒸狗肉、韭菜花炒虾仁等以温补为主要作用。

（4）阴虚质药膳　滋补肾阴，壮水之主。

常用药食原料：山萸肉、阿胶、黄精、熟地、冬虫夏草、甲鱼、枸杞、阿胶、瑶柱等。

常用药膳举例：瑶柱黄精煲海刺龟、生熟地煲脊骨等以补阴为主要作用。

（5）痰湿质药膳　健脾利湿，化痰泄浊。

常用药食原料：扁豆、白果、赤小豆、薏苡仁、萝卜、冬瓜仁、五指毛桃、茯苓、陈皮、海带等。

常用药膳举例：海带炖豆腐、冬瓜莲蓬薏米煲瘦肉等以利湿化痰为主要作用。

（6）湿热质药膳　利湿清热。

常用药食原料：薏苡仁、莲子、土茯苓、木棉花、猪小肚、苦瓜、茵陈、鸡骨草、溪黄草、赤小豆、车前草等。

常用药膳举例：木棉花土茯苓煲猪腱、车前草赤小豆煲猪小肚等以利湿清热为主要作用。

（7）血瘀质药膳　活血化瘀，行气通络。

常用药食原料：黑豆、黄豆、山楂、黑木耳、红糖、红花、三七等，适量地饮用葡萄酒，对改善瘀血症状有一定益处。

常用药膳举例：红花乌鸡汤、山参鸡肉汤等以活血化瘀为主要作用。

（8）气郁质药膳　疏肝理气。

常用药食原料：大麦、荞麦、高粱、萝卜、陈皮等；可以少量饮葡萄酒，以通畅血脉，改善情绪。

常用药膳举例：橘皮粥、三花茶等以疏肝理气为主要作用。

（9）特禀质药膳　益气固表，养血消风。

常用药食原料：黄芪、当归、防风、白术、荆芥、红花等。

常用药膳举例：固表粥等可以益气固表。

五、饮食之忌

患者忌暴饮暴食，不宜偏嗜五味，不宜过食肥腻、煎炸及吸烟、酗酒等。体质虚弱如大手术后、贫血、产后等忌不易消化的食物，如油炸、油煎的肉类及腊肉、年糕等，并忌一切生冷，特别是冷饮、凉菜、生菜等；发热患者，忌辛辣、油腻之品，如驴、马、猪肉及蒜、葱、酒类等；气虚患者忌辛辣、香燥食品，如油炸制品及辣椒油、萝卜等；胃病忌食醋、鱼类、辣椒等食物；腹泻忌生冷、蔬菜、水果；失眠忌饮浓茶及晚饭过饱；水肿、肾病应控制食盐摄入量；糖尿病忌食含糖高的水果；疮痈患者，忌羊肉、虾蟹、鸡蛋及辛辣刺激性食物；痢疾者忌过饱食及滑利、生冷、瓜果、动物血等；产后及经期忌寒凉食品；久病忌食猪头肉、母猪肉、鹅肉、鱼腥类等发物。

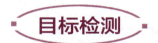

目标检测

答案解析

单项选择题

1. 下列属于寒凉性质食物的作用的是（　　）

    A. 助阳　　　　　　B. 生津　　　　　　C. 散寒　　　　　　D. 泻火　　　　　　E. 化湿

2. 热证、阳证患者常用的饮食调护是（　　）

    A. 生姜　　　　　　B. 绿茶　　　　　　C. 花椒　　　　　　D. 大葱　　　　　　E. 狗肉

3. 春季宜食用（　　）

    A. 滋阴润肺之品　　　　　　　　　　　　B. 滋阴潜阳之品

    C. 清淡养阴之品　　　　　　　　　　　　D. 辛温升散之品

    E. 甘酸清润之品

4. 下列适合长夏季节饮用的茶是（　　）

    A. 五汁饮　　　　　B. 人参核桃茶　　　C. 玫瑰薄荷饮　　　D. 藿香佩兰茶　　　E. 三花茶

5. 秋季养生宜食（　　）的食物

    A. 温补阳气　　　　B. 滋阴润燥　　　　C. 清淡质软　　　　D. 滋阴潜阳　　　　E. 素食

6. 以下具有补气作用的药膳是（　　）

    A. 桂圆红枣饭　　B. 橘皮粥　　C. 百合粥　　D. 黄芪炖鸡　　E. 红花乌鸡汤

7. 下列不属于甘味食物所具有的作用是（　　）

    A. 调和药性　　B. 缓急止痛　　C. 收敛固涩　　D. 补益气血　　E. 补益阴阳

8. 淡味的食物具有的作用是（　　）

    A. 能收能涩　　B. 能渗能利　　C. 能行能散　　D. 能泻能燥　　E. 能下能软

9. 下列归肝经的食物是（　　）

    A. 香蕉　　B. 苦瓜　　C. 芹菜　　D. 猕猴桃　　E. 莲子心

10. 湿热质饮食调护方面需注意禁忌（　　）

    A. 羊肉　　B. 鲫鱼　　C. 冬瓜　　D. 苦瓜　　E. 薏米

11. "发物"是指（　　）

    A. 补益类食物　　B. 热性食物　　C. 平性食物　　D. 发散性食物　　E. 温性食物

12. 下列食物具有行气、理气作用的是（　　）

    A. 木瓜　　B. 橘皮　　C. 葡萄　　D. 马铃薯　　E. 乌梅

13. 适宜用温补类食物进行饮食调护的患者应除外（　　）

    A. 气虚　　B. 阳虚　　C. 阴虚　　D. 寒证　　E. 血虚

14. 下列关于香菇的说法，错误的是（　　）

    A. 有抗肿瘤之效　　　　　　　　　B. 富含香菇多糖

    C. 有托豆疹之效　　　　　　　　　D. 香菇不是发物

    E. 含有角甾醇，可转变为维生素 D

15. 下列关于土豆的叙述，错误的是（　　）

    A. 性甘、味平　　　　　　　　　　B. 归心、肝、肾经

    C. 发芽的土豆含有龙葵素　　　　　D. 富含膳食纤维

    E. 外敷可以治疗静脉炎

16. "三因制宜"是指（　　）

    A. 因时制宜、因地制宜、因人制宜　　　　B. 因时制宜、因地制宜、因病制宜

    C. 因地制宜、因病制宜、因证制宜　　　　D. 因人制宜、因病制宜、因证制宜

    E. 因时制宜、因病制宜、因人制宜

17. 不属于"饮食有方"原则的是（　　）

    A. 食宜快　　B. 食宜专　　C. 食宜乐　　D. 食宜洁　　E. 食宜暖

18. 患者，男，52岁。居住西北高原地区，寒冷少雨，时常皮肤干燥，大便干结。饮食调养应选择（　　）

    A. 重点预防湿热之邪　　　　　　　B. 宜进苦寒之品

    C. 宜进辛辣温燥之品　　　　　　　D. 宜进温阳散寒、生津润燥之品

    E. 宜进清化之品

19. 患者，女，32岁。因分娩时流血过多，导致大便秘结。你准备用何种药膳调理该患者（　　）

    A. 清热类药膳　　　　　　　　　　B. 消导类药膳

    C. 润下类药膳　　　　　　　　　　D. 温里类药膳

    E. 健脾类药膳

20. 患者，女，60岁。经常心悸、失眠、健忘，头晕目眩，面色不华，神倦乏力，舌质淡，脉细

弱。该患者的饮食调护应忌食（　　）

A. 枸杞子粥

B. 黄芪粥

C. 红枣黑木耳汤

D. 辛辣食品和浓茶

E. 阿胶芝麻核桃羹

（陆舒婷）

书网融合……

重点回顾　　　　　微课　　　　　习题

第十四章　体质护理

学习目标	知识目标： **1. 掌握**　体质的概念、类型与护理。 **2. 熟悉**　体质的形成及体质的生理学基础。 **3. 了解**　体质的构成要素。 技能目标： 能熟练对不同人群进行体质辨识和护理。 素质目标： 培养中医体质的辨识和辨证施护能力，关爱患者，热情服务。

导学情景

情景描述：《红楼梦》中黛玉葬花是最经典的片段。林黛玉由对落花的怜惜，为落花立花冢，而感悟于自身的爱情和命运，写下一曲千古绝唱《葬花吟》。

情景分析：《葬花吟》中消极颓伤的情绪极其浓重，这种情绪在艺术上完全符合林黛玉内向不稳定、忧郁脆弱、敏感多疑的性格。

讨论：什么样的体质会表现出林黛玉这样的性格？她这样的体质又是如何形成的？

学前导语：当人体内的气血运行郁滞不畅，气不能外达而结聚于内时，便形成气郁，多由忧郁烦闷、心情不舒畅所致。该类人群神情忧郁，情感脆弱，烦闷不乐；多愁善感，焦躁不安，夜不能寐；经常无缘无故地叹气，易受惊吓胁肋部或乳房胀痛。除《红楼梦》中的林黛玉外，贾府上下亦有其他女性由于长期情志不畅、气机郁滞而形成气郁体质。让我们一起来学习人体常见体质的类型和不同体质的调护。

第一节　体质的概念与构成要素

PPT

一、体质的概念与特点

（一）体质的概念

体质，又称"素质""禀质""气质""形质"等。体质是指个体生命过程中，在先天禀赋和后天获得的基础上所形成的形态结构、生理功能和心理状态方面的固有特性，是人类在生长发育过程中所形成的与自然、社会环境相适应的个体身心特征。

（二）体质的特点

1. 差异性　体质的形成与先后天多种因素相关，遗传因素的多样性和环境因素的复杂性，使体质有明显的个体差异，个体差异性是体质学说研究的核心问题。

2. 遗传性 人体的体型相貌肤色秉性脏腑经络的功能状态，气血津液的盛衰，都可以在某种程度上受到遗传的控制。

3. 稳定性 个体禀赋承于父母的遗传信息，呈现出与亲代类似特征，这些特征一旦形成，不会轻易改变，在生命过程的某个阶段体质具有相对的稳定性。

4. 可变性 先天禀赋决定着个体体质的相对稳定性，后天因素又使体质具有可变性。体质的可变性通常与人的年龄以及外界因素的变化有关，这就意味着体质具有动态可变性。

5. 趋同性 同一种族或同一地区的人，因为生存环境和生活习惯相同，遗传环境和生存环境具有同一性，这就是所谓"一方水土养一方人"，因而使人群的体质具有同一性，此为群类趋同性。

6. 可调性 体质的相对稳定与动态可变的特点为改善体质提供了前提。通过后天干预使偏颇体质得以纠正或改善，减少对疾病的易感性，预防疾病的发生，这就是体质可调节性的意义所在。

二、体质的构成要素

人体的生命活动是中医学最基本的生命观"形神合一"表现出来的结果。一定的形态结构必然产生相应的生理功能和心理特征，反之良好的生理功能和心理特征是正常形态结构的反映，三者相辅相成，在体质的固有特征中综合地表现出来。综上，体质由形态结构、生理功能和心理特征三个方面构成。

1. 形态结构的差异性 人体的形态结构包括外部形态结构和内部形态结构两方面的内容。外部形态结构是体质的外在表现，内部形态结构是体质的内在基础。基于人体的内部形态结构的平衡与协调，人的体质特征首先通过个体的外部形态结构体现出来，主要表现为体型、体格等方面的差异。

体型，是指身体外观形态上的特征。中医观察体型，主要观察形体的高矮胖瘦，皮肉的薄厚坚松，肤色的黑白苍嫩等各方面的差异。其中尤以胖瘦最具代表性。

体格，是指反映人体生长发育水平、营养状况、锻炼程度的状态。主要表现在身体各部分的大小、形状、匀称程度及肩宽、胸围、骨盆宽度、体重和皮肤与皮下软组织情况等方面的差异。

2. 生理功能的差异性 人体的生理功能和形态结构密切相关，是内部形态结构完整、协调的反映，是脏腑经络及精气血津液功能协调的外在体现。具体表现在面色、唇色、舌象、脉象、呼吸、语声高低、口味、食欲、体温、寒热的喜恶、二便情况、生殖功能、女子月经情况、性机能、睡眠状况等方面的不同。通过观察上述内容可以了解不同个体脏腑经络及精气血津液生理功能的盛衰强弱，从而辨别其体质状况。

3. 心理特征的差异性 心理是指客观物质世界在人体大脑中发生的主观反映，是认知、人格、情感、意志、思维、性格、能力、气质等的总称，属于中医学"神"的范畴。不同个体的心理特征存在一定的差异性，主要表现为人格、性格、气质、智慧、态度等方面。中医学认为形神是统一的，某种特定的形态结构往往表现为某种相应的心理倾向。因为精气血津液是神的物质基础，所以不同脏腑的功能活动，会表现出特定的情感、情绪和认知活动，《素问·阴阳应象大论》说："人有五藏化五气，以生喜怒悲忧恐。"因此，个体脏腑经络以及气血津液功能活动的不同，所表现出的情志活动也有差异，如有人勇敢，有人胆怯，有人乐观，有人悲观等。

综上，一定的形态结构与生理机能是心理特征产生的基础，使个体表现出相应的心理特征，而心理特征又影响着形态结构与生理机能，并表现出相应的行为特征。

第二节　体质的生理学基础

PPT

脏腑、经络及精气血津液是体质形成的生理学基础。主要体现在以下三个方面。

一、体质与脏腑的关系

中医理论认为，人体的各项生理活动均离不开脏腑，脏腑的形态和功能特点是构成并决定体质差异的最根本的因素，因此不同的个体常表现出某一藏象系统的相对优势或劣势化的倾向。

脏腑中又以脾、肾两脏对人的体质影响作用最大。肾为"先天之本"，肾的强弱决定了体质的先天优劣。先天肾精充足，则人在出生后能健康地成长发育，有较强的生命活力。若先天肾精不足，则会导致人体的生长发育迟缓，体弱多病。《素问·上古天真论》提到男女生长壮老已的表现，充分体现了肾中精气盛衰对不同年龄阶段的体质的影响。而脾为"后天之本"，在体质后天的形成过程起着最重要的影响。脾功能正常，可以将饮食物转化为水谷精微以营养人体各个脏腑。若脾运化功能失常，人体缺乏营养，会极大地影响体质。因此，体质的强弱往往与脾、肾功能的盛衰相一致。若先天肾精不足者，得后天水谷精微之补养，尚能弥补。反之，若先天肾精充足，得不到后天充养，形体也不能健康。

二、体质与经络的关系

体质不仅取决于脏腑自身功能活动的强弱，还依赖于脏腑之间功能的协调，而脏腑之间功能的协调依赖于人体经络。经络是联络脏腑形体官窍，沟通人体的上下内外，运行全身气血的通道。经络之气血充盛且运行通畅，则脏腑间的功能得以协调，可见体质强壮；经络之气血不足或运行不畅，则脏腑间的功能不能协同发挥作用，可见体质虚弱而多病。《灵枢·寿夭刚柔》说："血气经络胜形则寿，不胜形则夭"。

三、体质与精气血津液的关系

精气血津液是脏腑生理活动的产物，输布于全身各个脏腑及形体官窍，以维持脏腑的生理活动及充养形体官窍。精气血津液是决定体质特征的重要物质基础，故精气血津液的盛衰决定着体质的强弱，并影响体质的类型。精气血津液充足时，则体质强壮。若气虚，则易出现气短、容易感冒等体质；若血虚，则易出现面色苍白、头晕、视物模糊等体质；若津液运行停滞，则易出现体胖身重多痰湿、舌苔滑腻等体质。

总之，脏腑、精气血津液、经络都是决定人体体质的重要因素。体质将脏腑、经络和精气血津液的盛衰通过形态结构、生理功能和心理状态等方面的差异性表现出来，实际上也就因脏腑、经络和精气血津液的盛衰偏颇形成了个体特征。

练一练

脏腑中哪两脏对体质的影响最大

A. 脾肾　　　　　　　　　　　　　　B. 脾肺

C. 心肺　　　　　　　　　　　　　　D. 心脾

E. 肝肾

答案解析

PPT

第三节　体质的形成

体质的形成是机体内外多种复杂因素共同作用的结果，可归纳为先天因素、后天因素、环境因素三方面。

一、先天因素

是指人体出生前在母体内所禀受的一切特性，又称禀赋。其中包括父母赋予的遗传性和在母体内受予的营养状态和其他影响。除此之外，父亲的元气盛衰、饮食起居、精神心理等因素也都影响着子代的质量。先天因素是体质形成的基础条件，是决定人体体质盛衰的前提。父母体质的强弱，影响着子代可以禀赋的多少，从而表现出体质的差异。比如高矮、胖瘦、肤色、刚柔、五迟、五软等。在体质的形成中，虽然先天因素起决定性作用，但在子代发育过程中，体质强弱的表现，则有赖于后天环境、身体锻炼和营养等因素，这对体质的形成和发展提供了多种可能性。

二、后天因素

是指人出生之后赖以生存的各种因素的总和。人的体质在一生中并非是一成不变的，而是在后天各种因素的影响下变化着的。合理的饮食、劳动、稳定的心理情绪可以增强体质，促进身心健康。反之，则会使体质衰弱，甚至导致疾病。饮食营养是决定体质强弱的重要因素，人以水谷为本，脾主运化水谷精微，为气血生化之源，故脾胃为后天之本。劳动的性质和条件，对人们的体质强弱也有着深刻的影响。心理情绪属于中医学的情志，七情的变化每每伴随着脏腑形体的变化，故而也会影响到体质。情志活动是感物而发，既不可不及，又不可太过。否则，不仅影响体质，甚至还会导致疾病。因此，改善后天体质形成的条件，可以弥补先天禀赋之不足，达到以后天养先天，使弱者变强，而使强者更强的目的。

三、环境因素

环境又称自然地理环境。人们生活在不同的地理环境条件下，受着不同水土性质、气候类型及由此而形成的生活习惯等影响，形成了不同的体质。地理环境及其资源的均一性，影响和控制着不同地域人类的发育，形成了人类体质明显的地区性差异。当自然环境发生变化，超过了人体的适应和调节能力时，就会影响人的体质，甚至会形成某些地方病。因此，中医护理学在诊断和护理上强调"因地制宜"。

在地理环境中，气象因素给人类体质以极大的影响。风、寒、暑、湿、燥、火六气，是构成各种气象变化的基本要素，其运动变化构成了自然界中风、寒、暑、湿、燥、火六种气候。人的体质寿夭与人所处地域的气候条件、气象因素也密切相关。一般说来，恶劣的气候环境能培养人的健壮的体魄和强悍的气质，舒适的气候环境则会造就人娇弱的体质和温顺的性格。我国的地理条件，南方多湿热，北方多寒燥，东部沿海为海洋性气候，西部内地为大陆性气候。因此西北方人，形体多壮实，腠理偏致密；东南方人，体型多瘦弱，腠理偏疏松。

👁 **看一看**

秦可卿的混合体质

混合体质是指患者兼具两种或两种以上非平和质的体质，如气虚易导致身体内津液代谢不畅，故而肥胖之人常同时兼气虚与痰湿质，气郁者由于肝气郁滞，疏泄不畅，易导致气滞血瘀、气滞痰阻，使三种体质同时并存。

《红楼梦》中秦可卿就是混合体质的代表，兼具气郁与气虚质。在原文第十回中明确地描述了秦可卿的特点：一是气短懒言，到了下半天就懒得动，话也懒得说，眼神发眩；二是思虑过度，心重，听见别人说什么，都要度量三五日。这些都是气虚与气郁质最基本的特点。书中针对秦可卿的病症，给出的方剂是益气养荣补脾和肝汤，该方在气血双补的同时可以疏肝解郁。中医药知识的恰当运用，为文学巨著《红楼梦》增色添辉。

PPT

第四节　体质的类型与护理

一、体质的分类

依据中华中医药学会的统一标准，将体质分为 9 种类型，即平和质、气虚质、阳虚质、阴虚质、痰湿质、湿热质、血瘀质、气郁质、特禀质。

（一）平和质（A 型）

1. 总体特征　阴阳气血调和。以体态适中、面色红润、精力充沛等为主要特征。

2. 形体特征　体形匀称健壮。

3. 心理特征　性格随和开朗，情绪稳定，不会轻易郁闷或动怒。

4. 常见表现　面色、肤色润泽，头发稠密有光泽，目光有神，嗅觉灵敏，鼻色明润，唇色红润，不易疲劳，精力充沛，耐受寒热，睡眠良好，胃纳佳，二便正常，舌色淡红，苔薄白，脉和缓有力。

5. 发病倾向　平素患病较少。

6. 对外界环境适应能力　对自然环境和社会环境适应能力较强。

（二）气虚质（B 型）

1. 总体特征　元气不足，脏腑功能状态低下。以疲乏、气短、自汗、易感冒等表现为主要特征。

2. 形体特征　肌肉松软不实。

3. 心理特征　性格内向，不喜冒险。

4. 常见表现　平素精神不振，语音低弱，气短懒言，易疲乏，易出汗，口淡，毛发不荣，舌体胖大，舌边有齿痕，脉虚弱。

5. 发病倾向　易患感冒、内脏下垂等病。

6. 对外界环境适应能力　不耐受风、寒、暑、湿等外邪。

（三）阳虚质（C 型）

1. 总体特征　火力不足，畏寒怕冷，阳气不足。以畏寒怕冷、手足不温等虚寒表现为主要特征。

2. 形体特征　形体白胖，肌肉松软不实。

3. 心理特征　性格多沉静、内向。

4. 常见表现　平素精神不振，畏冷，手足不温，喜热饮食，大便溏薄，小便清长，面色柔白，舌淡胖嫩边有齿痕，苔润，脉沉迟而弱。

5. 发病倾向　易患肿胀、痰饮、泄泻、阳痿等病；感邪易从寒化。

6. 对外界环境适应能力　易感风、寒、湿邪，耐夏不耐冬。

（四）阴虚质（D 型）

1. 总体特征　烦热躁动，阴液亏少。以口燥咽干、手足心热等虚热表现为主要特征。

2. 形体特征　体形偏瘦长。

3. 心理特征　性格外向好动，活泼，性情急躁。

4. 常见表现　手足心热，口燥咽干，喜冷饮，大便干燥，舌红少津少苔，脉细数。

5. 发病倾向 易患阴虚燥热的病变，如失精、虚劳、不寐等病；感邪易从热化。

6. 对外界环境适应能力 不耐受暑、热、燥邪，耐冬不耐夏。

（五）痰湿质（E型）　微课

1. 总体特征 下肢沉重，容易发胖。痰湿凝聚，以形体肥胖、口黏苔腻等痰湿表现为主要特征。

2. 形体特征 体形肥胖，腹部肥满松软。

3. 心理特征 性格偏温和稳重，多善于忍耐。

4. 常见表现 面部皮肤油脂较多，多汗且黏，胸闷，面色淡黄而黯，眼胞微浮，容易困倦，身重不爽，口黏腻或甜，舌体胖大，舌苔白腻，脉滑。

5. 发病倾向 易患消渴、中风、胸痹等病证。

6. 对外界环境适应能力 对湿重环境适应能力差。

（六）湿热质（F型）

1. 总体特征 湿热相兼，湿热内蕴，排泄不畅。以面垢油光、口苦、苔黄腻等湿热表现为主要特征。

2. 形体特征 形体偏胖或苍瘦。

3. 心理特征 性格多急躁易怒。

4. 常见表现 面垢油光，易生痤疮，口苦口干，身重困倦，小便短赤，男性易阴囊潮湿，女性易带下增多，大便黏滞不畅或燥结，舌质偏红，苔黄腻，脉滑数。

5. 发病倾向 易患疮疖、黄疸、热淋等病证。

6. 对外界环境适应能力 对湿重或气温偏高环境，夏末秋初湿热气候较难适应。

（七）血瘀质（G型）

1. 总体特征 血行不畅，面色晦暗。以肤色晦黯、舌质紫黯等表现为主要特征。

2. 形体特征 胖瘦均见，瘦人居多。

3. 心理特征 性格多急躁，易烦，健忘。

4. 常见表现 肤色晦黯，色素沉着，容易出现瘀斑，口唇黯淡或紫，舌黯或有瘀点，脉细涩或结代。

5. 发病倾向 易患痛证、血证、中风、胸痹等病证。

6. 对外界环境适应能力 不耐受寒邪。

（八）气郁质（H型）

1. 总体特征 气机不畅，情绪抑郁。气机郁滞，以神情抑郁、忧虑脆弱等表现为主要特征。

2. 形体特征 形体瘦者为多。

3. 心理特征 性格内向，忧郁脆弱，敏感多疑。

4. 常见表现 神情抑郁，敏感多疑，烦闷不乐，胸胁胀满，喜太息，或嗳气呃逆，或乳房胀痛，睡眠较差，食欲减退，舌淡红，苔薄白，脉弦。

5. 发病倾向 易患脏躁、百合病、不寐、惊恐及抑郁证等病证。

6. 对外界环境适应能力 不适应阴雨天气。

（九）特禀质（I型）

1. 总体特征 先天缺陷，易致过敏。先天失常，以生理缺陷、过敏反应等为主要特征。

2. 形体特征 过敏体质一般无特殊；先天禀赋异常或有生理缺陷。

3. 心理特征 因体质特异情况而不同。

4. 常见表现　过敏体质者常见哮喘、风团、咽痒、喷嚏等表现；患者容易有垂直遗传、先天性、家族性特征。

5. 发病倾向　过敏性质者易患哮喘、荨麻疹、花粉症及药物过敏等；遗传性疾病如血友病、先天愚型等；胎传性疾病如五迟、五软、解颅、胎惊等。

6. 对外界环境适应能力　适应能力差，易引发宿疾。

❓ 想一想

阳虚质的临床常见表现有哪些？容易发生哪些疾病？

答案解析

二、体质的护理方法

（一）平和质护理方法

1. 精神调摄　保持良好精神状态，热爱生活，热爱家人。

2. 起居调整　顺应自然，做到"起居有常，不妄作劳"，规律地学习工作生活，按时作息。

3. 饮食调护　不偏食不挑食，饮食有粗有细，荤素搭配，七八分饱，"五谷为养，五果为助，五畜为益，五菜为充"。

4. 运动调节　坚持锻炼，因时制宜，量宜适度，如跑步、太极拳、跳舞等。

5. 药物调理　平素以保养为主，可适当使用扶正之品，不宜过于强调进补，以少用药物为宜。

6. 经络调养　穴位按摩如气海、命门、三阴交、肾俞。揉搓穴位 3～5 分钟，每天 1～2 次。

（二）气虚质护理方法

1. 精神调摄　多参加有益的社会活动，培养乐观豁达的积极心态。不可劳神过度，避免精神紧张，保持平和心态。

2. 起居调整　居室空气流通，但应避免穿堂风、直吹风。注意保暖，防止外邪侵袭，避免过度劳作和运动，适当多休息睡眠。

3. 饮食调护　注意调养脾胃，选择性平偏温、健脾益气的食物，如鹌鹑蛋、淡水鱼、黄鱼、黄鳝、小米、糯米、粳米、扁豆、山药、红薯等。尽量避免空心菜、槟榔、生萝卜等耗气之品。

4. 运动调节　控制锻炼时间，循序渐进，持之以恒，宜选用一些比较柔缓的传统健身功法，如太极拳、太极剑、八段锦、瑜伽等，不宜进行强体力的体育运动，做到"形劳而不倦"。

5. 药物调理　代表方为四君子汤、补中益气汤等，常用药物有党参、黄芪、白术、茯苓、大枣等。

6. 经络调养　穴位按摩如足三里、气海、关元、肾俞、脾俞、肺俞等。每天按摩或用健身锤敲击穴位 3～5 分钟，每天 1～2 次。

（三）阳虚质护理方法

1. 精神调摄　保持良好心态，听活泼、轻快、兴奋、鼓舞人心的音乐，多与别人交流沟通，调整自己的情绪。多看书学习，增强文化底蕴，修身养性。

2. 起居调整　秋冬季节要适当暖衣温食，以养护阳气，尤其是腰部和下肢的保暖。夏季暑热多汗，应避免汗出伤阳，不可贪凉饮冷。季节变换之时，注意保暖，做到春捂不要秋冻。

3. 饮食调护　宜多食甘温补脾阳和肾阳的食物，如猪肚、羊肉、虾、龙眼肉、生姜、辣椒等。少食生冷、苦寒、黏腻等食物，如螃蟹、西瓜、绿豆等。

4. 运动调节 以振奋、提升阳气的锻炼方法为主，中国传统体育中的一些功法如太极拳、五禽戏等，以及适当强度的跳绳、球类运动等可以振奋阳气。运动量不宜过大，尤其不可大量出汗，同时不宜在阴冷天或潮湿之处长时间锻炼。

5. 药物调理 代表方为金匮肾气丸、右归丸，常用药物有山药、山茱萸、菟丝子、阿胶、杜仲等。

6. 经络调养 穴位按摩如命门、关元。将双手掌搓热在穴位上各按摩 3~5 分钟，以局部发红发热为度，也可敲拍，每天 1~2 次。

（四）阴虚质护理方法

1. 精神调摄 平时学会调节自己的不良情绪，可以听一些曲调舒缓、轻柔的歌曲，培养业余爱好，用琴棋书画来怡悦性情，陶冶情操，舒缓情志，安神定志，保持稳定的心态。

2. 起居调整 睡眠充足，严禁熬夜，节制房事，以惜阴保精。尽量避免剧烈运动、高温酷暑的工作生活。

3. 饮食调护 宜食滋养阴液的食物，如鸭肉、猪肉、芝麻、银耳、木耳、山药、百合等。忌吃辛辣刺激、温热香燥、煎炸炒爆以及高脂肪类食物。

4. 运动调节 宜选择中小强度的运动，以少出汗为原则，可以选择太极拳、太极剑、瑜伽、八段锦、气功等动静结合较柔和的功法，锻炼时要及时补充水分。不宜剧烈运动，避免汗出过多。

5. 药物调理 代表方为六味地黄丸、大补阴丸，常用药物有熟地黄、山药、茯苓、泽泻、桑椹等。

6. 经络调养 穴位按摩如太溪、三阴交。可搓可揉，也可敲拍，每穴 3~5 分钟，每天 1~2 次。

（五）痰湿质护理方法

1. 精神调摄 合理安排休闲，保持精神愉悦，气机调畅。多参加社会公益活动，培养广泛的业余爱好，开阔眼界。

2. 起居调整 居室宜朝阳，保持干燥通风。多晒太阳，以舒展阳气。多进行户外运动，常洗热水澡，多出汗，以祛湿，避免受寒雨淋。

3. 饮食调护 宜多摄取宣肺、健脾、补肾、化湿、利尿等食物，如鲫鱼、淮山药、薏米、赤小豆、扁豆、生姜等。少吃油腻、甜品、滋补、寒凉的食物，如肥肉、冰淇淋等。

4. 运动调节 宜进行较长时间的有氧运动，如慢跑、散步、舞蹈、游泳、球类等运动。可选择下午 4 点左右，此时阳光温暖宜人，在斜阳照射的地方进行运动锻炼。

5. 药物调理 代表方为参苓白术散，常用药物有白术、茯苓、山药、扁豆、砂仁、陈皮等。

6. 经络调养 穴位按摩如中脘、足三里、丰隆。可以针刺或按摩穴位 3~5 分钟，每天 1~2 次。

（六）湿热质护理方法

1. 精神调摄 聆听轻音乐，读书品茗，克制过激的情绪。培养广泛的业余爱好，开阔眼界。

2. 起居调整 室宜朝阳，保持干燥通风。多进行户外运动，多出汗。

3. 饮食调护 宜多摄取宣肺、健脾、补肾、清利化湿等食物，如鲫鱼、淮山药、薏米、赤小豆、扁豆、生姜、芹菜等。少吃肥甘厚腻的食物，忌食用油炸、煎炒等食物。

4. 运动调节 宜进行较长时间、强度较大的有氧运动，如散步、慢跑、舞蹈、游泳、球类等运动，以消除多余的热量和水分。运动时宜避开暑热的环境。

5. 药物调理 代表方为甘露消毒丹，常用药物有藿香、石膏、茵陈等。

6. 经络调养 穴位按摩如承山、胃俞、三阴交。可以针刺或按摩穴位 3~5 分钟，每天 1~2 次。

（七）血瘀质护理方法

1. 精神调摄 培养开朗乐观精神状态，保持心情愉快，平和待人。不钻牛角尖，保持生活充实，增加自己的兴趣和爱好。

2. 起居调整 注意保暖，避免寒冷，宜春捂不能秋冻。日常生活中宜注意动静结合，不可贪图安逸而加重气血液瘀滞。

3. 饮食调护 宜食用活血化瘀的食物，如油菜、菇类、山楂、韭菜、葡萄酒、黄酒、玫瑰花、茉莉花等。

4. 运动调节 选择易促进气血运行的运动项目，如太极拳、易筋经、太极剑、散步、五禽戏等运动锻炼。还可以选择保健按摩的健身法。

5. 药物调理 代表方为桃红四物汤，常用药物有桃仁、红花、当归、川芎、牡丹皮、山楂等。

6. 经络调养 穴位按摩如膈俞、血海、合谷。用手按摩，或用按摩锤敲击拍打每穴 3~5 分钟，每天 1~2 次。

（八）气郁质护理方法

1. 精神调摄 充分重视精神调节，保持乐观向上、积极进取的人生观，做到知足常乐。平时多参加有益的社会活动，广泛结交朋友，培养乐观开朗的性格。

2. 起居调整 居室环境宜宽敞明亮，温湿度适宜，衣着宽松得体。生活起居规律，顺应自然变化。

3. 饮食调护 选用理气解郁，调理脾胃的食物如荞麦、大麦、茉莉花、玫瑰花等，不宜用收敛酸涩的食物，如石榴、乌梅等，不可贪凉饮冷。

4. 运动调节 尽量增加户外活动的时间，坚持较大强度、大负荷量的体育锻炼，如跑步、游泳、打球等。也可以选择体娱游戏，如打牌、下棋，与人交流，放松自己。

5. 药物调理 代表方为逍遥散，常用药物有柴胡、香附、白芍、当归等。

6. 经络调养 穴位按摩如膻中、太冲、期门。按摩或用按摩锤敲击拍打每穴 3~5 分钟，每天 1~2 次。

（九）特禀质护理方法

1. 精神调摄 合理安排作息时间，正确处理工作、学习和生活的关系，避免焦虑、紧张情绪。

2. 起居调整 根据个人体质进行调护。其中过敏体质者在陌生的环境中要减少户外活动，避免接触各种致病的动植物，适当服用预防性药物，以减少发病机会。

3. 饮食调护 应根据个人体质的实际情况制定不同的食谱。过敏体质者，宜清淡饮食，忌食生冷、辛辣及各种"发物"，如鱼、虾、蟹等。

4. 运动调节 适量运动，避免春天或季节交替时长时间在室外锻炼，防止过敏性疾病的发作。

5. 药物调理 代表方为玉屏风散、消风散，常用药物有黄芪、白术、防风、荆芥、蝉蜕、益母草、黄芩等。

6. 经络调养 穴位按摩如肺俞、脾俞、肾俞、章门、尺泽。按摩或用按摩锤敲击拍打每穴 3~5 分钟，每天 1~2 次。

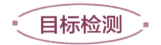

目标检测

答案解析

单项选择题

1. 所谓"一方水土养一方人"说明了体质的（　　）

　　A. 差异性　　　　　B. 遗传性　　　　　C. 稳定性　　　　　D. 可变性　　　　　E. 趋同性

2. 后天对体质形成和影响最重要的脏是（　　）

A. 心   B. 脾   C. 肝   D. 肺   E. 肾

3. 下面不是痰湿质的特征的是（　　）

     A. 体型肥胖   B. 腹部肥满   C. 口黏苔腻   D. 口苦苔黄腻   E. 多汗且黏

4. 性格内向，忧郁脆弱，敏感多疑多属于（　　）

     A. 平和质   B. 阴虚质   C. 阳虚质   D. 气郁质   E. 痰湿质

5. 在体质的形成中，下列因素起了决定性作用的是（　　）

     A. 先天因素   B. 后天因素   C. 情绪因素   D. 营养等因素   E. 环境因素

6. 常见畏寒怕冷、手足不温等表现的人群属于（　　）

     A. 湿热质   B. 特禀质   C. 阳虚质   D. 气郁质   E. 平和质

7. 人体若生长发育迟缓，体弱多病与哪个脏密切相关（　　）

     A. 心   B. 脾   C. 肝   D. 肺   E. 肾

8. 下面不是气郁质的特征的是（　　）

     A. 血行不畅   B. 气机郁滞   C. 胁肋胀痛   D. 忧虑脆弱   E. 敏感多疑

9. 痰湿质经络调养宜选穴位是（　　）

     A. 气海、命门、三阴交、肾俞

     B. 足三里、气海、关元、肾俞、脾俞、肺俞

     C. 命门、关元

     D. 太溪、三阴交

     E. 中脘、足三里、丰隆

10. 阳虚体质的调理包括（　　）

     A. 药物调理：中药可用甘温补气之品

     B. 运动调节：冬天勇敢迎风雪锻炼

     C. 饮食调护：宜偏凉饮

     D. 起居调整：冬避寒就温，春夏培补阳气，多日光浴

     E. 经络调养：气海、关元、肾俞、脾俞、肺俞

11. 体质研究的核心问题是（　　）

     A. 差异性   B. 遗传性   C. 稳定性   D. 可变性   E. 趋同性

12. 健康之人应为（　　）

     A. 偏阳质   B. 偏阴质   C. 平和质   D. 肥胖质   E. 瘦小质

13. 嗜食肥甘厚味，易形成（　　）

     A. 火旺体质   B. 痰湿体质   C. 肺虚体质   D. 脾虚体质   E. 肝郁体质

14. 阳虚质发病倾向（　　）

     A. 易患消渴、中风、胸痹   B. 易患失精、虚劳、不寐

     C. 易患肿胀、痰饮、泄泻   D. 易患疮疖、黄疸、热淋

     E. 易患感冒、内脏下垂

15. 具有口燥咽干、手足心热等虚热表现的体质为（　　）

     A. 平和质   B. 气虚质   C. 阴虚质   D. 痰湿质   E. 阳虚质

16. 患者，男，30岁。身体强壮，胖瘦适中，饮食无偏嗜，二便通调，面色红润，性格开朗随和，精力充沛，肢体灵活，睡眠良好。属于（　　）

     A. 偏阳质   B. 偏阴质   C. 平和质   D. 阳亢质   E. 痰湿质

17. 患者，女，35岁。畏冷，手足不温，喜热饮食，大便溏薄，小便清长，面色柔白，舌淡胖嫩边有齿痕，苔润，脉沉迟而弱。属于（　　）

A. 阴虚质　　　　B. 痰湿质　　　　C. 平和质　　　　D. 气郁质　　　　E. 阳虚质

18. 患者，女，40岁。面垢油光，易生痤疮，身重困倦，小便短赤，大便黏滞不畅或燥结，舌质偏红，苔黄腻，脉滑数。属于（　　）

A. 痰湿质　　　　B. 湿热质　　　　C. 平和质　　　　D. 阴虚质　　　　E. 气郁质

19. 患者，女，35岁。肤色晦黯，色素沉着，容易出现瘀斑，口唇黯淡或紫，舌黯或有瘀点，脉细涩。属于（　　）

A. 阴虚质　　　　B. 痰湿质　　　　C. 血瘀质　　　　D. 气郁质　　　　E. 湿热质

20. 患者，女，50岁。月经周期紊乱半年余，手足心热，口燥咽干，喜冷饮，大便干燥，舌红少津少苔，脉细数。属于（　　）

A. 阴虚质　　　　B. 阳虚质　　　　C. 气虚质　　　　D. 气郁质　　　　E. 湿热质

（王　凡）

书网融合……

重点回顾

微课

习题

PPT

第十五章　针刺法

学习目标

知识目标：

1. 掌握 进针方法、行针方法、出针方法。

2. 熟悉 针刺异常情况及处理。

3. 了解 毫针的基本结构与规格。

技能目标：

能熟练完成进针、行针、出针的操作。

素质目标：

关爱患者，勇于实践和探索，具有扎实的针刺技术和良好的医患沟通能力。

📖 **导学情景**

情景描述：《史记·扁鹊仓公列传》记载扁鹊治虢太子"尸蹶"，"使弟子子阳，厉针砥石，以取外三阳五会。有间，太子苏。乃使子豹为五分之熨，以八减之齐和煮之，以更熨两胁下。太子起坐。更适阴阳，但服汤二旬而复故。"由此，扁鹊以"能生死人"闻名天下。在这一治疗过程中，扁鹊首先用针刺腧穴进行急救，取得了"能生死人"的奇效。现代临床中也经常用针刺或掐人中、十宣等腧穴等进行急救。

情景分析：针刺法是中医学常用的医疗技术，广泛应用于内、外、妇、儿、五官及骨伤等科疾病。正确地应用针刺法，并对患者做好针刺后的病情观察与护理，就能促进患者尽快康复。

讨论：外三阳五会指的是哪些腧穴？

学前导语：针刺法包括进针、行针、出针等，不同的针刺方法适用于不同的部位及不同的疾病。护理工作者只有掌握常用的针刺技术，熟悉其临床应用，才能更好地服务患者。

针刺法，是在中医理论的指导下，通过针具刺激人体的一定部位，激发人体经气，以调整人体功能，治疗疾病的一种方法。临床常用的针具包括毫针、三棱针、皮肤针、皮内针、火针等，其中毫针在临床应用最广。毫针一般是用金属制成，目前临床应用最广泛的是不锈钢毫针，它具有针体硬度高，坚韧且富有弹性，不易锈蚀折针等特点。

一、毫针的结构和规格

（一）毫针的结构

毫针可以分为针尖、针身、针根、针柄和针尾5个部分（图15－1）。

针尖，是针身的尖端部分，是毫针的关键部位。合格的针尖不能过于尖锐，应圆而不钝，以形如松针者为佳；进针和提针时滑利应手，不可有钩曲或卷毛。

针身，是针尖至针柄之间的部分，也称针体，是毫针刺入腧穴内相应深度的主要部分。合格的针身应挺直、光滑、坚韧，同时富有弹性，不能斑驳锈痕，针身不能弯曲。

针根，是针身与针柄连接的部分，是观察针身刺入腧穴深度和提插幅度的外部标志。针根是临床断针意外的多发部位，施术前一定要注意查看，必须牢固，不能有锈蚀和松动。

针柄，是从针根至针尾的部分，通常用金属丝缠绕呈螺旋状，是医者持针、行针的操作部位，也是温针灸时装置艾绒的部位。

针尾，是针柄的末端部分。

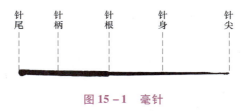

图 15 - 1　毫针

（二）毫针的规格

毫针的规格主要以针身的长短和直径加以区分（表 15 - 1、表 15 - 2）。

临床常用的毫针规格长度多为 1 ~ 3 寸（25 ~ 75mm），直径多为 28 ~ 30 号（0.32 ~ 0.38mm）。应用时根据针刺部位及病人的具体情况选用适当规格的毫针。

表 15 - 1　毫针的长短规格

寸	0.5	1	1.5	2	2.5	3	3.5	4	4.5	5
毫米	15	25	40	50	65	75	90	100	115	125

表 15 - 2　毫针的粗细规格

号数	26	27	28	29	30	31	32	33	34	35
直径（毫米）	0.45	0.42	0.38	0.34	0.32	0.30	0.28	0.26	0.23	0.22

👁 看一看

中医针灸与非遗

2010 年中医针灸被联合国教科文组织列入"人类非物质文化遗产代表作名录"。针灸发源于中国，是中医的重要组成部分，也是中国民族优秀传统文化的代表。中医针灸作为一种自然、绿色健康理念与方法，入选"人类非物质文化遗产代表作名录"，是世界对中国传统医学文化的认可。其对进一步促进中医针灸这一宝贵遗产的传承、保护和发展，提高国际社会对中华民族优秀传统文化的关注和认识，增进中国传统文化与世界其他文化间的对话与交流，保护文化多样性都具有深远的意义。

二、针刺的操作方法

（一）进针方法

进针时一般左右两手配合操作。通常右手持针，称为刺手，进针时用右手拇、示、中三指扶持针柄，运用指力，使针尖快速刺入腧穴皮肤（图 15 - 2）；左手按压固定腧穴处皮肤，称为押手，使针能准确刺中腧穴，并使针体有所依托，不至摇晃、弯曲。

在临床操作中需要根据腧穴处肌肉的厚薄、皮肤的松紧以及针身的长短等情况，合理选择不同的进针方法。

1. 单手进针法　以右手（刺手）拇、示指夹持针柄，中指指腹抵住针体下段，指端紧靠腧穴。当拇、示指向下用力时，中指随之屈曲，将针刺入腧穴皮肤（图15-3）。单手进针法一般用于短针的进针。

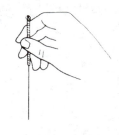

图15-2　持针姿势

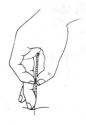

图15-3　单手进针法

2. 双手进针法

（1）爪切进针法　以左手（押手）拇指或示指指甲掐切固定腧穴皮肤，右手（刺手）持针，针尖紧靠左手指甲缘，快速刺入腧穴皮肤（图15-4）。此法适用于短针的进针。

（2）夹持进针法　以左手（押手）拇、示指指腹持捏无菌干棉球夹住针身下段，将针尖固定于腧穴的皮肤表面，右手（刺手）拇、示指夹持针柄，双手配合，将针尖快速刺入腧穴皮肤（图15-5）。此法适用于长针和肌肉丰厚处进针。

（3）提捏进针法　以左手（押手）拇、示指将腧穴处皮肤捏起，右手（刺手）持针，从捏起部的上端用单手进针法，将针尖快速刺入腧穴皮肤（图15-6）。此法适用于肌肉浅薄处，如面部腧穴的进针。

（4）舒张进针法　以左手（押手）拇、示指将腧穴处的皮肤向两侧撑开，使之绷紧，右手（刺手）用单手进针法将针尖快速刺入腧穴皮肤（图15-7）。此法适用于皮肤松弛或有皱纹处，如腹部腧穴的进针。

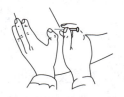

图15-4　爪切进针法

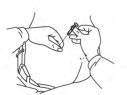

图15-5　夹持进针法

图15-6　提捏进针法

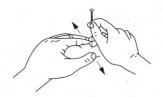

图15-7　舒张进针法

✎ 练一练

印堂穴应选用何种进针方法？

A. 夹持进针法
B. 舒张进针法
C. 爪切进针法
D. 提捏进针法
E. 单手进针法

答案解析

（二）针刺角度与深度

1. 针刺角度　针刺角度指进针时针身与所刺部位皮肤表面所成的夹角（图15-8）。临床操作时应根据腧穴的特点和治疗需要合理选择进针角度。一般分为以下三种。

（1）直刺　针身与所刺部位皮肤表面呈90°角，垂直刺入。适用于大多数腧穴，尤其是肌肉丰厚部位的腧穴。

（2）斜刺　针身与所刺部位皮肤表面呈 45°角，倾斜刺入。适用于肌肉较浅薄、靠近重要脏器不宜深刺的腧穴。

（3）平刺　也称沿皮刺、横刺，针身与所刺部位皮肤表面呈 15°角，横向刺入。适用于头部、胸背等肌肉浅薄处。

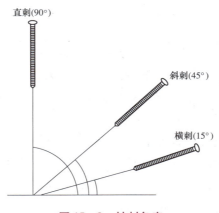

直刺(90°)

斜刺(45°)

横刺(15°)

图 15－8　针刺角度

2. 针刺深度　针刺深度指在针刺过程中，进针至得气时针身刺入腧穴的深浅度。每个腧穴的针刺深度，在腧穴部分已有具体论述，但在临床应用时，应根据患者实际情况灵活掌握，一般以既有针感又不伤及重要脏器为原则。

？ 想一想

胸背部位针刺角度如何选择？

答案解析

（三）行针与得气

1. 行针　行针是在进针后为使患者产生针刺感应而施行的各种针刺手法。行针的手法，一般分为基本手法和辅助手法。

（1）行针基本手法

①提插法：毫针刺入腧穴一定深度后，将针提至浅层，再插至深层，如此上提下插，以产生刺激的动作，称之为提插法（图 15－9）。

提插时上下幅度、频率要相同，指力要均匀。临床操作时提插的幅度、频率应因治疗需要和腧穴而异，一般来说，提插幅度大（3～5分）、频率快（120～160 次/分），刺激量大，针感强；反之，提插幅度小（1～2分）、频率慢（60～80 次/分），刺激量小，针感相对较弱。

提插幅度和频率不宜过大、过快，以防晕针，或损伤血管和重要脏器。

②捻转法：毫针刺入腧穴后，通过拇指、示指的来回旋转捻动，带动针体在体内转动，以产生刺激的动作，称之为捻转法（图 15－10）。

捻转时指力要均匀，捻转幅度一般掌握在 180°～360°。临床操作时捻转的幅度、频率应因治疗需要和腧穴而异，一般来说，捻转幅度大（360°）、频率快（120～160 次/

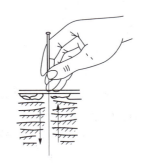

图 15－9　提插法

分)，刺激量大，针感强；反之，捻转幅度小（180°）、频率慢（60~80 次/分），刺激量小，针感相对较弱。

必须注意捻转时不能单一方向转动，以防止肌纤维缠绕针身，造成患者局部疼痛或滞针而导致出针困难。

（2）行针辅助手法 行针辅助手法是为了促进针刺得气或者加强针感而施用的手法。

①刮柄法：毫针刺入一定深度后，以拇指或示指的指腹抵住针尾，用拇指、示指或中指爪甲，由下而上或由上而下的频频刮动针柄的动作，称之为刮柄法。刮柄法可以加强激发、针感，促进针感的扩散，有催气、行气的作用。

②弹针法：毫针刺入一定深度后，示指轻弹针尾，使针身微微振动的动作，称之为弹针法。弹针法可以激发、加强针感，有催气、行气的作用。

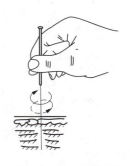

图 15 - 10　捻转法

2. 得气 得气，又称"针刺感应"（简称针感），是指进针施用行针手法后，患者的针刺部位出现酸、麻、胀、重感、触电感，有时还会出现不同程度循经感传的现象，操作者感觉针下有沉重紧涩感。

得气是针刺产生治疗作用的关键，得气与否直接影响着治疗的效果。得气的快慢、强弱与患者本身的情况、操作者的针刺手法等密切相关。如在针刺中遇到得气不理想时，应检查针刺的部位、角度、深度是否正确，如纠正后仍不得气，则应运用"留针候气"或"行针催气"等方法促进得气。但临床中会有少数患者因个体差异等因素导致针感较弱或没有针感，不等于没有治疗效果。

（四）针刺补泻

针刺补泻是通过恰当的针刺手法激发经气，鼓舞正气、疏泄病邪，调节人体脏腑经络功能，恢复人体阴阳平衡而防治疾病的方法。凡是能鼓舞人体正气，使低下的功能恢复旺盛的方法称之为补法；凡是能疏泄病邪，使亢进的功能恢复正常的方法称之为泻法。临床常用的针刺补泻手法如下。

1. 提插补泻 针刺后在得气的基础上，先浅后深，重插轻提，提插幅度小，频率慢，操作时间短，以下插用力为主者为补法；先深后浅，轻插重提，提插幅度大，频率快，操作时间长，以上提用力者为泻法。

2. 捻转补泻 针刺后在得气的基础上，拇指向前用力重、向后用力轻，捻转角度小，频率慢，操作时间短，为补法；拇指向后用力重、向前用力轻，捻转角度大，频率快，操作时间长，为泻法。

3. 平补平泻 进针深浅适中，刺激强度适宜，提插和捻转的幅度中等，进针和出针用力均匀，适用于一般患者。

4. 迎随补泻 进针时针尖随着经脉循行的方向刺入为补法；进针时针尖迎着经脉循行的方向刺入为泻法。

5. 呼吸补泻 是指在针刺时，配合患者呼吸以区分补泻的方法。患者呼气时进针，吸气时出针为补法；吸气时进针，呼气时出针为泻法。

6. 开阖补泻 是根据出针时按或不按针孔以区分补泻的方法。出针后迅速按压针孔者为补法；出针时摇大针孔而不按压者为泻法。

7. 徐疾补泻 进针时徐徐刺入，疾速出针者为补法；进针时疾速刺入，徐徐出针者为泻法。

以上针刺补泻手法，临床上既可单独使用，也可结合使用，临床应根据具体情况灵活运用。

（五）留针与出针

1. 留针 留针是指针刺得气后，将针在腧穴内留置一定时间，以加强针感和维持针刺持续时间的一种方法。留针与否及留针时间的长短，应根据病情灵活掌握。一般疾病只要针下得气，施术完毕后即可出针，或酌情留针10~20分钟。慢性疾病，可留针20~30分钟，对于顽固性、疼痛性、痉挛性病变，则需增加留针时间至30分钟以上，并在留针过程中间歇行针。

留针时患者应保持舒适体位，避免乱动，防止滞针、弯针、断针。小儿及精神病患者不宜留针。临近重要脏器的腧穴慎用留针。

2. 出针　出针是在针刺达到预定治疗目的后，将毫针取出的方法。出针时左手持消毒棉球按住针孔周围皮肤，右手持针，来回做小幅度捻转，缓慢上提至皮下，最后退出皮肤，出针后以消毒棉球按压针孔片刻，以防出血或针孔疼痛。

出针时用力宜轻巧柔和，速度宜缓。

♥ 护爱生命

狄仁杰是唐初时期的著名宰相，又喜好方书医药，尤擅针灸之学。高宗显庆年间，他行至京师大道时，见路边立一硕大木牌，上书"能疗此儿，酬绢千匹"八个大字，牌下卧着一十来岁的男孩，男孩为商贾家独子，鼻生肉瘤，四处求医，不治反增，竟遮半脸，以至头无力抬起，肉瘤不可触，触之痛入心胆。狄仁杰走近察看后取出随身所带金针，于患儿的脑后施以针术，起针后大瘤随即脱落，小儿一如常人，面上无一丝痕迹。商人见儿子得救，且泣且拜，将千匹绢奉上，请狄仁杰收下。狄仁杰笑道："吾乃过路之人，偶尔及此，并非为财帛而来，亦非专门卖技者，礼物实不敢受。"众人为之绝技所倾倒，更为之高尚医德而拜服，无不以神医目送之。

（六）针刺异常情况及处理

1. 晕针　晕针是患者在针刺过程中出现的晕厥现象。📱微课1

（1）表现　轻者面色苍白、头晕目眩、心慌气短、恶心欲吐、出冷汗；重则四肢厥冷，甚至神志昏迷、二便失禁、脉微欲绝。

（2）原因　晕针多见于初次接受治疗的患者，可因精神紧张、素体虚弱、饥饿、疲劳、大汗、大泻、大出血等因素诱发；也会因体位不当、操作者手法过重、诊室环境过于闷热或寒冷等诱发。

（3）处理　立即停止针刺，将已刺入毫针全部起出，让患者平卧，头部稍低，松开衣带，注意保暖。轻者静卧片刻，给饮温水或糖水后，即可恢复。不能缓解者可针刺人中、内关、合谷、足三里等穴，或艾灸关元、气海、百会等穴。如仍昏迷、呼吸细微、脉细弱，则应立即采取现代医学的急救措施。

（4）预防　对晕针要重视预防，对于初次接受针刺治疗者，首先应做好解释工作，消除其恐惧心理。其次应正确选取舒适持久的体位，尽量采用卧位。在治疗时选穴不宜太多，手法宜轻不宜重。对于过度疲劳、饥饿、大汗的患者，应嘱其稍事休息，进食、饮水后，再进行针刺。针刺过程中，要随时观察患者的神态，及时询问针后感觉，发现有晕针先兆，应及早采取处理措施。

2. 滞针　滞针是指在行针或出针时感觉涩滞困难，患者针刺部位疼痛的现象。📱微课2

（1）表现　行针时感觉针下紧涩，提插、捻转均感困难，或出针时感觉紧涩。在勉强捻转、提插时，患者痛不可忍。

（2）原因　患者精神过度紧张，毫针刺入腧穴后，局部肌肉强烈痉挛；或行针时向单一方向捻针太过导致肌纤维缠绕针身；或针刺后患者体位改变。

（3）处理　出现滞针时切忌强力硬拔。如因患者精神过度紧张所致局部肌肉痉挛，应做耐心的解释工作以减轻患者紧张情绪，同时稍微延长留针时间，并在滞针周围按摩，或在附近再刺一针，以宣散气血，解除痉挛。如因单向捻转过度，应向相反方向将针捻回。如因患者体位改变，应帮助患者恢复原体位。

（4）预防　对初诊及精神紧张者，应先作好解释，消除紧张情绪。进针时应避开肌腱。行针时注意行针手法轻巧，不可捻转角度过大，避免连续单向捻转。

3. 弯针　弯针是指毫针刺入腧穴后，针身在体内出现弯曲的现象。 微课3

（1）表现　针身弯曲，提插、捻转及出针均感困难，患者感觉疼痛。

（2）原因　进针时用力过猛过速；或针尖碰到骨骼等坚硬组织；或患者在留针时改变体位；或留针时针柄受到外力撞击、压迫。

（3）处理　出现弯针后，不得再行任何行针手法，切忌强行拔针，以免将针折断在体内。如毫针轻微弯曲，应慢慢起针。如弯曲角度过大，应顺弯曲的方向缓慢起针。如因患者改变体位所致，应协助患者慢慢恢复进针时的体位，待局部肌肉放松后，再缓缓起针。

（4）预防　操作者施术手法要熟练、轻巧。患者的体位要选择恰当，并嘱其不要变动。注意针刺部位和针柄不能受外力碰压。

4. 断针　断针是指针身折断在体内的现象。 微课4

（1）表现　行针或出针后发现针身折断，部分针身显露于皮肤外或针身全部进入皮肤之下。

（2）原因　针具质量不佳，或针根松动、锈蚀，针身有折痕；或针刺时将针身全部刺入，行针时强力提插、捻转导致肌肉猛烈收缩；或留针时患者改变体位；或弯针、滞针处理不当；或在使用电针时骤然加大强度。

（3）处理　操作者应沉着冷静，嘱患者保持原有体位，防止断针向肌肉深层陷入。如部分针身显露于体外，可用镊子将针取出。如针身断端与皮肤相平，折面可见，可用左手拇、示指垂直向下按压针孔两旁，使断端暴露于外，右手持镊子将针取出。如断端完全陷入皮下，应在 X 线下定位，施行外科手术取出。

（4）预防　针刺前应仔细检查针具，对质量不符合要求者应剔除不用。进针、行针时，动作宜轻巧，不可强力猛刺。针刺入穴位后，要求患者不要随意改变体位。针刺时针身不要全部刺入。有滞针、弯针现象时，应及时正确处理。使用电针时强度应逐渐加大。

5. 血肿　血肿是指针刺部位出现皮下出血而引起肿痛的现象。 微课5

（1）表现　针刺部位肿胀疼痛，继则皮肤呈现青紫色。

（2）原因　多由针尖刺伤血管所致。

（3）处理　微量的皮下出血导致局部小块青紫血肿者，一般不必处理，可自行消退。若肿痛较剧，青紫面积较大，24 小时内应冷敷止血，24 小时后用热敷或按摩等方法，以促使局部瘀血的消散吸收。

（4）预防　针刺时避开血管。针刺手法应轻巧。出针时立即用消毒干棉球按压针孔。

三、常见病针灸治疗处方

1. 牙痛　合谷、颊车、下关。胃火配内庭、二间；风火配外关、风池；肾虚配太溪、行间。

2. 咽喉肿痛　廉泉、天突、尺泽、少商、内庭、关冲。少商、关冲点刺出血，其余用泻法。

3. 落枕　天柱、外劳宫、阿是穴；督脉、太阳经受邪配后溪、昆仑；少阳经受邪配肩井、外关。

4. 感冒　列缺、合谷、风池、太阳、外关。风寒配风门、肺俞；风热配大椎、曲池。

5. 咳嗽　肺俞、列缺、合谷。风寒配风门；风热配大椎；咽痛配少商点刺放血。

6. 胃痛　足三里、中脘、内关。寒邪犯胃配胃俞、神阙（灸）；饮食伤胃配天枢、梁门；肝气犯胃配太冲、期门；脾胃虚寒配胃俞、脾俞、神阙（灸）。

7. 腹痛 足三里、天枢、中脘、关元。寒证配神阙（灸）；气滞配太冲。

8. 便秘 大肠俞、天枢、上巨虚、支沟、足三里。冷秘配关元（灸）、神阙（灸）；热秘配内庭、合谷；气秘配脾俞、气海；血虚配脾俞、三阴交。

9. 痛经 实证：中极、三阴交、地机、次髎、十七椎。寒凝血瘀配关元、归来；气滞血瘀配太冲、血海。虚证：关元、足三里、三阴交、次髎、十七椎。肾气不足配太溪、肾俞；气血不足配气海、脾俞。

10. 痤疮 四白、颧髎、肺俞、大椎、合谷、曲池、内庭、阿是穴。肺热配鱼际、尺泽；冲任不调配血海、三阴交；脾胃湿热配阴陵泉、丰隆、天枢；便秘配天枢、足三里。

11. 近视 风池、承泣、睛明、太阳、光明、养老。肝肾不足配肝俞、肾俞、太溪、照海；心脾两虚配心俞、脾俞、神门、足三里。

12. 高热 大椎、曲池、合谷、十宣。肺卫热盛配鱼际、外关、尺泽；气分热盛配内庭、厉兑、支沟；热入营血配内关、血海；抽搐配太冲、阳陵泉；神昏配水沟、内关。

13. 肥胖症 中脘、天枢、曲池、阴陵泉、丰隆、太冲。腹部肥胖配大横、归来、下脘、中极。

14. 美容 颧髎、四白、合谷、三阴交、足三里、脾俞、肾俞、肝俞。

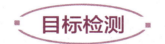

答案解析

单项选择题

1. 针刺得气的异常感觉是 （ ）

　　A. 酸　　　　　　　B. 重　　　　　　　C. 麻　　　　　　　D. 痛　　　　　　　E. 胀

2. 针刺选择体位，描述错误的是 （ ）

　　A. 在条件许可的情况下，尽量采取卧位　　　　　B. 针刺部位要充分暴露，利于施术

　　C. 患者可以随意改变体位　　　　　　　　　　　D. 患者感觉舒适自然

　　E. 尽量采取一种体位施术

3. 舒张进针法适用于 （ ）

　　A. 皮肉浅薄处　　B. 肌肉丰厚处　　C. 皮肤紧绷处　　D. 皮肤松弛处　　E. 骨性凸起处

4. 提捏进针法适用于 （ ）

　　A. 皮肉浅薄处　　B. 肌肉丰厚处　　C. 皮肤紧绷处　　D. 皮肤松弛处　　E. 骨骼缝隙处

5. 为防止滞针，毫针的捻转角度一般控制在 （ ）

　　A. 30°～60°　　B. 60°～90°　　C. 90°～120°　　D. 120°～180°　　E. 180°～360°

6. 斜刺的角度是 （ ）

　　A. 10°　　　　　B. 15°　　　　　C. 30°　　　　　D. 45°　　　　　E. 60°

7. 晕针的处理方法，有误的是 （ ）

　　A. 通风、保暖　　　　　　　　　　　　　　B. 平卧、头部垫高

　　C. 予温开水或糖水　　　　　　　　　　　　D. 针刺人中

　　E. 灸百会气海、关元等穴

8. 决定针刺角度的主要因素有 （ ）

　　A. 穴位解剖　　B. 患者年龄　　C. 患者体质　　D. 选穴数量　　E. 以上都是

9. 行针基本手法包括 （ ）

A. 提插法   B. 震颤法   C. 刮柄法   D. 弹针法   E. 摇针法

10. 平刺的角度是（ ）

     A. 10°   B. 15°   C. 30°   D. 45°   E. 60°

11. 毫针的规格主要根据（ ）来区分

     A. 针尖   B. 针身   C. 针柄   D. 针根   E. 针尾

12. 针身与皮肤呈45°角，属于（ ）

     A. 直刺   B. 斜刺   C. 平刺   D. 横刺   E. 沿皮刺

13. 下列因素中容易引起滞针的是（ ）

     A. 重插轻提   B. 重提轻插   C. 大幅度捻转   D. 小幅度捻转   E. 单向捻转

14. 晕针时，宜首选（ ）穴位指掐或针刺

     A. 曲池   B. 风池   C. 阳池   D. 人中   E. 列缺

15. 以下不属晕针的表现的是（ ）

     A. 头晕目眩   B. 心慌气短   C. 咳嗽吐痰   D. 面色苍白   E. 恶心呕吐

16. 患者，女，45岁。因项背肌筋膜炎接受针灸治疗，针刺后突然出现胸闷、胸痛、咳嗽，重则呼吸困难，患者可能出现（ ）

     A. 大出血   B. 胸痹   C. 晕针   D. 气胸   E. 血肿

17. 患者，男，40岁。因腰椎间盘突出引起下肢疼痛接受针灸治疗，针刺患者臀部穴位之后，其相应下肢出现灼痛、麻木等症状，可能是（ ）

     A. 刺伤肌肉   B. 刺伤血管   C. 刺伤神经干   D. 刺伤骨骼   E. 刺伤肌腱

18. 患者，男，43岁。在针刺治疗过程中因体位变化，导致针柄改变了进针时的刺入方向，使提插、捻转、出针困难，患者感到针处疼痛，应考虑为（ ）

     A. 弯针   B. 断针   C. 滞针   D. 晕针   E. 针刺后遗感

19. 患者，女，50岁。因高血压初次接受针灸治疗，针刺过程中患者出现精神疲倦、头晕目眩、恶心欲呕等症状时，应考虑为（ ）

     A. 弯针   B. 断针   C. 滞针   D. 晕针   E. 针刺后遗感

20. 患者，男，59岁。因中风偏瘫接受针刺治疗，在第6次针刺风府后患者自觉头痛，发热，呕吐清水，卧床不起，不能进食，5天后出现语言与吞咽困难，四肢瘫痪，小便潴留，第8天死亡。可能是（ ）

     A. 刺伤肺脏   B. 刺伤脊髓   C. 刺伤神经干   D. 刺伤心脏   E. 刺伤血管

（闫方杰）

书网融合……

重点回顾   微课1   微课2   微课3   微课4   微课5   习题

PPT

第十六章　艾灸法

<table>
<tr><td rowspan="1">学习目标</td><td>
知识目标：
1. 掌握　艾灸的操作方法。
2. 熟悉　艾灸的适用范围与注意事项。
3. 了解　艾灸的材料。
技能目标：
能熟练完成艾灸操作。
素质目标：
关爱患者，勇于实践和创新，具有扎实的艾灸技术和良好的医患沟通能力。
</td></tr>
</table>

📖 导学情景

情景描述：中国神话里燧人氏钻木取火使人类摆脱了茹毛饮血，开创了华夏文明，说明火在推动人类文明发展过程中起着十分重要的作用。《说文解字》云："灸，灼也，从火。"远古时期，当人们发现身体某处病痛受到火的烘烤而缓解，便主动用火烧灼治疗更多的病痛。通过长期的实践，逐渐形成用艾施灸的艾灸法。《灵枢·官能篇》"针所不为，灸之所宜，上气不足，推而扬之，下气不足，积而从之，阴阳皆虚，火自当之。"明确了艾灸的适应证，为灸法的应用奠定了理论基础。

情景分析：艾灸具有温通经脉、温中散寒、防病保健等作用，是中医学重要的医疗技术，能够治疗针刺效果不佳的某些疾病，或与针刺结合应用以提高疗效。正确应用艾灸法能够达到防治疾病，保健强身的作用。

讨论：艾灸的适应证有哪些？艾灸如何操作？

学前导语：中医针灸包括针刺和灸法两部分。护理工作者需要熟练掌握艾灸法的知识和技术，才能更好地服务患者。

艾灸法是指将艾绒为主要材料制成的艾炷或艾条点燃后，在体表一定部位熏灼或温熨，借其温热刺激及药物作用，通过经络的传导，实现对经络脏腑功能的调节，达到防治疾病目的的一种外治方法。它能治疗针刺效果不佳的某些疾病，或与针刺结合应用以提高疗效。

一、艾灸的适应证和禁忌证 🅔微课

1. 适应证　艾灸法主要适用于寒证、虚证、阴证等，对慢性病及阳气不足的病证尤为适宜。

（1）温通经脉　治疗寒凝血脉、经络痹阻所致的腰背四肢寒湿痹痛、痛经、闭经、腹痛等。

（2）温中散寒　治疗中焦虚寒所致的胃痛、腹痛、呕吐、泄泻等。

（3）温肾健脾　治疗脾肾阳虚所致的阳痿、早泄、遗尿、久泻、久痢等。

（4）益气升阳　治疗气虚下陷所致的脱肛、子宫脱垂、崩漏等。

（5）防病保健　艾灸足三里、神阙、大椎等穴，能够激发人体正气，增强抗病能力，起到防病保健的作用。

2. 禁忌证

（1）阴虚阳亢、邪热内炽的疾病，不宜艾灸。

（2）孕妇腹部和腰骶部禁灸。

（3）腧穴、皮肤破溃部位禁灸。

（4）面部、浅表大血管、阴部等不用直接灸。

（5）关节活动部位不采用瘢痕灸。

? 想一想

艾灸为什么适用于寒性疾病？

答案解析

二、艾灸的用具

艾灸的主要用具是艾绒。艾，是多年生草本菊科植物，以蕲州所产者为道地药材，称为蕲艾。将干燥的艾叶放在石臼内反复捣碎，筛去灰尘、粗梗等杂物，即成淡黄色的细软艾绒。艾绒气味芳香，容易燃烧，热力温和，能窜透皮肤，直达体内深处。艾绒以陈久者为佳，其特点是不易爆发火星，热力温和、持久。

临床使用中常以艾绒制成艾炷、艾条使用。

艾炷是以艾绒制成的圆锥体，一般手工制作。制作时先选择合适大小的艾绒放于平板之上，用拇指、示指、中指边捏边旋转，制成上小下大、上尖下平的圆锥形艾炷（图16-1）。艾炷要求捏制紧实，大小根据治疗需要确定，一般随制随用。艾炷每燃一个，称为一壮。

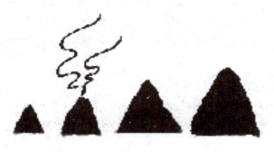

图 16-1　艾炷

艾条是以艾绒卷成的圆柱体。根据有无内含药物，分为纯艾条和药艾条两种。

三、艾灸的操作方法

（一）艾炷灸

艾炷灸分为直接灸和间接灸两种。

1. 直接灸　将艾炷直接放在皮肤上施灸的方法（图16-2）。根据灸后对皮肤刺激程度不同，又分为瘢痕灸和无瘢痕灸。

（1）瘢痕灸　又称化脓灸，临床多用小艾炷。先在施灸部位涂少量凡士林增加黏附性，然后放置艾炷点燃，待艾炷燃尽，除去灰烬，更换艾炷再灸，一般灸7~9壮。灸时疼痛较为剧烈，可用手在周围轻轻拍打以缓解疼痛，或施灸前在施灸部位注射2%利多卡因1ml进行局部麻醉。灸后局部皮肤灼伤，1 周左右出现无菌性化脓，形成灸疮，应在灸处贴敷敷料，避免感染。一般 5～6 周后灸疮自愈，留下瘢痕，故灸前必须征得患者同意。

瘢痕灸适用于慢性胃肠炎、哮喘、发育障碍等慢性疾病及体质虚弱者。足三里是瘢痕灸的常用腧穴。

（2）非瘢痕灸　又称非化脓炎，临床多用中、小艾炷。先在施灸部位涂上少量凡士林增加黏附性，然后放置艾炷点燃，燃至剩下 2/5 左右，病人感到烫时，用镊子将艾炷夹去，换艾炷再灸，一般灸 3～7 壮，以局部皮肤充血、红润为度。灸后不化脓、不留瘢痕。

非瘢痕灸适用范围较广，多用于虚性疾病。

2. 间接灸　又称隔物灸、间隔灸，是指在艾炷与皮肤之间垫置一种物品而施灸的方法。根据病证的不同，灵活选用不同的间隔物，常用的有生姜、大蒜、盐、附子等。间接灸具有艾灸和药物的双重作用，较直接灸更易为患者接收。

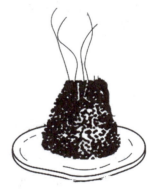

图 16 - 2　直接灸

（1）隔盐灸　用干燥的食盐填敷于脐部，或于盐上再置一薄姜片，上置大艾炷施灸。此法有回阳、救逆、固脱的功效，多用于治疗伤寒阴证或吐泻并作、中风脱证等。一般要连续施灸，不拘壮数，以期脉起、肢温、证候改善。

（2）隔姜灸　将鲜姜切成直径 2～3cm，厚约 0.3cm 的薄片，中间以毫针针刺数孔，放于腧穴或患处，再将艾炷放在姜片上点燃施灸（图 16 - 3）。若患者有灼痛感可将姜片提起离开皮肤片刻，再行施灸。艾炷燃尽，更换艾炷再灸，直至完成应灸壮数。一般应以局部皮肤出现红晕而不起疱为度。此法有温胃止呕、散寒止痛的功效，常用于因寒而致的呕吐、腹痛以及风寒痹痛等。

（3）隔蒜灸　将鲜大蒜切成厚约 0.3cm 的薄片，中间以毫针针刺数孔，置于腧穴或患处，再将艾炷放在蒜片上点燃施灸。操作方法与隔姜灸相同。此法有清热解毒、杀虫等作用，多用于治疗瘰疬、肺结核及肿疡初起等病证。

图 16 - 3　隔姜灸

（4）隔附子饼灸　将附子研成粉末，用酒调和做成直径约 3cm，厚约 0.8cm 的药饼，中间以毫针针刺数孔，放于腧穴或患处，上置艾炷，点燃施灸，直至完成应灸壮数。此法有温补肾阳的功效，多用于治疗命门火衰而致的阳痿、早泄、宫寒不孕或疮疡久溃不敛等。

✕ 练一练

最适宜隔盐灸的部位是

A. 百会　　　　　　　　　　B. 神阙

C. 足三里　　　　　　　　　D. 大椎

E. 命门

答案解析

（二）艾条灸

1. 温和灸　将艾条的一端点燃，对准腧穴或患处，距离皮肤约 2～3cm 施灸，以患者局部有温热感而无灼痛为宜，一般每穴灸 10～15 分钟，至皮肤红晕为度（图 16 - 4）。如遇到昏厥或局部知觉减退的患者及小儿时，可将示、中两指置于施灸部位两侧，以医生手指测知灸处受热程度，调节施灸距离，掌握施灸时间，防止烫伤。

温和灸临床应用广泛，适用于一切灸法主治病症。

2. 回旋灸　将艾条的一端点燃，悬于施灸部位上方约3cm高处，左右往返移动或反复旋转施灸，移动范围在3cm左右，以患者局部有温热感而无灼痛为宜，一般每穴灸10~15分钟（图16-5）。

回旋灸适用于风寒湿痹及瘫痪。

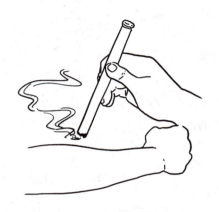

图16-4　温和灸

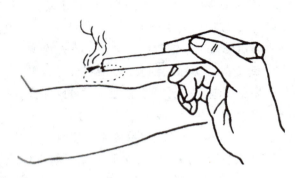

图16-5　回旋灸

3. 雀啄灸　将艾条的一端点燃，悬于施灸部位上方约3cm高处，如鸟雀啄食样，一起一落上下移动施灸，一般每穴灸5分钟（图16-6）。此法热感较强，要注意防止烫伤皮肤。

雀啄灸多用于昏厥急救、小儿疾患、胎位不正、无乳等。

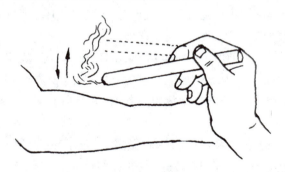

图16-6　雀啄灸

💜 **护爱生命**

"若要身体安，三里常不干"是中医界耳熟能详的养生名言，唐代王焘《外台秘要》中提到"三里养先后天之气，灸三里可使元气不衰，故称长寿之灸"。足三里为足阳明胃经合穴，胃之下合穴，有调理脾胃、补中益气、通经活络、疏风化湿、扶正祛邪之功。2014年国家中医药管理局发布的《中国公民中医养生保健素养》将足三里列为"中医保健五大要穴"之一（膻中、三阴交、足三里、涌泉、关元）。实验发现，艾灸足三里可以调节胃肠蠕动及胃酸分泌，增加白细胞的数量并增强其吞噬功能，提高机体免疫力，长期灸足三里还能降低血脂和血液黏稠度。

（三）温针灸

温针灸是针刺与艾灸结合应用的一种方法。针刺得气后留针，将制作好的大艾炷捏于针尾上，或把一小段艾条（1~2cm）插在针柄上，点燃施灸，热力可通过针身达于腧穴。施灸时皮肤上应做好防护，防止燃烧的艾绒或燃尽的热灰脱落造成烫伤（图 16 - 7）。

温针灸适用于既需要留针又需要施灸的病证。

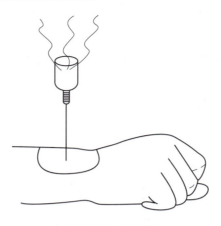

图 16 - 7　温针灸

👁 看一看

热敏灸

传统艾灸法强调施灸过程中的腧穴产生局部热感和皮肤红晕，并不强调艾灸治疗过程中产生感传现象。江西中医药大学首席教授、江西热敏灸医院院长陈日新教授，长期从事腧穴敏化与灸疗规律的研究，其团队通过大量的临床实验发现，热敏化腧穴在艾热刺激下能像针刺一样高效激发经脉感传，提高疗效，据此陈日新教授提出了"灸之要，气至而有效"的新理论，完善和发展了"刺之要，气至而有效"的针灸理论，并进一步提出了热敏灸理论，确立了"辨敏施灸"的艾灸新治则，创立了热敏化腧穴悬灸新疗法。2016 年，陈日新教授团队完成的"热敏灸技术的创立及推广应用"获得国家科技进步二等奖。

四、艾灸的注意事项

1. 艾灸时，体位应舒适自然，能够坚持完成施灸。

2. 施灸过程中要做好防护，防止燃烧的艾绒或燃尽的热灰脱落造成烫伤。

3. 灸后局部皮肤出现微红灼热，属正常现象，无须处理。如因施灸过度导致局部出现小水疱，可任其自然吸收。如果水疱较大，可用消毒毫针或采血针刺破，放出液体，局部消毒，并用消毒纱布包敷。

4. 对昏迷、感觉减退或消失的患者，应注意避免施灸过量，以免烧烫伤。

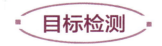

答案解析

单项选择题

1. 灸法的作用是（　　）

　　A. 温通经脉　　　　B. 温中散寒　　　C. 温肾健脾　　　D. 益气升阳　　　E. 以上全对

2. 不属于灸法的适应证的是（　　）

A. 虚证　　　　　B. 寒证　　　　　C. 阴证　　　　　D. 热证　　　　　E. 以上全对

3. 下列穴位不宜适用直接灸的是（　　）

　　A. 面部　　　　　B. 大血管　　　　C. 乳头　　　　　D. 孕妇腹部　　　E. 以上都对

4. 瘢痕灸指（　　）

　　A. 化脓灸　　　　B. 非化脓灸　　　C. 间接灸　　　　D. 灯火灸　　　　E. 温和灸

5. 艾条灸不包括（　　）

　　A. 回旋灸　　　　B. 雀啄灸　　　　C. 温和灸　　　　D. 非瘢痕灸　　　E. 以上都对

6. 针刺与艾灸相结合的是指（　　）

　　A. 温和灸　　　　B. 温针灸　　　　C. 雀啄灸　　　　D. 直接灸　　　　E. 间接灸

7. 将艾条点燃一端在施灸部位上下活动施灸的是（　　）

　　A. 温和灸　　　　B. 温针灸　　　　C. 雀啄灸　　　　D. 直接灸　　　　E. 间接灸

8. 将大小适宜的艾炷，放在皮肤腧穴上施灸的是（　　）

　　A. 温和灸　　　　B. 温针灸　　　　C. 雀啄灸　　　　D. 直接灸　　　　E. 间接灸

9. 灸法选择陈艾，是因为（　　）

　　A. 灸时火力过强　　　　　　　　　　　B. 所含挥发油太多

　　C. 生硬不易团聚　　　　　　　　　　　D. 温和持久的热度

　　E. 湿润难以点燃

10. 化脓灸属于（　　）

　　A. 直接灸　　　　B. 间接灸　　　　C. 艾条灸　　　　D. 回旋灸　　　　E. 雷火针灸

11. 隔姜灸的确切作用是（　　）

　　A. 清热解毒杀虫　　　　　　　　　　　B. 温肾壮阳

　　C. 温中散寒、扶阳固脱　　　　　　　　D. 防病保健

　　E. 解表祛寒、温中止呕

12. 瘢痕灸在施灸前涂以凡士林是为了（　　）

　　A. 增加粘附性　　　　　　　　　　　　B. 皮肤消毒

　　C. 加强刺激　　　　　　　　　　　　　D. 防止感染

　　E. 加强杀虫、解毒的作用

13. 应慎用灸法的病证是（　　）

　　A. 寒邪束表　　　B. 中风脱证　　　C. 瘀血阻络　　　D. 阴虚发热　　　E. 风寒湿痹

14. 不宜作保健灸的腧穴是（　　）

　　A. 命门　　　　　B. 长强　　　　　C. 关元　　　　　D. 神阙　　　　　E. 气海

15. 将艾条点燃一端在施灸部位左右往返移动施灸的是（　　）

　　A. 温和灸　　　　B. 温针灸　　　　C. 雀啄灸　　　　D. 回旋灸　　　　E. 间接灸

16. 患儿，男，8岁。受凉后出现腹泻，最适宜用（　　）

　　A. 灯草灸　　　　B. 隔姜灸　　　　C. 隔蒜灸　　　　D. 隔盐灸　　　　E. 隔泥灸

17. 患者，男，68岁。突然眩晕昏仆，面色苍白，呼吸微弱，汗出肢冷，舌淡，脉沉细。如用灸法治之，最适宜用（　　）

　　A. 隔姜灸　　　　B. 隔蒜灸　　　　C. 隔盐灸　　　　D. 隔附子饼灸　　E. 隔黄土灸

18. 患者，女，26岁。初产妇，孕29周，妇产科及B超检查提示臀位，选用至阴穴艾灸纠正胎位，宜用（　　）

A. 天灸　　　　B. 温针灸　　　　C. 雀啄灸　　　　D. 回旋灸　　　　E. 直接灸

19. 患者，男，28 岁。突发烦渴、多饮、多尿近一年，惊吓后排尿频数、量多，24 小时尿量达8000ml，经相关检查，确诊为糖尿病，不宜采取的是（　　）

A. 瘢痕灸　　　B. 温针灸　　　C. 雀啄灸　　　D. 回旋灸　　　E. 温和灸

20. 患者，男，42 岁。因淋雨后出现，恶寒、发热、咳嗽、舌苔薄白，脉浮紧。如用灸法治之，最适宜用（　　）

A. 隔姜灸　　　B. 隔蒜灸　　　C. 隔盐灸　　　D. 隔附子饼灸　　　E. 隔黄土灸

（闫方杰）

书网融合……

📝 重点回顾

e 微课

习题

PPT

第十七章　拔罐法

学习目标

知识目标：

1. 掌握　拔罐的操作方法。

2. 熟悉　拔罐的适用范围与注意事项。

3. 了解　拔罐的材料。

技能目标：

能熟练完成拔罐操作。

素质目标：

关爱患者，勇于实践和创新，具有扎实的拔罐技术和良好的医患沟通能力。

导学情景

情景描述： 2016 年里约奥运会上，美国游泳名将菲尔普斯亮相时，后背的痕迹引发关注，这个印痕不是纹身，而是中国人非常熟悉的拔罐印痕，他在赛后接收采访时说"（拔罐）增加了我的灵活性，让我酸痛的肌肉能够放松，它对我效果很明显。"拔罐以独特的方式呈现于世界各国人民的眼前，也成了中外媒体的热门话题。

情景分析： 拔罐法是中医学常用的医疗技术，在民间有着广泛的应用。具有疏通经络、行气活血、消肿止痛、祛风散寒等作用，主要用于骨伤科疾病。正确地应用拔罐法，并对患者做好拔罐后的病情观察与护理，就能促进患者尽快康复。

讨论： 拔罐对什么证型的疾病疗效最好？

学前导语： 拔罐法有留罐、走罐、闪罐、针罐等多种应用方法，不同的应用方法适用于不同的部位及不同的疾病。护理工作者应熟悉常用的拔罐法及拔罐后护理，才能更好地服务患者。

拔罐法是一种以罐为工具，借助燃烧、抽气等方法排除罐中空气，形成负压，使之吸附于腧穴或体表部位，借助负压产生的刺激，达到防治疾病目的的一种方法。

一、拔罐的适应证和禁忌证　微课

（一）适应证

拔罐法具有疏通经络、行气活血、消肿止痛、祛风散寒等作用，适用范围广泛，主要用于骨伤科疾病，如腰背痛、腰肌劳损、退行性骨关节病、肩周炎、落枕、软组织闪挫扭伤等，对风寒湿痹尤为适宜。

此外还适用于内、外、妇、儿、五官、皮肤等多科疾病。在日常预防保健中也有较多应用。

练一练

拔罐法的适应证是

A. 心绞痛

B. 外感风寒，风寒湿痹

C. 平素体质虚弱

D. 各种疮疡疖肿

E. 高热抽搐昏迷

答案解析

（二）禁忌证

1. 血小板减少性紫癜、白血病及血友病等出血性疾病；急性严重疾病、慢性全身虚弱性疾病；接触性传染病；高热、抽搐、痉挛等疾病均不宜拔罐。

2. 皮肤过敏、溃疡破损处；妊娠妇女的腹部、腰骶部；骨骼突出、毛发较多部位；五官孔窍部位等均不宜拔罐。

3. 精神分裂症、高度神经质及婴幼儿等不能合作者，不能拔罐。

二、拔罐的用具

拔罐常用的罐具为玻璃罐，此外还有陶罐、竹罐、抽气罐等，也可利用广口瓶或直身玻璃（陶瓷）杯。罐具要求罐口光滑、平整，并能紧密贴合于治疗部位上。

? 想一想

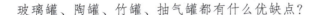

玻璃罐、陶罐、竹罐、抽气罐都有什么优缺点？

答案解析

三、拔罐的操作方法

（一）拔罐方法

1. 火罐法　是利用火燃烧罐内空气冷却后形成的负压，使罐吸附在皮肤上的方法。常用以下方法：

（1）闪火法　一手用镊子或止血钳夹住 95％ 酒精棉球点燃，另一手持罐，罐口倾斜朝下，将点燃的酒精棉球伸入罐内 2/3 处燃烧片刻后抽出，迅速将罐扣在选定部位（图 17-1）。此法罐内无燃烧物，不易烫伤皮肤，适用于各种体位，临床应用最广。

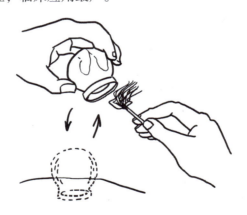

图 17-1　闪火法

（2）投火法　将比火罐直径略长的纸松卷成条形，或者用镊子夹住酒精棉球，点燃后放入罐内，趁火燃烧之时，迅速将罐扣在选定部位（图 17-2）。此法罐内燃烧物易烧伤皮肤，一般用于身体侧面，罐呈水平向。

（3）贴棉法　用大小适宜的 95％ 酒精棉片一块，贴在罐内壁的下 1/3 处，用火点燃后迅速将罐扣在选定部位。用此法时应注意棉片所浸的酒精不宜过多，否则燃烧的酒精有可能滴下，导致皮肤烫伤，一般用于身体侧面，罐呈水平向。

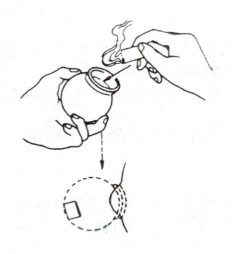

图 17 - 2 投火法

（4）**架火法** 用不易燃烧、不易传热的物体，如小瓶盖（其直径要小于罐口）等，放在选定部位，然后滴95%酒精数滴或将酒精棉球置于瓶盖内，点燃后迅速将罐扣下。

（5）**滴酒法** 用95%酒精或白酒，滴入罐内1～3滴，沿罐内壁摇匀，用火点燃后，迅速将罐扣在选定部位。用此法时应注意切勿滴酒过多，以免烧伤皮肤。

2. 水罐法 此法一般适用于竹罐。先将竹罐倒置在沸水或药液之中，煮沸1～2分钟，然后用镊子夹住罐底，颠倒提出液面，迅速用干毛巾捂住罐口，吸去罐口水液，降低罐口温度，趁热将罐扣在选定部位。

3. 抽气罐法 将抽气罐扣在选定部位，利用抽气装置抽气，使罐吸附在选定的部位上。

👁 **看一看**

拔罐法的起源

拔罐疗法，古代典籍中亦称之为角法。远古时代医家，应用动物的角作为吸拔工具。在1973年湖南长沙马王堆汉墓出土的帛书《五十二病方》中，就已经有关于角法治病的记述："牡痔居窍旁，大者如枣，小者如核者，方以小角角之，如孰（熟）二斗米顷，而张角"。其中"以小角角之"，即指用小兽角吸拔。《五十二病方》是我国现存最古的医书，大约成书于春秋战国时期，这表明我国医家至少在公元前6～公元前2世纪，已经采用拔罐这一方法治疗疾病。

（二）起罐

一手扶住罐身，另一手抵住罐边皮肤，向下按压，使空气进入罐内，即可起罐（图17-3）。起罐时不可硬拉或旋转，以免损伤皮肤。

（三）拔罐法的应用

1. 留罐 又称坐罐，拔罐后将罐留置5～15分钟。此法为临床常用的一种方法，适用于多数疾病，单罐、多罐均可应用。

2. 走罐 又称推罐，选用口径较大的玻璃罐，先在欲施罐部位涂润滑剂，如凡士林、润肤液等，以闪火法将罐吸附于施罐部位，然后握住罐底，沿肌肉、经络循行路线来回推移，至施罐部位皮肤紫红色为度（图17-4）。此法一般用于面积较大、肌肉丰厚的平整部位，如腰背部、下肢等。走罐应在吸附后立即进行，否则吸牢后难以走罐。走罐时罐内压力以推拉顺利为宜，负压过大，患者疼痛难忍且易拉伤皮肤，负压过小，吸拔力过小，罐易脱离，因此负压过大、过小均应重新拔罐。

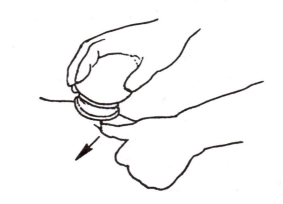

图 17 - 3　起罐

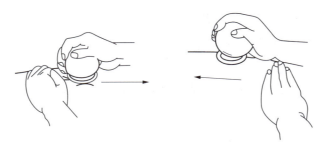

图 17 - 4　走罐

3. 闪罐　将罐吸附于施罐部位，随即取下，再吸附，再取下，如此反复多次，直至皮肤潮红或罐底发热为度。闪罐后一般再留罐 5~15 分钟，单罐、多罐均可应用。

4. 针罐　针刺和拔罐结合应用的一种方法。

（1）留针罐法　针刺得气后留针，再以针为中心点拔罐，留罐 10~15 分钟，最后起罐、出针（图 17 - 5）。此法不宜用于胸背部位，因罐内负压易加深针刺深度，从而导致气胸。

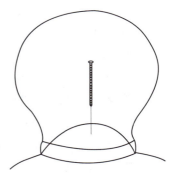

图 17 - 5　留针罐法

（2）出针罐法　针刺后出针，立刻在针刺部位拔罐、留罐，吸出少量血液或组织液后起罐，并用消毒棉球擦净。

（3）刺络罐法　施术部位常规消毒后，用三棱针、皮肤针等点刺皮肤渗血，然后拔罐、留罐，起罐后用消毒棉球擦净。此法适用于热证、实证、瘀血证及皮肤病等。

❤ **护爱生命**

2011 年，知名歌手齐秦因拔火罐烧伤被紧急送入医院治疗，烧伤部位包括背部、面部及躯干，经过医生初步诊断为深二度烧伤。事后调查了解到，事故的发生是齐秦因身体疲劳，请北京市某健身服务中心的保健师在家中拔火罐，保健师在操作时不慎将酒精洒在齐秦身上引起大火。

拔罐，在民间有着广泛的应用，对于缓解疼痛、疲劳等有良好的疗效。但需要注意的是，拔罐是一种专业的治疗手段，应在专业机构由专业人员实施。如果患者自行在家拔火罐，操作不当，可能会导致损伤的发生。

四、拔罐的注意事项

1. 拔罐时要选择舒适体位，避免体位变动，以防罐具脱落。

2. 拔罐时要根据所拔部位的面积大小选择适宜的罐具。

3. 拔罐操作时手法要熟练，动作应轻、快、稳、准。

4. 留罐时应注意询问患者的感觉。疼痛明显，多为负压过大，毫无感觉，多为负压过小，均应重新拔罐。

5. 用火罐时应注意避免灼伤或烫伤皮肤。若烫伤或留罐时间太长而皮肤起水疱时，较小者无需处理，仅敷以消毒纱布，防止擦破，待其自行吸收即可；水疱较大者，可用消毒毫针或采血针刺破，放出液体，常规消毒，用消毒纱布包敷，以防感染。

6. 皮肤有过敏、溃疡、水肿，大血管分布部位，骨骼凹凸不平部位，毛发较多的部位，不宜拔罐。高热抽搐者和孕妇的腹部、腰骶部位，不宜拔罐。

7. 一般拔罐后 3 小时后洗浴，忌冷水浴。

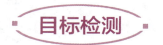

答案解析

单项选择题

1. 下列对拔罐时间宜长的描述，正确的是 （ ）

    A. 病情重、病灶深及疼痛性疾患   B. 拔罐部位肌肉薄，如头部、胸部

    C. 气候炎热   D. 血管浅显处

    E. 以上都是

2. 下列对玻璃罐缺点描述，正确的是 （ ）

    A. 易燥裂漏气，不易观察皮肤的变化

    B. 罐具较重，容易打破，无法观察罐内皮肤变化

    C. 容易破损，导热快

    D. 负压维持时间较短

    E. 操作简单，可随时调整负压

3. 拔火罐的适应证是 （ ）

    A. 心绞痛   B. 外感风寒，风寒湿痹

    C. 平素体质虚弱   D. 各种疮疡疖肿

    E. 高热、抽搐、昏迷

4. 拔罐治疗中，用镊子或止血钳夹住酒精棉球，点燃后在罐内绕一圈后，即退出，然后迅速将罐扣在施术部位的方法是 （ ）

    A. 投火法   B. 贴棉法   C. 闪火法   D. 架火法   E. 滴酒法

5. 不适用走罐的部位是 （ ）

    A. 头部   B. 肩胛   C. 背部   D. 大腿   E. 腰部

6. 留罐法的留置时间一般为 （ ）

    A. 1～2 分钟   B. 3～5 分钟   C. 5～15 分钟   D. 30～40 分钟   E. 40～60 分钟

7. 以下不是拔罐的治疗作用的是 （ ）

     A. 通经活络   B. 祛风散寒   C. 解毒杀虫   D. 消肿止痛   E. 行气活血

8. 拔罐法最早称为（　　）

     A. 火罐气   B. 角法   C. 放血疗法   D. 吸筒疗法   E. 拔罐法

9. 火罐最为常用的方法是（　　）

     A. 投火法   B. 贴棉法   C. 架火法   D. 闪火法   E. 滴酒法

10. 腰背、大腿部疼痛且范围较大适宜的拔罐方法是（　　）

     A. 针罐   B. 药罐   C. 走罐   D. 闪罐   E. 刺血拔罐

11. 不宜拔罐的疾病是（　　）

     A. 咳嗽   B. 皮肤溃疡   C. 腰肌劳损   D. 痛经   E. 面瘫

12. 吸拔时需侧面横拔的常用拔罐法是（　　）

     A. 水罐法   B. 抽气法   C. 架火法   D. 投火法   E. 闪火法

13. 刺血拔罐适用于（　　）

     A. 咽喉肿痛   B. 头痛   C. 咳嗽   D. 痛经   E. 腹泻

14. 水罐法应选（　　）

     A. 玻璃罐   B. 陶罐   C. 竹罐   D. 抽气罐   E. 金属罐

15. 罐子吸拔后立即起下，反复多次的是（　　）

     A. 单罐   B. 多罐   C. 闪罐   D. 针罐   E. 刺血拔罐

16. 患者，男，65岁。腰骶部疼痛，沉重下坠，阴雨天加重，适宜的拔罐法是（　　）

     A. 针罐   B. 药罐   C. 单罐   D. 闪罐   E. 刺血拔罐

17. 患者，女，50岁。因背部疼痛就诊，适宜的拔罐法是（　　）

     A. 针罐   B. 药罐   C. 单罐   D. 走罐   E. 刺血拔罐

18. 患者，女，50岁。患腰椎间盘突出症2年，近日来出现下肢皮肤麻木，常选的拔罐法是（　　）

     A. 留罐法   B. 闪罐法   C. 走罐法   D. 刺血拔罐法   E. 留针拔罐法

19. 患者，男，50岁。因淋雨后出现，恶寒、发热、咳嗽、舌苔薄白，脉浮紧。如用拔罐在背部治之，不适宜用（　　）

     A. 针罐   B. 多罐   C. 闪罐   D. 留罐   E. 走罐

20. 患者，女，45岁。上腹部隐痛，泛吐清水，上腹部喜暖喜按、纳少、便溏，宜采用的拔罐法是（　　）

     A. 刺血拔罐   B. 多罐   C. 闪罐   D. 留罐   E. 走罐

（闫方杰）

书网融合……

    重点回顾   微课   习题

PPT

第十八章 刮痧法

学习目标

知识目标：

1. 掌握 刮痧的操作方法。

2. 熟悉 刮痧的适应证和禁忌证。

3. 了解 刮痧的用具和注意事项。

技能目标：

能熟练完成刮痧操作；帮助和指导患者配合进行刮痧治疗。

素质目标：

有仁爱之心，对刮痧技术精益求精，有较强的沟通及服务意识。

导学情景

情景描述： 元代危亦林在《世医得效方》中描述到："心腹绞痛，冷汗出，胀闷欲绝，俗谓搅肠沙（绞肠痧）"，后世医家承载了痧症的诊治。清代郭右陶《痧胀玉衡》使痧病的证治更加完备，在痧病病因病机层面，《痧胀玉衡·痧原论》中强调："痧症先吐泻而心腹绞痛者，从秽气痧发者多；先心腹绞痛而吐泻者，从暑气痧发者多；心胸昏闷，痰涎胶结，从伤暑伏热痧发者多；遍身肿胀，疼痛难忍，四肢不举，舌强不言，从寒气、冰伏过时，郁为火毒而发痧者多"。

情景分析： 刮痧具有活血行气、舒筋通络、调和脏腑等作用，是一项重要的中医外治技术，能够针对"痧症"起到较好的临床疗效，或与针刺等疗法配合使用以提高疗效。正确应用刮痧疗法能达到防治疾病、美容养颜、保健强身的目的。

讨论： 刮痧法的适应证有哪些？

学前导语： 刮痧的操作方法众多，面刮法最为常用。护理工作者需要熟练掌握刮痧法的知识和技术，才能更好地服务患者。

刮痧，是在中医经络腧穴理论指导下，是运用特制的刮痧工具（如牛角板、瓷匙等）配合相应的手法，蘸取适量介质，在体表进行反复刮拭，使皮肤局部出现痧点痧痕，达到舒筋通络、活血行气、平衡阴阳、调和脏腑、防治疾病目的的一种中医外治法。

一、刮痧的适应证和禁忌证 ⓔ微课

1. 适应证

（1）内科病证 感冒、咳嗽、发热、伤暑、呃逆、腹痛、伤食吐泻、头昏、头痛、眩晕、失眠、心悸、三叉神经痛等。

（2）骨外科病证 落枕、颈椎病、肩袖损伤、肩周炎、肋间神经痛、肋软骨炎、腰肌劳损、骨性关节炎、皮肤瘙痒、荨麻疹、痤疮、痔疮等。

（3）妇科病证 月经不调、痛经、带下病、乳癖、产后缺乳、慢性盆腔炎等。

（4）儿科病证 发热、咳嗽、厌食、吐泻、疳积、惊风、遗尿等。

（5）五官科病证　咽痛、牙痛、鼻衄、过敏性鼻炎、结膜炎、耳鸣、耳聋等。

（6）其他病证　肥胖，还可用于美容塑体等。

2. 禁忌证

（1）皮肤局部破溃或高度过敏，以及患有皮肤传染病等。

（2）有出血倾向或凝血障碍者，如血友病、血小板减少性紫癜等。

（3）形体过于消瘦，皮肤松弛者。

（4）患有危重病证，如重度水肿、心力衰竭、呼吸衰竭、肾衰竭、严重心脑血管疾病等。

❓ 想一想

刮痧法为什么适用于美容？

答案解析

二、刮痧的用具

1. 刮痧器具　刮痧器具种类繁多，形状各样，一般选取边缘较光滑的物体当作刮痧器具，如刮痧板、瓷匙等。其中刮痧板最常用，材质以水牛角、玉石最为常见。水牛角性寒、味辛咸，具有清热解毒、行气活血、凉血定惊、软坚散结的作用，有助于出痧和增强疗效，且质地坚韧、来源充足，加工简便。玉石性平味甘，具有清肺养心、安神宁志、健身祛病的作用。

2. 刮痧介质　在应用刮痧时，为了减少刮具与皮肤之间的摩擦力，避免皮肤损伤，提高治疗效果，在刮拭部位涂抹具有润滑作用的物质或药剂，即为刮痧介质。如水、红花油、紫草油、芝麻油、橄榄油、药酒、凡士林、液态石蜡、滑石粉、润肤霜、扶他林乳膏等。目前常用的是含中药成分和医用植物油的刮痧油和刮痧乳。

三、刮痧的操作方法

（一）常用刮拭手法

1. 面刮法　此法最常用。手握刮痧板，一侧长边紧贴掌心，拇指和其余四指分别握住刮痧板的正反两面，刮痧板另一边紧贴刮拭皮肤，与刮拭皮肤成30°～60°夹角，以45°最常用，利用腕力沿同一方向多次刮拭，且保证一定的刮拭长度。此法适用于身体较平坦部位的经络和穴位，如颈、背、腰等。

2. 角刮法　借助刮痧板的角部，将刮痧板与刮拭皮肤成45°角，自上而下进行刮拭，此法适用于身体关节、脊柱双侧、骨突周围及肩部部分穴位。如云门穴、华佗夹脊穴、肩贞穴等。刮拭时用力要均匀，治疗时，尽可能使皮肤出痧；保健时，可不必出痧。

3. 点按法　手握刮痧板，以刮痧板的棱角或厚边着力于施术部位，向下用力，由轻至重，达到一定深度，使受术部位产生明显的酸、麻、重、胀等感觉，然后稍置停留，缓慢提起，如此反复操作多次。该法刺激量大，适用于身体的软组织、骨缝凹陷处等部位的穴位。如肾俞、膝眼等。

4. 揉法　手握刮痧板，以刮痧板的四边或棱角在施术部位上进行上下左右或环转的揉动刮拭的方法。应用本法时应注意手腕灵活自如，动作连贯，着力由轻到重，刮痧板始终不能离开皮肤，刮拭力度源源不断地深透至皮下组织和肌肉。此法适用于全身各部位，如内关、足三里、阿是穴等处。

5. 拍法　以单手紧握刮痧板一端，借助腕关节的自然屈伸，刮痧板另一端有节律地均匀拍打体表。拍打时，臂部放松，施力大小应保持适度，节律均匀，避免忽快忽慢、忽重忽轻。此法适用于肩背部、四肢、肘窝及腘窝等部位。

6. 疏经理气法 此法是沿经络循行方向，利用刮痧板长边向心性或离心性循经连续刮拭，手法要求轻柔缓和，均匀平稳。该法适用于分段刮拭结束或保健刮痧时对经络进行整体调理，放松肌肉，消除疲劳。

👁 **看一看**

刮痧的原理

现代医学认为，刮痧可使局部毛细血管扩张，皮肤充血，血液循环加快；另外，刮痧的物理刺激作用，可通过神经－内分泌机制调节血管壁的收缩、舒张功能和通透性，增强局部血液供应而改善全身血液循环。出痧的过程其实是一种血管扩张延伸至毛细血管破裂，血液外流，局部形成瘀斑，人体自身具有自体溶血的功能，通过释放一系列激素，可增强自身代谢功能，最后达到抗炎效果。

（二）刮痧补泻

刮痧根据刮拭力量强弱、速度快慢、刺激时间、刮拭方向的不同，分为补法、泻法和平补平泻法。刮拭力量小、速度慢、时间短、顺经脉运行方向刮拭，出痧量较少，即为刮痧补法，适用于年老体弱、久病、寒证、重病和体形瘦弱者。刮拭力量大、速度快、时间长、逆经脉运行方向刮拭，出痧量较多，即为刮痧泻法，适用于青年、新病、热病、急病和体形强壮者。平补平泻法介于补、泻之间，保健刮痧多用该法。

✎ **练一练**

不属于刮痧补法的操作是

A. 力量小   B. 速度快

C. 时间短   D. 顺经脉方向

E. 出痧少

答案解析

四、刮痧的注意事项

1. 操作者应对初次刮痧的患者，做好解释说明工作。

2. 刮痧应选择空气相对流通的场所，注意防寒保暖。室温较低时尽量减少暴露部位，夏季高温时，避免在空调电扇直吹或对流风处刮痧。

3. 刮痧时应选择舒适的体位和用具，手法均匀柔和，用力得当，以患者能忍受为度。出痧后饮适量温水（淡糖盐水最佳），休息 15～20 分钟，一般刮痧后 3 小时后洗浴，忌冷水浴。

4. 刮痧忌刻意追求出痧量。实证、热证、瘀血，出痧量多；虚证、寒证不易出痧。痧未退去，原部位不宜再次刮拭。

5. 刮拭过程中注意观察和询问患者，如出现头晕目眩、恶心欲吐、面色苍白、心慌心悸、出冷汗、四肢发凉、甚至血压下降、神志不清等晕刮现象，应立即停止刮痧，让患者平卧、劝其放松、注意保暖、饮用温水，或点按人中、内关、足三里等穴，仍未缓解者应及时采取中西医综合急救措施。

💗 **护爱生命**

刮痧是常用的一种外治法，操作简单，应用广泛，疗效明显。医家总结歌诀如下：

1. 常刮头，气血流，去病强身延年寿；治偏瘫，防中风，心脑开窍智慧增。

2. 常刮脸，血脉通，去病养颜又美容；治面瘫，防感冒，五官疾病有疗效。

3. 常刮肩，颈脉通，消除疲劳好轻松；颈椎病，肩周炎，退热止咳镇咽痛。

4. 刮上肢，调阴阳，阴平阳秘才健康；防手麻，消肿痛，强心理肺心无恙。

5. 刮腰背，阳脉通，脏腑疾病影无踪；刮脊柱，督脉通，增强体质免疫增。

6. 刮胸腹，阴经通，调理脏腑气血兴；脏腑病，乳腺病，化脂减肥有奇功。

7. 刮下肢，壮筋骨，消除疾患血脉通；足不麻，腰不痛，关节滑活行如风。

8. 刮全身，经络通，铲除病根正气充；增免疫，阴阳平，健康幸福乐融融。

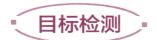 目标检测

答案解析

单项选择题

1. 刮痧器具的材质主要有牛角、砭石、（ ）玉石等质地坚硬的材质
   A. 木材　　　　　B. 骨骼　　　　　C. 塑料　　　　　D. 陶瓷　　　　　E. 石膏

2. 不属于刮痧疗法适应证的是（ ）
   A. 皮肤局部破溃　B. 小儿发热　　　C. 伤食吐泻　　　D. 热证　　　　　E. 皮肤瘙痒

3. 不属于刮痧疗法禁忌证的是（ ）
   A. 皮肤局部破溃　B. 小儿发热　　　C. 血友病　　　　D. 重度水肿　　　E. 传染病

4. 刮痧操作中，刮拭力度大，速度快，时间相对较久为（ ）
   A. 补法　　　　　B. 平补平泻法　　C. 泻法　　　　　D. 其他刮痧　　　E. 以上皆非

5. 刮痧操作中，刮拭力度小、速度慢，时间相对较短的为（ ）
   A. 补法　　　　　B. 平补平泻法　　C. 泻法　　　　　D. 其他刮痧法　　E. 以上皆非

6. 刮痧补法适用于（ ）
   A. 新病者　　　　B. 热病者　　　　C. 体质强壮者　　D. 急病者　　　　E. 久病者

7. 刮痧泻法适用于（ ）
   A. 年老体弱者　　B. 寒病者　　　　C. 体质瘦弱者　　D. 急病者　　　　E. 久病者

8. 刮痧操作中，常用刮拭手法不包括（ ）
   A. 面刮法　　　　B. 角刮法　　　　C. 点按法　　　　D. 摩擦法　　　　E. 疏经理气法

9. 以下常用刮拭手法中，最常用的是（ ）
   A. 面刮法　　　　B. 角刮法　　　　C. 点按法　　　　D. 拍法　　　　　E. 疏经理气法

10. 借助刮痧板的角部，将刮痧板与刮拭皮肤呈45°角，自上而下进行刮拭，此法称为（ ）
    A. 面刮法　　　　B. 角刮法　　　　C. 点按法　　　　D. 拍法　　　　　E. 疏经理气法

11. 以下穴位中，不能应用刮痧疗法的是（ ）
    A. 肩井　　　　　B. 云门　　　　　C. 乳头　　　　　D. 肾俞　　　　　E. 膝眼

12. 沿经络循行方向，利用刮痧板长边向心性或离心性循经连续刮拭，此法称为（ ）
    A. 面刮法　　　　B. 角刮法　　　　C. 点按法　　　　D. 拍法　　　　　E. 疏经理气法

13. （ ）多用于身体较平坦的部位和腧穴
    A. 面刮法　　　　B. 角刮法　　　　C. 点按法　　　　D. 拍法　　　　　E. 疏经理气法

14. 刮痧后，一般（ ）小时后可洗浴
    A. 2　　　　　　B. 3　　　　　　C. 4　　　　　　D. 6　　　　　　E. 12

15. 下列不属于晕刮现象的是（ ）

A. 头晕目眩、恶心欲吐   B. 心慌心悸、出冷汗

C. 牙关紧闭、口吐白沫、四肢抽搐   D. 面色苍白、四肢发凉

E. 血压下降

16. 患者，女，35岁。因经营失利，出现心情郁闷，可刮拭（　　）

    A. 肝经和肾经   B. 肝经和肺经   C. 心经   D. 肝经和心经   E. 脾经

17. 患者，女，28岁。在刮痧过程中，突然头晕眼花，面色苍白，恶心呕吐、汗出肢冷，以下操作中，错误的是（　　）

    A. 立即停止刮痧   B. 患者平卧、劝其放松

    C. 饮用温水   D. 点按内关、足三里等穴

    E. 宽衣解带、开窗通风

18. 患者，女，56岁。患有夜盲症，迎风流泪，刮痧时，可刮（　　）

    A. 肺经   B. 大肠经   C. 心经   D. 脾经   E. 肝经

19. 患者，男，37岁。头胀痛如裂，发热恶风，面红目赤，口渴多饮，便秘溲黄。舌红苔黄，脉浮数。应采用（　　）

    A. 刮痧补法   B. 刮痧泻法   C. 平补平泻法   D. 其他刮痧   E. 疏经理气法

20. 患者，女，49岁，教师。因长期站立工作，患有下肢静脉曲张。如用刮痧治疗，刮拭方向应（　　）

    A. 由上向下   B. 由下向上   C. 由左向右   D. 由右向左   E. 旋转刮拭

（王　菁）

书网融合……

重点回顾   微课   习题

第十九章 刺络法

PPT

<table>
<tr><td rowspan="4">学习目标</td><td>知识目标：</td></tr>
</table>

学习目标

知识目标：
1. **掌握** 刺络法的操作方法。
2. **熟悉** 刺络法的适应证和禁忌证。
3. **了解** 刺络法的用具和注意事项。

技能目标：

能熟练完成刺络操作；帮助和指导患者配合进行刺络治疗。

素质目标：

有仁爱之心，对刺络技术精益求精，有较强的沟通及服务意识。

导学情景

情景描述：《新唐书》记载：一日，唐高宗突犯"头眩不能视"，感觉剧烈头痛，眼前模糊，眩晕不止，似乎天旋地转。武则天惊恐，遂召秦鸣鹤医治，采用望、闻、问、切诊察病情后，认为唐高宗属肝风内动，上扰头窍，引发风眩之证。秦鸣鹤选用百会穴进行刺络放血，唐高宗瞬间能视物清晰，痛眩减轻。

情景分析：刺络法具有活血开窍、祛风清热的作用，是一项重要的中医外治技术。中医认为头痛是因为经络不通，气血涩滞，导致"不通则痛"。刺络法放出少量瘀血，经络通畅，气血得运，"通则不痛"。

讨论：刺络法的适应证有哪些？

学前导语：刺络法的操作有三种，点刺、散刺、挑刺。护理工作者需要熟练掌握刺络法的知识和技术，才能更好地服务患者。

刺络法，又称放血疗法。是指以三棱针为器具，根据不同病情刺破患者体表特定穴位或浅表血络，放出适量血液，以防治疾病的方法。古人对刺络法十分重视，《黄帝内经》中就有多条关于刺络放血疗法的描述，"凡治病必先去其血""宛陈则除之"等。

刺络法具有舒筋通络、活血祛瘀、开窍泻热、消肿止痛等作用。

❓ 想一想

"宛陈则除之"的含义是什么？

答案解析

一、刺络的适应证和禁忌证 ⓔ 微课

1. 适应证 主要适用于各种实证、热证、瘀证和痛证。如中暑、急性肠胃炎、头痛、神经性皮炎、急性扁桃体炎、结膜炎、急性腰扭伤、丹毒、疖肿等。其中挑刺法还可治疗某些慢性病证，如三叉神经痛、带状疱疹后遗痛、咽喉痛、失眠等。

2. 禁忌证

（1）临近内脏部位，切忌深刺。

（2）动脉血管和较大静脉血管处，禁用刺络法。

（3）虚证慎用或禁用刺络法，尤其血虚和阴液亏虚者。

（4）孕妇、产后及习惯性流产患者，禁用刺络法。

（5）劳累、饥饱、情绪失常、凝血障碍等情况时，慎用或禁用刺络法。

👁 **看一看**

刺络的原理

刺络法，是中医学中一种富有特色的针灸治疗方法。现代医学认为，刺络法可通过神经－血管－体液的调整，促使下丘脑－垂体－性腺轴发生调控，对各类疼痛性疾病、神经性疾病、血管疾病、内科、妇科等病证起到显著的效果。另外，刺络法可阻止细胞和组织的病理性萎缩和变性，以促细胞和组织的再生和修复；还可阻止炎症反应和促使炎症修复；也能提高机体免疫机能，控制自身免疫性疾病的作用。

二、刺络的用具

目前临床常用的刺络法器具为三棱针，一般用不锈钢制成。针柄呈圆柱状，针身至针尖呈三棱形，刃尖锋利。分大、中、小三型，临床可根据病情的需要及患者的形体强弱，选择恰当的型号。

三、刺络的操作方法

刺络时以一手拇、示指用力捏住患者施术部位，或夹持、舒张局部皮肤，以另一手持针，拇、示两指捏住针柄，中指抵住针身侧面，露出针尖1～2分，以控制针刺的深度，进行刺络操作。

刺络法一般可分为点刺法、散刺法和挑刺法三种。

1. 点刺法 用三棱针快速刺入体表，随即退出的一种方法。多用于指、趾末端穴位。如少商、中冲、至阴等穴。针刺前，先将三棱针和受术部位严格消毒，并在受术部位上下左右推按，使血液积聚于受术部位。然后右手持针，拇示二指挟持针柄，中指紧抵针身下段，露出针尖，对准所刺部位迅速刺入1～2分深，随即退出，令其出血数滴，也可挤压针孔周围以助瘀血排出，最后用消毒干棉球按压针孔（图19－1）。

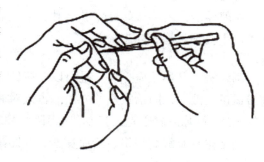

图19－1 点刺法

2. 散刺法 即在病灶周围进行连续点刺的一种方法。根据病变部位的大小，由病变部位外缘环形向中心点刺10～20针。针刺深度根据病变部位的肌肉厚薄、血管深浅而定。本法还可与拔罐疗法配合，刺络放血后，在局部拔罐，以加强祛瘀止痛的效果（图19－2）。

3. 挑刺法 用三棱针刺入治疗部位皮肤，再将其浅层组织挑断的方法。针挑前先用左手按压受术部位的两侧，使其皮肤固定，右手持针，挑破阳性反应点皮肤，深入皮肉，然后将针身倾斜并轻轻地提高，挑断白色纤维组织，挑尽为止。最后局部消毒，覆盖敷料。本法主要针对某些疾病会在体表皮肤出现的阳性反应点进行挑刺，这些阳性反应点可表现为压痛、酸困、丘疹及皮下结节等，常出现于第七颈椎至第五胸椎两侧的皮肤。

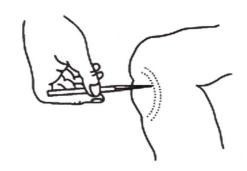

图 19 - 2　散刺法

✎ 练一练

以下操作中，适用于手指末端的操作是

A. 点刺法　　　　　　　　　B. 散刺法

C. 挑刺法　　　　　　　　　D. 拔罐法

E. 刮痧法

答案解析

四、刺络的注意事项

1. 术前做好解释工作，以免引起晕针。

2. 针具和受术局部皮肤应严格消毒，以免感染。

3. 术者应熟悉人体解剖结构，切勿刺伤深部大血管。

4. 点刺、散刺时，手法灵活，针刺宜浅、快、轻，出血不宜过多。

5. 血络和穴位不相符时，操作宜宁失其穴，勿失其络。

6. 施术时密切观察患者反应。如出现血肿，可手指挤按出血，或用火罐拔出。仍不消退，可热敷促其吸收。如误伤动脉出血，用棉球按压止血，或配合其他止血方法。

7. 下肢静脉曲张者，一般选取边缘较小的静脉，注意控制出血。对于重度下肢静脉曲张者，不宜使用。

五、刺络法临床应用举例

刺络法适用病症、刺络部位及刺法见表 19 - 1。

表 19 - 1　刺络法常见病症、刺络部位及刺法

常见病症	刺络部位	刺法	常见病症	刺络部位	刺法
发热	耳尖	点刺	头痛	太阳、印堂	点刺
目赤肿痛	耳尖、太阳	点刺	咽喉肿痛	少商、商阳	点刺
中暑	曲泽、委中	点刺	昏厥	十二井	点刺
急性腰扭伤	委中	散刺	软组织劳损	阿是穴	散刺
高血压	百会、耳尖	点刺	手指麻木	十宣	点刺
痔疮	八髎、腰骶部	挑刺	前列腺炎	八髎、腰骶部	挑刺

目标检测

答案解析

单项选择题

1. 下列不是三棱针的常用操作方法的是 （　　）

   A. 点刺法　　　　　B. 散刺法　　　　　C. 透刺法　　　　　D. 刺络法　　　　　E. 挑刺法

2. 三棱针点刺法常用于治疗哪种病证 （　　）

   A. 颈椎病　　　　　B. 肩周炎　　　　　C. 局部顽癣　　　　　D. 局部血肿　　　　　E. 急性吐泻

3. 耳尖放血治疗感冒宜采用的三棱针法是 （　　）

   A. 点刺法　　　　　B. 散刺法　　　　　C. 平刺法　　　　　D. 挑刺法　　　　　E. 透刺法

4. 刺络法是点刺穴位或刺破患者（　　）的血络，从而放出（　　）的血液

   A. 浅表，大量　　　　　　　　　　　　　　B. 浅表，少量

   C. 深部，大量　　　　　　　　　　　　　　D. 深部，少量

   E. 中间，大量

5. 以下器具中，主要适用于刺络法的是 （　　）

   A. 毫针　　　　　B. 玻璃罐　　　　　C. 瓷匙　　　　　D. 砭石　　　　　E. 三棱针

6. 不属于刺络法适应证的是 （　　）

   A. 实证　　　　　B. 热证　　　　　C. 血虚证　　　　　D. 瘀证　　　　　E. 痛证

7. 不属于刺络法禁忌证的是 （　　）

   A. 手术后　　　　　B. 血虚　　　　　C. 习惯性流产　　　　　D. 急性腰扭伤　　　　　E. 凝血障碍

8. 以下病证中，不能采用刺络法治疗的是 （　　）

   A. 神经性皮炎　　　　B. 急性吐泻后　　　　C. 三叉神经痛　　　　D. 丹毒　　　　E. 咽喉痛

9. 关于刺络法的描述中，以下错误的是 （　　）

   A. 针具和受术局部皮肤应严格消毒，以免感染

   B. 切勿刺伤深部大血管

   C. 血络和穴位不相符时，操作宜宁失其络，勿失其穴

   D. 下肢静脉曲张者，一般选取周围较小的静脉

   E. 术前做好解释工作，以免引起晕针

10. 对于重度下肢静脉曲张者，应 （　　）

    A. 选取周围较小的静脉刺络放血

    B. 选取周围较大的静脉刺络放血

    C. 使用挑刺法

    D. 直接点刺曲张的静脉

    E. 不宜使用刺络疗法

11. 以下操作中，适用于手指末端的操作是 （　　）

    A. 拔罐法　　　　　B. 点刺法　　　　　C. 散刺法　　　　　D. 挑刺法　　　　　E. 刮痧法

12. 急性腰扭伤，更宜点刺的穴位是 （　　）

    A. 耳尖　　　　　B. 百会　　　　　C. 委中　　　　　D. 涌泉　　　　　E. 内关

13. 手指麻木，更宜点刺的穴位是 （　　）

A. 阿是穴 　　　　B. 劳宫 　　　　C. 四缝 　　　　D. 十宣 　　　　E. 十二井

14. 点刺法，应迅速刺入部位或穴位的深度是（　　）

A. 1~2分 　　　　B. 2~3分 　　　　C. 3~4分 　　　　D. 4~5分 　　　　E. 5~6分

15. 不属于刺络法适应证的是（　　）

A. 结膜炎 　　　　B. 丹毒 　　　　C. 疖肿 　　　　D. 头痛 　　　　E. 血友病

16. 患者，男，21岁。因搬重物时不慎扭伤腰部，腰肌紧张，疼痛难忍，转侧限，宜散刺（　　）

A. 肾俞 　　　　B. 内关 　　　　C. 委中 　　　　D. 承山 　　　　E. 三阴交

17. 患者，女，35岁。因外感风寒后，出现咽喉肿痛，用刺络疗法治之，最适宜点刺（　　）

A. 少商 　　　　B. 耳尖 　　　　C. 百会 　　　　D. 合谷 　　　　E. 曲池

18. 患者，女，30岁。近日嗜食辛辣，引发痔疮，大便疼痛，出血，血色鲜红选用刺络法治疗，宜用（　　）

A. 散刺委中 　　B. 挑刺八髎 　　C. 点刺耳尖 　　D. 点刺少商 　　E. 挑刺肺俞

19. 患者，男，36岁。于烈日下暴晒多时，自感头昏，周身不适，至晚上发热，继而神志不清，小腿抽搐。治当清泻暑热，开窍启闭。急以三棱针点刺（　　）

A. 耳尖 　　　　B. 劳宫 　　　　C. 曲泽 　　　　D. 太阳 　　　　E. 印堂

20. 患者，女，21岁。颜面布满红色高凸丘疹，俗称"青春痘"，此起彼伏，症属痤疮。刺络治之，最适宜点刺（　　）

A. 大椎、肺俞 　　B. 风门、肺俞 　　C. 大椎、膈俞 　　D. 天突、肺俞 　　E. 大椎、肾俞

（王　菁）

书网融合……

📄 重点回顾　　　ℯ 微课　　　📋 习题

第二十章　推拿法

学习目标

知识目标：
1. **掌握**　推拿手法的总体要求；推拿的基本手法。
2. **熟悉**　推拿的适应证和禁忌证。
3. **了解**　推拿的用具、介质、体位准备和注意事项。

技能目标：
能较熟练完成推拿基本手法操作；帮助和指导患者配合进行推拿治疗。

素质目标：
有仁爱之心，对推拿手法精益求精，有较强的沟通及服务意识。

导学情景

情景描述：推拿运用范围非常广泛，可用于内、外、妇、儿等各科病症。《宋史》中记载名医庞安时运用腹部推拿手法催产："有民家妇孕将产，七日而子不下，百术无所效……才见，即连呼不死，令其家人以汤温其腰腹，自为上下扪摩，孕者觉肠胃微痛，呻吟间生一男子。其家惊喜，而不知所以然。"本医案可属世上首例有记载的产科手法助产的医案。

情景分析：此医案中，庞安时利用推拿手法在孕妇腹部操作，能够改善腹腔及盆腔血液循环，促进机体释放催产素，子宫收缩，分娩产子。推拿通过调整人体阴阳气血，疏通经络，使患者恢复气血调和，经脉畅通的阴平阳秘状态，从而达到治病之目的。

讨论：推拿的适应证有哪些？

学前导语：常用的推拿基本手法众多，其手法总体要求是一致的。护理工作者需要熟练掌握推拿的知识和技术，才能更好地服务患者。

推拿，又称"按摩"，是指在中医学和现代科学理论指导下，运用一定的手法、技巧或器具在人体的经络穴位或特定部位上进行操作，以达到防治疾病、保健养生目的的一种物理疗法。推拿是中医外治法中主要的、应用最广泛的治疗手段之一。

推拿具有舒筋通络、行气活血、理筋整复、滑利关节、调整脏腑等作用。

一、推拿的适应证和禁忌证 🅔微课

1. 适应证　推拿法适用广泛，可用于内、外、妇、儿、骨伤各科，对以下几类病证疗效显著。

（1）脊柱骨盆、骨伤科部分病证　由肌肉、关节或神经系统病变所引起的肌肉酸、痛、麻、木、僵、萎缩、瘫痪、关节运动障碍等病证。如肌筋膜劳损、扭挫伤、中风、颈椎病、肩周炎、腰椎间盘突出症、骨折后遗症、周围神经损伤等。

（2）内、妇科部分病证　如头痛、失眠、腹胀、腹痛、便秘、泄泻、高血压、月经不调、痛经、产后耻骨联合分离等。

（3）五官科病证　如牙痛、咽痛、耳鸣、音哑、屈光不正等。

（4）外科病证　如乳癖、术后粘连等。

（5）儿科病证　如发热、咳嗽、积滞、惊风、流涎、呕吐、便秘、遗尿、夜啼、小儿肌性斜颈、小儿脑瘫等。

2. 禁忌证　有以下情况出现时，应慎用或禁用推拿，以免产生意外。

（1）有骨折、脱位初期、脊髓损伤和各种骨病的患者。

（2）骨结核、化脓性致病菌所引起的运动器官病证。

（3）软组织损伤早期中肿胀较明显的部位。

（4）各种血液或出血性疾病，有凝血功能障碍，或有出血倾向者。

（5）孕妇、月经期妇女的小腹部和腰骶部。

（6）肿瘤及严重心、肺、肾、肝等疾患者。

（7）剧烈运动、饥饿、极度劳累后，不宜马上推拿。

（8）皮肤破损处、烧烫伤处。

（9）急性传染病、感染性疾病患者。

二、推拿用具、介质及体位准备

（一）推拿用具

借助工具进行推拿，已有悠久的历史。从殷商的陶搓、玉梳到现代使用的治疗棒、槌子、按摩器，历代均有发展。推拿用具虽然是推拿疗法的辅助因素，但合理选取、恰当使用，可提高推拿疗效。常用推拿工具有：推拿床、椅、推拿巾和各种推拿用棒、锥、槌子、按摩器等各类推拿按摩器械。此外，日常生活用具，如擀杖、木棒、瓷勺等，也可作为推拿疗法用具，酌情使用。

（二）推拿介质

在推拿施术中，能起润滑和保护皮肤及提高疗效的一类物质，也称推拿递质。古代将各种药物制备成膏作为推拿介质，称为膏摩。随着研究的深入，推拿介质的种类丰富多样，除膏剂外，还有油剂、粉剂等。常用介质的种类：

1. 膏剂　在药物中加入适量赋形剂，调配而成的药膏，如冬青膏等。此种介质可根据调配药物的种类不同，具有不同的效果和作用。

2. 粉剂　用具有润滑、吸湿作用的物质制成粉末状剂型，如滑石粉、爽身粉等。此种介质一般多在夏季应用。

3. 油剂　主要为油脂类物质，如红花油、麻油、橄榄油等。此种介质可增强手法的透热效果。

4. 水剂　清水，或鲜葱白、生姜、薄荷等捣碎取汁，或含有药物浸泡的75%酒精或白酒。一般秋冬季节多用鲜葱汁、生姜水，春夏季节多用薄荷水。

5. 其他　蛋清液、按摩乳胶、凡士林等均可应用。

（三）推拿体位准备

推拿操作前，嘱咐患者选取适当的体位。使患者全身舒适放松，能充分暴露被推拿的穴位或部位，有利于施术者手法操作及力量发挥。常用体位有坐位、仰卧位、俯卧位、侧卧位等。

三、推拿手法的总体要求

推拿手法虽流派众多，风格各异，但其总体要求是一致的。手法应具备"持久、有力、均匀、柔和"的基本要求，从而达到"深透"的目的。

1. 持久　是指手法在操作过程中，能够严格按照手法的动作要领和操作规范，持续一定的时间而不变形，保持动作的连贯性。

2. 有力　是指手法在操作过程中，必须具备一定力量、功力和技巧力，使其达到一定的刺激量。其中，力量是基础，功力和技巧力需要通过功法训练和手法练习才能获得。用力的基本原则是根据治疗对象、施治部位、病症虚实而灵活增减。既保证治疗效果，又避免产生不良反应。

3. 均匀　既指手法操作必须具有一定的节律性，不可忽快忽慢；又指手法的作用力应保持相对稳定，不可忽轻忽重。此外，操作时还应根据治疗对象、施治部位、疾病性质的不同，手法的轻重应有所不同。

4. 柔和　是指手法操作应轻而不浮，重而不滞，刚中有柔，刚柔相济。动作协调稳柔，富有节律感，灵活不僵滞，和缓不生硬，富有技巧性，变换动作自然流畅。

5. 深透　是指手法作用的最终效果不能局限于体表，而要渗透到组织深处的筋脉、骨肉，功力深达脏腑。

✎ **练一练**

以下不属于推拿手法基本要求的是

A. 持久　　　　　　　　　　B. 有力

C. 均匀　　　　　　　　　　D. 柔和

E. 深透

答案解析

四、推拿的基本手法

根据手法的动作形态，将常用推拿手法分为六类，即摆动类手法、摩擦类手法、挤压类手法、叩击类手法、振动类手法、运动关节类手法。

（一）摆动类手法

1. 㨰法　以第五掌指关节背面吸定，用小鱼际尺侧及手背为着力面，在受术部位做来回滚动的手法，称为㨰法。术者手指自然放松，以第五掌指关节背面吸定于受术部位，肩关节放松，以肘关节为支点，前臂作主动摆动，带动腕关节的屈伸和前臂的旋转运动，使用小鱼际尺侧及手背在受术部位作持续不断地来回滚动。频率为每分钟120～160次（图20-1）。

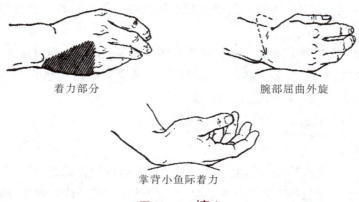

着力部分　　　　　　　　　腕部屈曲外旋

掌背小鱼际着力

图20-1　㨰法

2. 一指禅推法　用拇指指端或指腹面着力，运用前臂的摆动带动拇指作屈伸运动的手法，使所产生的功力持续不断地作用于施术部位或腧穴上，称为一指禅推法。术者手握空拳，拇指自然伸直并盖住拳眼，用拇指指端或指腹面着力于受术部位，以肘关节为支点，前臂作主动摆动，带动腕关节摆动以及拇指掌指关节或指间关节的屈伸运动，使产生的功力轻重交替、持续不断地作用于人体受术部位。频率为每分钟 120 ~ 160 次。其动作要领为"沉肩、垂肘、悬腕、指实、掌虚、紧推慢移"（图 20 - 2、图 20 - 3）。

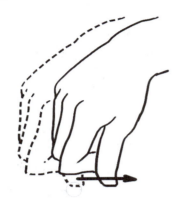

图 20 - 2　一指禅推法示意

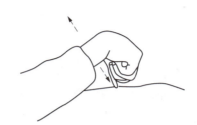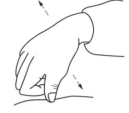

图 20 - 3　一指禅推法

3. 揉法　用手掌大鱼际、掌跟、手掌或手指螺纹面吸定于一定部位或穴位，带动该处的皮下组织做轻柔缓和的回旋揉动的手法，称为揉法。揉法分为掌揉、指揉两类。本法操作时压力要轻柔，动作要协调而有节律，应吸定于施术部位带动皮下组织运动，不可摩擦体表皮肤，频率为每分钟 120 ~ 160 次（图 20 - 4）。

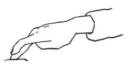

中指揉

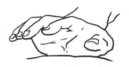

掌根揉

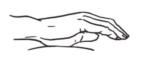

鱼际揉

图 20 - 4　揉法

（二）摩擦类手法

1. 摩法　用手掌掌面或示、中、环指三指指面附着于穴位或部位上，通过腕关节，使掌面或指面做有节律的环形摩动的手法，称为摩法。操作时肘关节自然屈曲，腕关节放松，掌指自然伸直，动作要协调缓和，使被操作部位有明显环形抚摩的感觉，不能带动皮下组织运动（图 20 - 5）。

？ 想一想

揉法和摩法在操作上的主要区别是什么？

答案解析

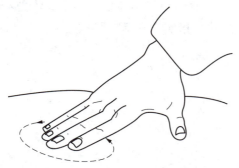

图 20 – 5　摩法

2. 擦法　用手掌、鱼际等部位紧贴体表一定的部位，做直线往返摩擦，使产生的热能渗透到深层组织的手法，称为擦法。操作时，腕关节伸直，使前臂与手掌相平，以肘关节为支点，前臂做主动屈伸运动，使着力部位在体表做上下或左右方向的直线往返摩擦移动，以此产生热量，不断地传递到深层组织。频率为每分钟 100～120 次（图 20 – 6）。

3. 推法　以指、掌、肘等部位着力于一定的施术部位上，做单向直线推动的手法，称推法。可分为指推法、掌推法、肘推法。操作时压力适中，用力沉稳，按压坚实，避免有跳跃感，单向直线推移，速度宜缓慢均匀。施术部位可涂抹少许润滑剂或介质，以防皮肤受损害（图 20 – 7）。

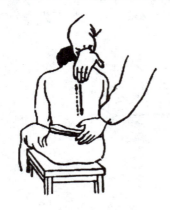

图 20 – 6　擦法

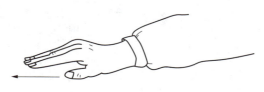

图 20 – 7　推法

4. 搓法　用双手掌面夹持住肢体的一定部位，做动作协调的交替往返搓动的手法，称为搓法。操作时，以双手掌面相对用力夹持住一定的治疗部位，以肘关节和肩关节为支点，上肢部主动施力，两手做相反方向的快速搓动，并上下来回往返移动。搓动速度宜快，移动速度宜慢。

（三）挤压类手法

1. 按法　用拇指指面、掌面按压于一定的部位或穴位，用力沿体表垂直方向由轻到重逐渐深压的手法，称为按法。操作时，按压方向应垂直向下，用力由轻而重，逐渐增加，再由重而轻，忌突发突止，不可用蛮力或暴力猛压。按压时用力要稳，不可偏移，功力方能透达病所（图 20 – 8）。

2. 拿法　拇指罗纹面与其余手指指面相对用力，提捏或揉捏肌肤或肢体的手法，称为拿法。操作时，腕关节适度放松，以拇指同其余手指的相对用力，捏住施术部位的肌肤或肢体，逐渐收紧、提起，进行轻重交替，连续不断地提捏

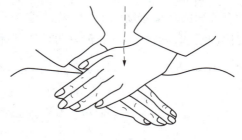

图 20 – 8　按法

揉动。

3. 拨法　以指、肘等部位深按于治疗部位，进行单方向或来回拨动的手法，称为拨法。操作时，应按压沉实，作与肌纤维、肌腱、韧带成垂直方向的拨动。操作时可配合揉法使用，并可根据治疗需要做上下移动。

（四）叩击类手法

1. 拍法　以虚掌有规律地拍打受术部位的手法，称为拍法。操作时，五指自然并拢，掌指关节微屈，掌心凹陷呈虚掌，腕关节放松，运用前臂力量或腕力，平稳而有节奏地拍打体表的治疗部位。频率为每分钟100~120次（图20-9）。

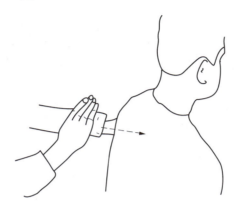

图 20-9　拍法

2. 击法　用拳、掌、指以及棒状工具击打体表的手法，称为击法。拳背击法：术者手握拳，腕关节平直，以拳背击打体表，可反复操作3~5下。掌根击法：手指自然伸展，腕关节略背伸，以掌根部击打体表。侧击法：手指自然伸直，腕关节略背伸，以双手手掌小鱼际部交替击打体表。指击法：以五指指端轻快敲击治疗部位。棒击法：用特制的桑枝棒击打体表（图20-10~图20-13）。

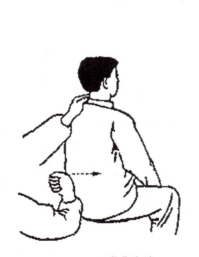

图 20-10　拳背击法

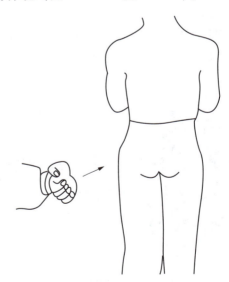

图 20-11　掌根击法

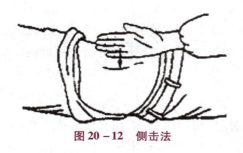

图 20－12　侧击法

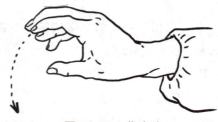

图 20－13　指击法

（五）振动类手法

1. 振法　以掌或指附着于体表部位，施以快频率、小幅度、连续不断地振动的方法，称为振法。操作时，以示、中指罗纹面或掌面着力于施术部位或穴位上，术者注意力集中于指部或掌部，前臂屈伸肌群做交替静止性用力，产生较快速的"振动波"，使受术部位或穴位有振动感、温热感或疏松感。频率为每分钟 400～600 次。

2. 抖法　以双手或单手握住受术者肢体远端，做小幅度的上下连续抖动的手法，称为抖法。操作时，被抖动的肢体要自然伸直，肌肉处于松弛状态。抖法轻松舒适柔和，常作为四肢推拿治疗的结束手法（图 20－14）。

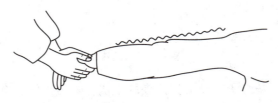

图 20－14　抖法

（六）运动关节类手法

1. 摇法　对可活动关节，在生理许可范围内做环转运动的手法，称为摇法。本法常用于四肢关节、颈项及腰部，具有舒筋活血，松解粘连，滑利关节的功能。临床常用于治疗落枕、肩周炎、四肢关节扭挫伤等病症（图 20－15、图 20－16）。

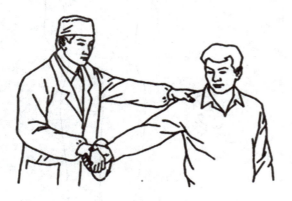

图 20－15　握手摇肩法

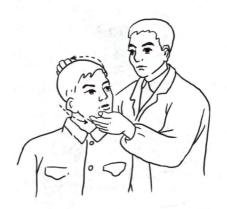

图 20－16　颈部摇法

2. 扳法　术者双手握住受术关节两端，沿着关节运动轴的方向，在阻力位或"扳机点"处，做瞬间、快速、有控制的相反方向用力扳动的手法，称为扳法。操作时，要根据关节的生理功能，因势利导，不能超出或违反关节的生理功能范围，切忌强拉硬扳。使用扳法前，应使被扳的关节充分放松，然后再极度伸展或旋转，在保持这一位置的基础上，再作一个突发性的、小幅度的、有控制的扳动。

3. 拔伸法　用两手分别握住肢体的两端，做相反方向用力牵拉；或利用肢体自身重量，两手握住肢体远端，做反向牵拉的手法，称为拔伸法。拔伸时要因势利导，两手配合协调，施力大小与拔伸强度要适可而止，切忌粗暴。拔伸力量和方向以患者的关节生理活动范围、患者体质的强弱、年龄的大小及耐受程度而定。

👁 **看一看**

推拿整脊

推拿整脊，是运用推拿手法和医疗导引等方法作用于脊椎，整复调理脊椎位置结构异常，达到行气活血、解除嵌顿、剥离粘连、缓解痉挛、滑利关节，从而防治脊柱相关疾病的一种方法。

现代神经生理学认为，脊神经穿出脊柱与自主神经分布于全身各处，支配人体的内脏器官和四肢功能活动，脊柱成为各种神经生理反射的必经之路，影响着人体生命活动。当患者由于跌扑闪挫、劳损受风等，引起脊柱位置结构改变，就可能刺激或卡压穿行于此的神经、血管及其他软组织，引起神经、血管及相联系组织器官的功能失调或障碍，引发脊柱源性疾病。因此，运用恰当的推拿手法或导引整复脊柱的位置结构病变，可迅速解除刺激和卡压，消除脊柱及其相应的肢体、组织器官病变。

五、推拿的注意事项

1. 术者推拿前要修整指甲、热水洗手，将指环、手表等有碍操作的物品预先摘掉。
2. 术者态度和蔼，要耐心地向患者解释，争取患者合作。
3. 嘱咐患者体位恰当舒适，且便于操作。
4. 术者操作手法要轻重合适，并随时观察患者表情，调整手法的力度。
5. 推拿时间，每次以 20～30 分钟为宜，12 次为一疗程。
6. 患者在饥饿、情绪激动等情况下，不要立即推拿。
7. 饱食之后不要急于按摩，一般应在饭后 2 小时左右为宜。
8. 推拿时，部分患者易入睡，盖以毛巾，以防着凉。当风之处，不宜推拿。

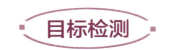

答案解析

单项选择题

1. 一指禅推法的频率要求为每分钟（　）次
   A. 60～80　　　　　B. 80～100　　　　　C. 100～120　　　　　D. 120～160　　　　　E. 160～180

2. 擦法运动形式是（　）
   A. 单向直线　　　　B. 直线往返　　　　C. 环形　　　　D. 弧形　　　　E. 不确定

3. 手法达到深透目的是指（　）
   A. 手法作用体表，能透达筋脉、肌肉、骨骼，甚至脏腑
   B. 手法作用体表，能透达肌
   C. 手法作用体表，能透达筋脉
   D. 手法作用体表，直接透达到骨骼
   E. 手法作用体表，直接透达到脏腑

4. 揉法是着力（　　）的一种手法
A. 轻柔缓和　　　B. 较重　　　　C. 以能耐受为度　D. 刺激强　　　E. 以上均不对

5. 用拇指和其余手指相对用力、有节律性的提捏或揉捏称（　　）
A. 捻法　　　　　B. 拍法　　　　C. 拿法　　　　D. 击法　　　　E. 振法

6. 击法包括（　　）
A. 拳击法　　　　B. 掌击法　　　C. 侧击法　　　D. 指击法　　　E. 以上均是

7. 用虚掌有节奏的拍打体表为（　　）
A. 拍法　　　　　B. 击法　　　　C. 点法　　　　D. 击法　　　　E. 捏法

8. 擦法频率为每分钟（　　）
A. 100～120次　　B. 120～160次　　C. 160～180次　　D. 180～200次　　E. 200次以上

9. 一指禅推法中，操作错误的是（　　）
A. 沉肩　　　　　B. 垂肘　　　　C. 悬腕　　　　D. 指实　　　　E. 掌实

10. 下列不是推拿手法的基本要求的是（　　）
A. 持久　　　　　B. 均匀　　　　C. 粘着　　　　D. 有力　　　　E. 柔和

11. 振法振时不可（　　）
A. 连续不停止　　B. 快、连续　　C. 幅度小　　　D. 断断续续　　E. 频率快

12. 摇法的幅度要求是（　　）
A. 由小到大，在正常关节生理范围内
B. 由小到大，稍大于正常关节生理范围
C. 由大到小，在正常关节生理范围内
D. 由大到小，稍大于正常关节生理范围
E. 由大到小，超出患者忍受范围

13. 下列手法最常用于上肢部的是（　　）
A. 摇法　　　　　B. 搓法　　　　C. 擦法　　　　D. 摩法　　　　E. 推法

14. 下列手法中不属于挤压类手法的是（　　）
A. 点法　　　　　B. 按法　　　　C. 捏法　　　　D. 扳法　　　　E. 拨法

15. 扳法操作时要注意（　　）
A. 不能强求关节的弹响声　　　　　　　B. 可以稍大幅度的扳动
C. 可以用力短速地扳动　　　　　　　　D. 可以无控制的扳动
E. 可以强有力的扳动

16. 患者，男，50岁。出现肩关节粘连，最适宜用（　　）
A. 肩关节摇法　　　　　　　　　　　　B. 肩关节按法
C. 肩关节拿法　　　　　　　　　　　　D. 肩关节扳法
E. 肩关节拍法

17. 患儿，男，3岁。因外感风寒出现发热、咳嗽、流涕、腹痛、腹泻，宜选用的推拿介质是
（　　）
A. 滑石粉　　　　B. 按摩乳　　　C. 鸡蛋清　　　D. 麻油　　　　E. 鲜姜汁

18. 患者，男，46岁。颈椎小关节紊乱，应考虑哪类手法进行整复（　　）
A. 摆动类　　　　B. 摩擦类　　　C. 运动关节类　D. 挤压类　　　E. 振动类

19. 患者，女，42岁。不慎扭伤左踝关节来诊，见局部红肿，疼痛剧烈。治疗当消肿止痛，宜选

用的推拿介质是（　　）

A. 红花油　　　　B. 滑石粉　　　　C. 橄榄油　　　　D. 鸡蛋清　　　　E. 鲜姜汁

20. 患者，男，45 岁。左侧髋关节周围肌肉紧张，僵硬感，运动功能障碍，治疗应首选（　　）

A. 髋关节按揉法　　　　　　　　　　　　B. 髋关节摇摇法

C. 髋关节掌推法　　　　　　　　　　　　D. 髋关节拿揉法

E. 髋关节叩击法

（王　菁）

书网融合……

重点回顾　　　　　　微课　　　　　　习题

第二十一章　耳穴压豆法

PPT

学习目标

知识目标：

1. **掌握**　常用耳穴的定位及功效、耳穴压豆的操作方法。
2. **熟悉**　耳穴压豆法的适应证和禁忌证。
3. **了解**　常见病症耳穴压豆法的治疗处方。

技能目标：

学会运用耳穴压豆法开展护理实践。

素质目标：

关爱体贴患者，对耳穴压豆技术精益求精，有较强的沟通及服务意识。

📖 导学情景

情景描述： 药王孙思邈的《备急千金要方》中记录了"耳中"这样一个经外奇穴，用来主治急性胆囊炎、肝炎、呃逆等脏腑病症。在我国民间也流传很多耳穴治病的方法，如捏揉耳垂治疗感冒、耳背静脉放血治疗湿疹、灯芯草蘸油灼灸耳尖治疗角膜炎和结膜炎等。临床中我们也会遇到有些罹患同一病症的患者，往往在耳朵同一部位会出现局部脱屑现象。

情景分析：《灵枢·口问篇》指出："耳者，宗脉之所聚也。"意思是许多经脉聚集在人体耳部。刺激耳部的穴位可以通过经络系统调节气血、疏通经络，达到治疗脏腑的病症的作用。

讨论： 为什么刺激耳部能够治疗脏腑的病证？其治法是否有特殊的规律？

学前导语： 耳穴疗法是针灸治疗学的一个分支。耳穴压豆法相对于耳针法具有操作方便、疗效显著、适应证广、副作用少等优点，被广大人民群众所接受。现在让我们一起来学习了解这门简单有效的实用技术。

耳穴压豆法是用胶布将药豆或药籽准确地粘贴于耳廓上的穴位或反应点，并间断给予适度的揉、按、捏、压，使其产生酸、麻、胀、痛等刺激感应，以防治疾病的一种外治疗法，又称耳廓穴区压迫疗法。

《灵枢·口问篇》说："耳者，宗脉之所聚也。"耳廓与人体经脉、脏腑关系密切，十二经脉均直接或间接上达于耳。现代研究表明，耳廓中有丰富的神经，神经从表皮至软骨膜中会有各种神经感受器，当刺激这些感受器，便能接受和传递各种感觉冲动汇集到三叉神经脊束核，再传递至脑干的网状结构，从而调整脏腑的功能活动和感觉机能。人体各脏腑在耳廓上都有其所属反应区，通过刺激耳廓上的耳穴或阳性反应区，能够疏通经络、运行气血，达到防治相应脏腑病变的功效。

👁 看一看

耳穴诊疗简史

我国耳穴诊疗传统理论历史悠久。马王堆汉墓出土的《阴阳十一脉灸经》中就有专门的"耳脉"记载。其后的《黄帝内经》对"耳脉"进行了系统阐述，分析总结了脏腑、经络、运气等与耳的关系，提出观耳之大小、厚薄、形态或颜色可诊断脏腑之机能。东汉华佗所撰的《中藏经》中更是将耳诊所见到的皮损、形状、色泽等病理改变与疾病发展预后相关联，提出如"肾绝……耳干、脚浮、舌肿者，六日死"等经验。20世纪50年代，在研究了中国经典针灸理论后，法国外科医生诺吉尔（P. Nogier）博士花费6年时间研究耳穴，把人体各个部位与耳廓上的对应点一一定位，绘成一幅似"倒置胎儿"的耳穴图。此后人们不断修正与更新，将耳穴诊疗学衍生为现代医学中一门独特的学科。

一、耳廓与耳穴 🅔微课

耳穴是分布在耳廓上的穴位，是人体各部分的生理病理变化在耳廓上的反应点，亦是在耳廓上用于防治疾病的刺激点。

（一）耳廓解剖结构

耳廓属于外耳，分正面和背面两部分。耳廓正面可划分为17个大区，其解剖名称与形态如下（图21-1）。

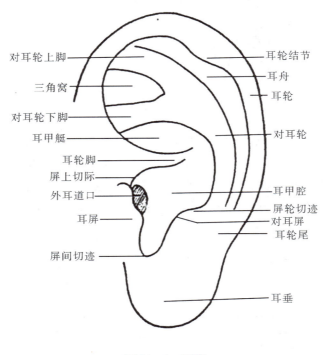

图 21-1　耳廓

（二）耳穴的分布

耳穴在耳廓上的分布有一定规律可循。形如一个头部朝下、臀部及下肢朝上、胸部及躯干在中间的倒置蜷缩在母体子宫中的"胎儿缩影"。因此，与头面部相关的穴位分布于耳垂及耳垂邻近，与上肢相应的穴位分布于耳舟，与躯干、下肢相应的穴位分布于耳轮及对耳轮上、下脚，与内脏相应的穴位分布于耳甲艇及耳甲腔，与消化道相应的穴位分布于耳轮脚周围（图21-2）。

（三）耳穴歌

耳穴分布有规律，倒置胎儿在宫腔。头面五官挂耳垂，眼穴恰在正中央。
上肢穴位坐耳周，躯干下肢对轮上。腹部脏腑耳甲艇，胸部膈下耳甲腔。
心脏正中凹陷处，肺与气管居两旁。消化围绕耳轮脚，从口一直到大肠。

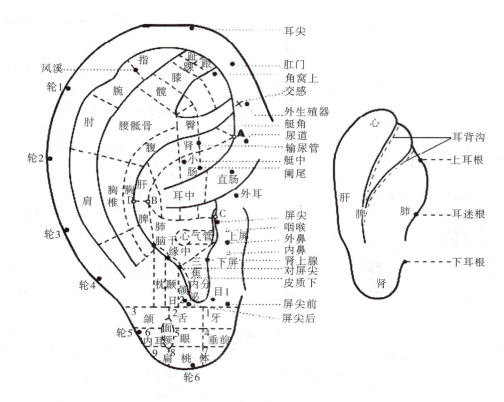

图 21-2　耳穴

胃穴耳轮脚尽处，脾肝肾胱外包装。五大要穴应牢记，神门三角窝外方。
下屏尖处肾上腺，交感耳轮下脚旁。脑穴翻开对耳屏，内分泌穴屏间藏。
一看二压三测定，选准耳穴痛感强。病变部位加经验，中西结合成处方。
严格消毒防感染，勤按耳穴保健康。细心观察和总结，弘扬中医有担当。

（四）常用耳穴定位与主治

按照 2008 年修定的耳穴国家标准（GB/T 13734—2008《耳穴名称与定位》），共计有 93 个穴位。临床上常用的耳穴定位及主治功能如（表 21-1）。

表 21-1　常用耳穴定位与主治表

区域	穴位名称	部位	主治
耳轮	耳中	耳轮脚	呃逆、荨麻疹，小儿遗尿
	外生殖器	耳轮上，与对耳轮下脚上缘相平处	睾丸炎、外阴瘙痒症等
	耳尖	耳轮顶端，与对耳轮上脚后缘相对的耳轮处	发热、高血压、急性结膜炎、睑腺炎
	结节	耳轮结节处	头晕、头痛、高血压等。
耳舟	风溪	耳舟上 2/5 与下 3/5 的交界处，即耳轮结节前方	荨麻疹、过敏性鼻炎、哮喘
	肩	耳舟分五等分，自上而下在第四等分处	肩关节周围炎、胆石症等
对耳轮	膝	对耳轮上脚的中 1/3 处	膝关节肿痛
	坐骨神经	对耳轮下脚的前 2/3 处	坐骨神经痛
	交感	对耳轮下脚的前端与耳轮内缘交界处	胃肠痉挛、心绞痛、胆绞痛、输尿管结石、自主神经功能紊乱
	颈椎	对耳轮体部将轮屏切迹至对耳轮上、下脚分叉处分为五等分，下 1/5 为本穴	颈椎综合征、落枕等
	胸椎	按上述分法，中间乃为本穴	胸胁痛、乳腺炎、产后泌尿不足等

续表

区域	穴位名称	部位	主治
三角窝	神门	三角窝后 1/3 的上部，即对耳轮上、下脚分叉处稍上方	失眠、多梦、痛证、戒断综合征等
	内生殖器	三角窝前 1/3 的下部	痛经、月经不调、白带过多、功能性子宫出血、遗精、早泄
耳屏	外耳	屏上切迹前方近耳轮部	外耳道炎、中耳炎、耳鸣
	外鼻	耳屏外侧面中部	鼻炎、减肥等
	屏尖	耳屏上部隆起的尖端	发热、牙痛
	肾上腺	耳屏下部隆起的尖端	低血压、感冒、风湿性关节炎
	咽喉	耳屏内侧面上 1/2 处	咽喉炎、扁桃体炎等
	内鼻	耳屏内侧面下 1/2 处	鼻炎、鼻窦炎、鼻出血等
对耳屏	对屏尖	对耳屏尖端	哮喘、腮腺炎、皮肤瘙痒症
	缘中	在对耳屏游离缘上，对屏尖与轮屏切迹的中点	遗尿、内耳眩晕病
	颞	对耳屏外侧面的中部	偏头痛
	皮质下	对耳屏内侧面	神经衰弱、假性近视、高血压、腹泻、痛证
耳甲腔	心	耳甲腔正中凹陷处	心律不齐、心绞痛、神经衰弱
	肺	耳甲腔中央周围处	咳喘、皮肤病、便秘、戒烟
	脾	耳甲腔的后上方	腹胀、腹泻、便秘、食欲不振、功能性子宫出血
	内分泌	耳甲腔的底部，在耳屏屏间切迹内	痛经、月经不调、更年期综合征
耳轮脚周围	口	耳轮脚下方前 1/3 处	口腔炎、戒烟、胆石症
	胃	耳轮脚消失处	胃炎、消化性溃疡、胃痉挛、失眠、胆石症
	十二指肠	耳轮脚上方后 1/3 处	消化性溃疡、胆石症
	大肠	耳轮脚上方前 1/3 处	腹泻、便秘
耳甲艇	肝	耳甲艇的后下部	胁痛、眩晕、月经不调、高血压
	胰胆	在耳甲艇的后上部，肝肾二穴之间	胆囊炎、胆石症、急性胰腺炎
	肾	在对耳轮下脚下方后部，即对耳轮上、下脚分叉处下方	遗尿、腰痛、肾炎、月经不调、遗精、早泄
耳垂	牙	耳垂正面，从屏间切迹软骨下缘至耳垂下缘划三条等距离水平线，再在第二水平线上引两条垂直等分线，由前向后，由上向下地把耳垂分为九个区，一区为本穴。亦即耳垂正面前上部	牙痛、牙周炎、低血压
	眼	按上述分区之五区为本穴，即耳垂正面中央部	急性结膜炎、睑腺炎、假性近视及其他眼病
	面颊	按上述分区之五、六区交界线周围，亦即眼区与内耳区之间为本穴	周围性面瘫、三叉神经痛
	内耳	按上述分区之六区，即耳垂正面后中部	耳鸣、耳聋、内耳眩晕病
耳廓背	耳迷根	耳背与乳突交界的根部，耳轮脚对应处，即耳轮脚后沟的耳根处	胆石症、心律失常
	耳背沟	又称降压沟。在对耳轮上、下脚及对耳轮主干在耳背面呈"Y"形凹沟部	高血压、皮肤瘙痒

二、耳穴压豆的适应证和禁忌证

（一）耳穴的适应证

1. 疼痛性疾病　如各种扭挫伤，各种手术后疼痛，头痛、三叉神经痛、肋间神经痛、坐骨神经痛等各种神经性疼痛。

2. 慢性炎症性疾病 如慢性胃肠炎、牙周炎、慢性咽炎、扁桃体炎、胆囊炎、阑尾炎、鼻炎、乳腺炎、前列腺炎、妇科炎症、皮炎等。

3. 功能紊乱性疾病 如亚健康状态、胃肠神经官能症、心脏神经官能症、心律不齐、高血压、眩晕症、多汗症、神经衰弱、失眠、健忘、月经不调、遗尿、小儿多动症、性功能障碍、焦虑症、抑郁症、癔症等。

4. 过敏及变态反应性疾病 如超敏体质、过敏性鼻炎、过敏性哮喘、支气管哮喘、变异性咳嗽、过敏性紫癜、过敏性结肠炎、荨麻疹、药物疹、过敏性皮炎、过敏性结膜炎等。

5. 内分泌代谢紊乱性疾病 如甲状腺功能亢进或低下、糖尿病、肥胖症、围绝经期综合征、尿崩症、部分激素水平紊乱性疾病等。

6. 其他 耳穴有催乳、催产，预防和治疗输血、输液反应，预防晕车、晕船等作用，同时还有美容、戒烟、戒毒、延缓衰老、防病保健、增强体质等功效。

（二）耳穴的禁忌证

1. 耳廓局部有皮损、溃疡、皮肤病、冻伤、炎症等病变者。

2. 幼儿、孕妇、年老体弱者、过度疲劳或身体极度衰弱者。

3. 有严重器质性病变或生命体征不平稳者。

4. 既往耳穴压豆治疗过程中发生过局部过敏或其他不良事件者。

💗 护爱生命 ——————————————————————————————————

Frank's征，亦称耳垂皱褶征，指耳垂出现从耳屏到耳廓成约45°的斜行皱褶，皱褶至少占总耳垂长度的1/3。最早于1973年由Sanders T. Frank医生在《新英格兰医学杂志》中首提。目前认为耳垂皱褶征与冠心病相关，可能是冠心病的独立危险因素和冠心病预测因子。现代部分研究表明，Frank's征与年龄、性别、高血压、糖尿病、吸烟、肥胖等多个心血管危险因素有关，可作为早期识别动脉粥样硬化与冠心病的临床体征，其预测总体敏感性较高。

三、耳穴压豆的用具

治疗车、治疗盘、贴压物品（生王不留行籽、磁珠、生菜籽等）、探棒、耳穴探测仪、胶布、镊子、75%酒精或碘伏、棉签、消毒干棉球、消毒胶布、医疗垃圾桶等。

四、耳穴压豆的操作方法

1. 术前宣教。讲解耳穴压豆的目的、操作要点、操作中患者需配合的事宜、操作后患者需注意的事项等内容。

2. 压豆准备。将王不留行籽或磁珠贴附在 $0.6cm \times 0.6cm$ 大小胶布中央备用。

3. 体位选择。宜采用卧位或坐位。

4. 消毒。严格按照无菌操作原则对患者耳廓、医者手指、探棒、耳穴探测仪等进行消毒。对耳廓的消毒时尤其要注意三角窝、耳甲腔、耳甲艇、耳孔周围、耳屏内侧等部位的消毒。

5. 定位。经辨证后用探棒或耳穴探测仪探寻、确定所取的耳穴或敏感点的位置，一般按压时会有酸、麻、胀、痛或发热感的感觉。

6. 贴压。用镊子夹住贴有压豆的胶布，将压豆贴在选用的耳穴上，让患者感到局部有酸、麻、胀、痛、热等感觉。

7. 术后医嘱。嘱咐患者每天按压所贴的压豆3～5次，每次每穴按压30～60秒或局部有酸、麻、胀、痛、热等感觉为度。注意防水，视耳廓出汗或胶布脱落情况，每 2～7 天更换 1 次，每 5 次为一疗程。疗程间休息 1～2 天后进行下一疗程，双耳交替贴压。

练一练

答案解析

下列除哪项外均为耳穴压豆法的禁忌证
A. 眩晕、失眠
B. 体质极度虚弱者
C. 耳廓有湿疹、溃疡等感染
D. 生命体征不平稳者
E. 妊娠妇女及幼儿

五、耳穴压豆的注意事项

1. 体弱、近期有心脑血管意外病史、高血压控制不佳者，手法要轻，刺激强度宜缓，以防意外。

2. 对扭伤或肢体活动障碍患者，在压豆治疗期间，可以配合患者主被动活动患部，或在患部按摩、施灸、针刺、刮痧等以提高疗效。

3. 贴压后患者自行按摩时，以按压为主，切勿揉搓，以免搓破皮肤造成局部皮肤感染。耳穴应轮流选用，同一耳穴治疗次数以 5～10 次为宜。

4. 严格无菌操作。如治疗期间发生局部感染、过敏、溃疡、红肿等症状，立即至专科就诊。

想一想

答案解析

失眠的患者应该如何制定耳穴压豆治疗处方？

六、耳穴压豆的常用处方

1. 偏头痛　太阳、神门、肾、皮质下。

2. 眩晕　神门、肾、枕。

3. 失眠　神门、肾、枕、心（多梦加胃）。

4. 高血压　降压点、交感、神门、心、耳尖放血。

5. 耳鸣　肾、枕、内耳、外耳。

6. 哮喘　交感、神门、平喘、肾上腺。

7. 痛经　子宫、内分泌、交感、肾。

8. 减肥　神门、内分泌、缘中、交感、额、饥点、丘脑、肾、大肠、三焦。

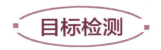

答案解析

单项选择题

1. 耳廓属于外耳，分正面和背面两部分。耳廓正面可划分为（　　）个大区
　　A. 15　　　　　　B. 16　　　　　　C. 17　　　　　　D. 18　　　　　　E. 19

2. 与头面部相关的穴位分布于（　　）
　　A. 耳垂　　　　　B. 耳根　　　　　C. 耳廓　　　　　D. 耳屏　　　　　E. 耳舟

3. 与内脏相应的穴位集中在（　　）

    A. 耳垂   B. 耳根   C. 耳廓   D. 耳屏   E. 耳甲艇及耳甲腔

4. 耳轮与对耳轮之间的凹沟是（　　）

    A. 耳垂   B. 耳轮   C. 耳舟   D. 耳屏   E. 耳轮脚

5. 耳穴穴位角窝中，位于在三角窝中 1/3 处，主要用于治疗（　　）

    A. 高血压   B. 神经衰弱   C. 哮喘   D. 月经不调   E. 盆腔炎

6. 耳廓前方呈瓣状隆起的是（　　）

    A. 耳垂   B. 耳轮   C. 耳舟   D. 耳屏   E. 耳轮脚

7. 下列位于耳轮顶端，与对耳轮上脚后缘相对的耳轮处的穴位是（　　）

    A. 耳中   B. 外生殖器   C. 耳尖   D. 结节   E. 耳顶

8. 耳轮后上部的膨大部分是（　　）

    A. 耳轮结节   B. 耳轮脚   C. 对耳轮   D. 对耳轮下脚   E. 对耳屏

9. 耳轮深入耳甲的部分称为（　　）

    A. 耳轮结节   B. 耳轮脚   C. 对耳轮   D. 对耳轮下脚   E. 对耳屏

10. 对耳屏游离缘隆起的顶端是（　　）

    A. 对耳轮体   B. 对耳轮上脚   C. 对耳轮下脚   D. 对耳屏   E. 对屏尖

11. 神门穴的位置在（　　）

    A. 在三角窝前 1/3 的上部，即三角窝 1 区

    B. 在三角窝前 1/3 的下部，即三角窝 2 区

    C. 在三角窝中 1/3 处，即三角窝 3 区

    D. 在三角窝后 1/3 的上部，即三角窝 4 区

    E. 在三角窝后 1/3 的下部，即三角窝 5 区

12. 盆腔穴的位置在（　　）

    A. 在三角窝前 1/3 的上部，即三角窝 1 区

    B. 在三角窝前 1/3 的下部，即三角窝 2 区

    C. 在三角窝中 1/3 处，即三角窝 3 区

    D. 在三角窝后 1/3 的上部，即三角窝 4 区

    E. 在三角窝后 1/3 的下部，即三角窝 5 区

13. 炎性疾病取 "肾上腺" 穴属于的取穴法是（　　）

    A. 按相应部位选穴   B. 按脏腑辨证选穴

    C. 按经络辨证选穴   D. 按西医理论选穴

    E. 按临床经验选穴

14. 下列位于对耳轮下脚的前 2/3 处的穴位是（　　）

    A. 膝   B. 坐骨神经   C. 交感   D. 颈椎   E. 胸椎

15. 下列位于耳甲腔的前下，在耳屏屏间切迹内，即耳甲 18 区的是（　　）

    A. 心   B. 肺   C. 脾   D. 内分泌   E. 缘中

16. 患者，女，40 岁。失眠数月，入睡困难，首选的治疗穴位是（　　）

    A. 神门   B. 肾上腺   C. 内分泌   D. 角窝上   E. 角窝中

17. 患者，女，28 岁。因头晕来诊，考虑为 "低血压"，治疗应选择（　　）

    A. 皮质下   B. 耳尖   C. 角窝上   D. 肾上腺   E. 神门

18. 患者，男，9岁。眼睛红肿疼痛，考虑为"急性结膜炎"，治疗可以选择（ ）

    A. 内分泌   B. 耳尖   C. 屏尖   D. 肝   E. 皮质下

19. 患者，男，60岁。近半年血压控制不佳，持续高血压状态，可以（ ）耳穴点刺放血治疗

    A. 内分泌   B. 肾上腺   C. 耳背沟   D. 肝   E. 皮质下

20. 患者，女，47岁。月经紊乱，时而怕冷，时而面部烘热，考虑为"更年期综合征"，治疗首选（ ）

    A. 内分泌   B. 肾上腺   C. 脾   D. 肝   E. 肾

（马飞翔）

书网融合……

    重点回顾   微课   习题

第二十二章 足疗法

PPT

学习目标

知识目标：

1. **掌握** 足疗法的适应证，足疗法的基本手法。
2. **熟悉** 足部反射区的分布规律及常用反射区定位。
3. **了解** 常见病症的足疗方法。

技能目标：

学会运用足疗技能，为社区人群开展足疗养生保健、防病治病实践。

素质目标：

热爱并传承足疗文化，重视足疗的养生防病和治疗作用。

📖 导学情景

情景描述： 中国有许多关于足浴的谚语：比如"睡前一盆汤，不劳开药方""天天洗脚，胜过吃药""养树需护根，养人需护脚""寒从足下生，足寒则伤心"……相传谋士郦食第一次拜见刘邦时其正在洗脚。无独有偶，曹操之所以是赤脚迎接许攸，据说统帅当时也是在足浴中。

情景分析： 国人自古就有"泡脚养生"的习惯。传统观念认为，泡脚不仅能驱寒，还能通过温热足部的穴位来调节人体五脏六腑功能，达到治病防病的功效。

讨论： 足浴等足疗法为什么能防病治病？

学前导语： 足疗法操作简单方便，疗效显著，群众基础好，百姓易于接受。今天，我们将和同学们一起学习足疗知识，为广大群众的健康保驾护航。

足疗法又称为足反射疗法，是一种通过对足部的经穴、反射区施以按摩或其他刺激方法，从而调整脏腑虚实、疏通经络气血，以预防或治疗某些疾病的方法。

足疗法源远流长，我国是足疗法起源最早的国家之一，早在几千年前就有关于足部按摩的记载。不过，近代足疗法却兴盛于西方国家。从20世纪90年代开始，我国足疗法社团及研究机构迅猛发展，推动足疗法成为重要的一种中医外治法。

足疗法根据"全息胚学说"等理论，将人体缩小并投影"反射"到足部。人体的各组织器官在足部相对应的位置就称为"反射区"，是足疗法施术的部位（图22-1）。

足部反射区疗法简便易行，适应证非常广泛，有"足疗治百病"之说，此外还有强身健体的保健作用。常用的足底反射区如下。

1. **肾上腺** 位于双足底第一跖骨与趾骨关节间，足底"人"字形交叉点稍外侧。
2. **肾脏** 位于双足底第一跖骨与趾骨关节间，足底"人"字形交叉点后方中央凹陷处。
3. **输尿管** 位于双足底，自膀胱反射区和肾脏反射区之间，呈弧形状的片区。
4. **膀胱** 位于内踝前下方，双足内侧舟骨下方，蹒展肌侧旁突出处。
5. **额窦** 位于双足十趾趾端，左额窦反射区在右足上，右额窦在左足上。
6. **大脑** 位于足底，双足拇趾第一节趾腹。右大脑反射区在左足趾，左脑反射区在右足趾。

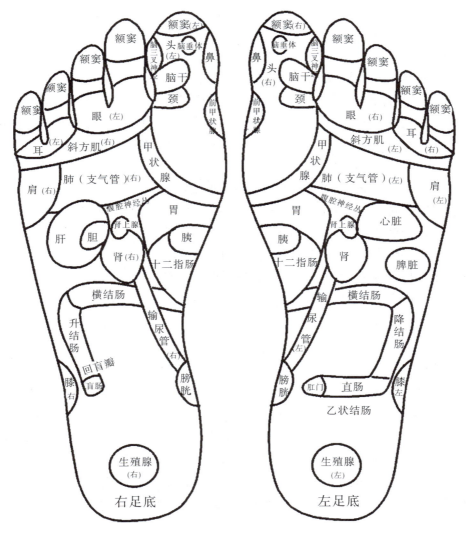

图 22 - 1　足底反射区

7. 垂体　位于双足拇趾趾腹正中央，大脑反射区正中心。

8. 三叉神经　位于双足拇趾末节外侧缘上中段，远侧与额窦反射区外侧重叠，在小脑及脑干反射区上方。右侧三叉神经反射区在左足上，左侧三叉神经反射区在右足上。

9. 甲状腺　位于双足底第一跖骨与第二跖骨之间弯向远端的带状区域。

10. 肩　位于足底外侧第五跖趾关节处。左肩反射区在右足，右肩反射区在左足。

11. 斜方肌　位于双足底自第一趾骨到向外至肩反射区之间，成约一横指宽的带状区域。交叉取穴。

12. 肺及支气管　位于双足斜方肌反射区下方，自甲状腺反射区向外到肩反射区处约一横指宽的带状区域。交叉取穴。

13. 乙状结肠及直肠　位于左足底，跟骨前缘的横带状区域。

14. 肛门　位于左足底，跟骨前缘乙状结肠及直肠反射区末端，与膀胱反射区相邻。

15. 心脏　位于左足底第四、第五跖骨间，肺及支气管反射区的下方。

16. 脾脏　位于左足底第四、第五跖骨之间，心脏反射区下方约一横指处。

17. 生殖腺　位于双足足底，跟骨的中央处。

18. 前列腺（子宫） 位于双足跟骨内侧，足内踝后下方的三角形区域。

19. 尿道及阴道 位于足跟骨内侧，自膀胱反射区斜向上延伸至距骨与足舟骨之间缝。

20. 颈椎 位于双足拇趾根部内侧横纹尽头处。

21. 胸椎 位于双足弓内侧缘，跖骨下方从跖趾关节直到跗跖关节止。

22. 腰椎 位于双足弓内侧缘楔骨至舟骨下方。上接胸椎反射区，下连骶骨反射区。

23. 骶骨 位于双足弓内侧缘距骨下方至跟骨处，前接腰椎反射区，后连内尾骨反射区。

24. 下腹部 位于双足腓骨外侧后方，自踝骨后方向上延伸四横指的带状区域。

25. 直肠及肛门 胫骨内侧后方，趾长屈肌腱间，从踝骨后方向上延伸四横指的带状区域。

26. 胃 位于双足底第一跖骨关节下方约一横指宽的区域。

27. 胰腺 位于双足底第一跖骨中下段，在十二指肠反射区和胃反射区之间若扁豆状。

28. 十二指肠 位于双足底第一跖骨末段，胃反射区和胰腺反射区的下方。

29. 胆囊 位于右足底第三、第四跖骨间，肺反射区下方，肝脏反射区内。

30. 肝脏 位于右足底第四、第五跖骨之间，肺反射区下方。

31. 腹腔神经丛 位于双足底中心区，在肾脏反射区与胃反射区周围。

一、足疗法的适应证 🅴微课

（一）足疗法的适应证

1. 内科病证 头痛、失眠、神经衰弱、感冒、慢性支气管炎、支气管扩张症、支气管哮喘、慢性胃肠炎、呃逆、胃下垂、慢性腹泻、便秘、肝硬化、冠心病、高血压病、低血压、白细胞减少症、血栓闭塞性脉管炎、甲状腺功能减退症、糖尿病、中风后遗症、脊髓损伤后遗症、抑郁症、慢性肾炎、阳痿、早泄、不孕不育、精液异常症、功能性消化不良、末梢神经炎等。

2. 外科病证 颈椎病、肩周炎、坐骨神经痛、腰椎间盘突出、慢性胆囊炎、直肠脱垂、痔疮、疝气、足跟痛、踝关节病变、足底筋膜炎、类风湿关节炎、骨关节炎、前列腺肥大症、慢性前列腺炎、慢性阑尾炎等。

3. 妇儿病证 痛经、功能性子宫出血、慢性盆腔炎、月经不调、子宫脱垂、习惯性流产、乳腺增生、阴道炎、经前期综合征、更年期综合征、产后抑郁症、产后乳少、小儿厌食症、小儿遗尿症、夜啼症等。

4. 皮肤病证 冻疮、带状疱疹后遗神经痛、白癜风、斑秃、银屑病、神经性皮炎、黄褐斑、皮肤瘙痒症、荨麻疹等。

5. 五官科病证 慢性鼻炎、过敏性鼻炎、扁桃体炎、复发性口疮、近视、痤疮、慢性咽炎、神经性耳聋等。

6. 其他病证 虚劳体质、虚寒体质、免疫力低下、亚健康状态、放化疗辅助治疗、美容、减肥等。

👁**看一看**

涌泉穴与足疗

《灵枢·本输篇》：肾出于涌泉，涌泉者，足心也，为井木。涌，水向外涌；泉，泉水、泉眼；涌泉，意为肾水由足底源源涌出。涌泉穴位于足底部，当蹬足时足前部凹陷处，约当足底第2、3趾趾缝纹头端与足跟连线的前1/3与后2/3交点上，是一个养生、保健、治病的要穴。多采用局部按摩、揉搓、拍打、水浴、砭石点按、赤足行走等方法刺激涌泉穴，可达到滋阴补肾、健脑提神、延缓衰老等作用。涌泉穴是足疗法的一个缩影，刺激足部不同反射区可以调整相应地脏腑功能，是一种值得临床推广的外治方法。

（二）足疗法的禁忌证

1. 生命体征不平稳者，或者有严重心肾功能不全或其他脏器功能不全者。
2. 足部皮肤有严重的皮肤病、溃疡、感染、局部出血、有出血倾向或骨折未愈合等。
3. 有结核、梅毒、艾滋病等各种急、慢性传染病者。
4. 大汗、饥饿、过饱、大醉、极度虚弱者及精神极度紧张者、情绪激动不能自控者。
5. 孕妇、婴幼儿等其他不适合足疗者。
6. 对按摩膏或按摩油等润滑介质过敏者。

💗 护爱生命 ————————————————————————————

我国足疗源远流长，早期足疗称之为"足部按摩"，现在多认为其与针灸、推拿起于同一时期。如《黄帝内经》中有人体足部与四肢、百骸的经络联络关系等描述，并记载了足部诊断的方法。不过，因为封建思想、裹足等原因，虽然足部按摩曾传播至国外，但我国足疗未能得到良好发展。19 世纪 30 年代开始，随着西方国家以现代医学方法研究整理反射疗法的成果，足疗法的雏形——足部反射区逐渐引起人们重视并不断总结发展。我国卫生部门于 20 世纪末承认了足疗的治疗、保健作用，足疗在国内逐步得到推广。现在足疗馆、养生堂遍布都市与城镇、大街与小巷，正在发挥其养生保健、防病治病的作用。

二、足疗的基本手法

足部推拿手法的基本操作要领与传统推拿手法大致相同，但因足部面积相对较小，足部组织坚实松软程度不一，操作上又别具特点。依据足部的肌肉骨骼构造，有一些特殊的推拿手法。

1. 点压法　施术者一手扶住足部，用另一手的指间关节、指尖或指腹，垂直加压于治疗部位，有节律地一压一放，使局部有酸、胀等感觉。

2. 掐揉法　施术者一手扶住足部，另一手拇指与其余四指分开，以其余四指托住被操作者足部，拇指指尖用力，掐揉施术部位。

3. 捏指法　施术者一手扶住足部，另一手拇指伸直，其余四指弯曲，用拇指指端或指腹垂直按压于施术部位。

4. 推摸法　双手沿小腿下段、足背、足底、足跟等方向来回对皮肤进行掌触摸、推摩，一方面用来观察、判断组织结构的病理状况，另一方面可以将润滑介质均匀布散施术部位。

5. 单示指叩拳法　施术者一手扶住足部，另一手握拳，中指、环指、小指紧扣掌心，示指第 1、2 指关节弯曲，拇指指关节弯曲后顶住示指末节，以示指第 1 指关节挤压施术部位。

6. 示指刮压法　施术者一手扶住足部，另一手呈半握拳状，以示指桡侧缘刮试施术部位。

7. 握足扣指法　施术者一手示指弯曲，以第 1 指关节垂直按压于施术部位，另一手握住脚掌，拇指弯曲，紧扣弯曲的示指，加强示指的按压力量。

8. 双指拳法　施术者一手握住足部，另一手四指弯曲，以示指、中指第 1 指关节为着力点，在施术部位作单方向刮试。

9. 双指钳法　施术者一手握住足部，另一手半握拳，示指、中指微微分开后夹住一定部位作挤压或拔伸动作。

10. 叩击法　微握拳，用掌指关节、指间关节、掌根或掌心捶击反射区，最常用的是以手掌的尺侧缘叩击。

❓ 想一想

在医疗实践中如何开展足疗法？需要注意哪些问题？

答案解析

三、足疗的操作方法

1. 操作准备 操作前，施术者应做好个人卫生工作，包括着工作服、戴口罩、修剪指甲、并用75% 酒精棉球擦拭双手。在进行足部按摩前，先将受术者双脚用热水或中药热液浸泡、清洗，然后在双脚上涂擦按摩膏或按摩油等润滑介质。

2. 操作方法 全足按摩，由左足开始，按摩 3 遍肾、输尿管、膀胱三个反射区，再按足底、足内侧、足外侧、足背的顺序进行按摩，最后再按摩 3 遍肾、输尿管、膀胱三个反射区。每个部位都按照由足趾端向脚踝方向按摩，即总体按摩方向是向心性的。如需做重点部位保健按摩时，大致上可按照基本反射区、病变反射区、相关反射区、基本反射区的顺序进行。按摩结束后，无论是全足按摩还是重点部位保健按摩，都应将按摩完毕的脚踝先顺时针方向再逆时针方向分别摇转 4 ~ 6 次。

四、足疗的注意事项

1. 足疗法只是一种有效的外治疗法，但不能替代相关疾病的科学治疗。

2. 施术者在按摩前应该对受术者身体状况进行评估，排除禁忌证，制定合适的治疗方案。

3. 按摩过程中，应密切观察受术者反应，及时调整按摩节奏与力度。

4. 老人骨骼变脆，关节僵硬，小孩皮薄肉嫩，骨骼柔细，按摩时可用指腹施以轻刺激力量，不可用力过度以免损伤皮肉骨骼。

5. 建议按摩后半小时内饮温开水 300 ~ 500ml 以利于排泄代谢废物。严重肾脏病及心力衰竭、浮肿患者，喝水不宜超过 150ml。

6. 按摩结束后，受术者在 1 小时内不宜用冷水洗脚，施术者亦不可马上用冷水洗手，应休息片刻后用温水将双手洗净。

7. 平时可充分利用自然条件进行按摩，如碎石路、路牙边缘，只要没有感染和划破皮肤的危险，可赤脚踩踏行走。家里的桌椅边沿、床沿、阶梯等都可以作脚部按摩的工具。

✂ 练一练

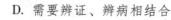

下列关于足疗法，说法正确的是
A. 手法越重，疗效越好　　　　　B. 时间越长，疗效越好
C. 无需辨证，直接刺激反应点即可　D. 需要辨证、辨病相结合
E. 以上皆对

答案解析

五、足疗的常用治疗处方

1. 食欲不振、厌食 肾、输尿管、膀胱、胃、小肠、肝、胆囊、脾、甲状腺等。

2. 慢性胃炎 肾、输尿管、膀胱、胃、十二指肠、头部（大脑）、心、肝、胆囊、甲状旁腺等。

3. 糖尿病 肾、输尿管、膀胱、胃、小肠、胰腺、心、肝、肾上腺、甲状旁腺、淋巴腺及坐骨神经等。

4. 便秘 肾、输尿管、膀胱、甲状旁腺、胃、十二指肠、小肠、直肠及肛门等。

5. 痔疮 肾、输尿管、膀胱、肾上腺、胃、肝、乙状结肠及直肠、肛门、甲状旁腺、上身淋巴腺、下身淋巴腺等。

6. 前列腺疾病 肾上腺、肾、输尿管、膀胱、前列腺、腹腔神经丛、垂体、甲状旁腺、睾丸、尿道及阴道、生殖腺、下身淋巴腺等。

7. 阳痿、早泄 肾、输尿管、膀胱、垂体、甲状腺、肾上腺、生殖腺、前列腺、腹股沟等。

8. 痛经 子宫、卵巢、肾、肾上腺、腹腔神经丛、垂体、下腹部等。

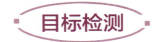

答案解析

单项选择题

1. 下列不是足疗法适应证的是 （ ）

   A. 失眠　　　　　　B. 呃逆　　　　　　C. 慢性腹泻　　　　D. 抑郁症　　　　E. 心肌梗死

2. 下列不适合足疗法的人群是 （ ）

   A. 老年人　　　　　B. 亚健康人群　　　C. 青少年　　　　　D. 孕产妇　　　　E. 中风偏瘫患者

3. 下列关于足疗法，说法错误的是 （ ）

   A. 简单易行　　　　B. 无需特殊设备　　C. 疗效显著　　　　D. 没有毒副作用　　E. 能强身健体

4. 下列不是足疗准备工作内容的是 （ ）

   A. 核查受试者信息　　　　　　　　　　　B. 施术者修剪指甲

   C. 受试者手卫生　　　　　　　　　　　　D. 受试者足浴

   E. 环境准备

5. 足疗后的正常反应为 （ ）

   A. 足踝变形　　　　B. 高热　　　　　　C. 足部疼痛　　　　D. 不适感减轻　　E. 局部皮肤破损

6. 足疗处方中不包括的内容是 （ ）

   A. 基本反射区　　　　　　　　　　　　　B. 相关器官反射区

   C. 用药方案　　　　　　　　　　　　　　D. 主治器官反射区

   E. 治疗手法及时间

7. 足疗法的禁忌证不包括 （ ）

   A. 弥散性血管内凝血　　　　　　　　　　B. 肌肉疼痛

   C. 大饮大醉　　　　　　　　　　　　　　D. 筋疲力尽

   E. 急性踝关节断裂

8. 施术者一手扶住足部，用另一手的指间关节、指尖或指腹，垂直加压于治疗部位，有节律地一压一放，使局部有酸、胀等感觉的手法是 （ ）

   A. 掐揉法　　　　　B. 点压法　　　　　C. 示指刮压法　　　D. 捏指法　　　　E. 单示指叩拳法

9. 双手沿小腿下段、足背、足底、足跟等方向来回对皮肤进行掌触摸、推摩，一方面用来观察、判断组织结构的病理状况，另一方面可以将润滑介质均匀布散施术部位的手法是 （ ）

   A. 掐揉法　　　　　B. 点压法　　　　　C. 按摩法　　　　　D. 捏指法　　　　E. 推摸法

10. 下列不属于足部反射疗法特点的是（　　）

    A. 诊疗结合　　　　B. 操作方便　　　　C. 效果确切　　　　D. 不易推广　　　　E. 未病先防

11. 下列说法不正确的是（　　）

    A. 全足按摩，由左足开始，按摩3遍肾、输尿管、膀胱三个反射区

    B. 再按足底、足内侧、足外侧、足背的顺序进行按摩

    C. 最后再按摩3遍肾、输尿管、膀胱三个反射区

    D. 每个部位都按照由脚踝向足趾端方向按摩，即总体按摩方向是离心性的

    E. 大致上可按照基本反射区、病变反射区、相关反射区、基本反射区的顺序进行

12. 痛经的足疗适宜处方为（　　）

    A. 子宫、卵巢、肾、肾上腺、腹腔神经丛、垂体、下腹部等

    B. 子宫、卵巢、尿道及阴道、生殖腺、下身淋巴腺等

    C. 肾上腺、肾、子宫、肝、肾上腺等

    D. 子宫、卵巢、阴道、生殖腺、肝、垂体等

    E. 子宫、卵巢、脾、肝、肾上腺等

13. 治疗处方"肾、输尿管、膀胱、甲状旁腺、胃、十二指肠、小肠、直肠及肛门等"主治的病证最有可能是（　　）

    A. 痔疮　　　　　　B. 便秘　　　　　　C. 消化不良　　　　D. 膀胱炎　　　　E. 肠梗阻

14. 足疗过程中，如果受试者出现心慌、胸闷等不适，下列处置方法错误的是（　　）

    A. 立即暂停操作，评估患者病情

    B. 监测患者血压、心率、心律等参数

    C. 必要时呼救"120"

    D. 安抚受试者，继续轻手法治疗直至操作结束

    E. 如果症状一过性发作，也要建议受试者加强观察

15. 如果受试者接受足疗后次日出现足部局部红肿、疼痛等不适，下列操作不正确的是（　　）

    A. 安抚患者，建议休息数天或直至症状缓解

    B. 继续予以比较轻缓的手法进行治疗

    C. 评估病情，如果症状较重还需专科诊疗

    D. 查找、分析不适原因，并对症处理

    E. 留下受试者联系方式，加强随访

16. 患者，男，62岁，因"前列腺增生症"来求足疗法。下列适宜治疗处方为（　　）

    A. 肾上腺、肾、前列腺、腹腔神经丛、垂体、下腹部等

    B. 肾上腺、肾、前列腺、甲状旁腺、胃、十二指肠等

    C. 肾上腺、肾、输尿管、膀胱、前列腺、腹腔神经丛、睾丸、尿道及阴道、生殖腺、下身淋巴腺等

    D. 肾上腺、肾、前列腺、乙状结肠及直肠、肛门等

    E. 肾上腺、肾、前列腺、膀胱、肛门、尿道及阴道等

17. 患者，女，43岁。因"慢性胃炎"来诊，下列适宜的足疗处方为（　　）

    A. 肾、输尿管、膀胱、胃、十二指肠、头部（大脑）、心、肝、胆囊、甲状旁腺等

    B. 胃、十二指肠、胰腺、心、肝、肛门等

    C. 肾、胃、十二指肠、心、肝、胆囊、脾等

D. 胃、十二指肠、肛门、心、肝、肺、脾等

E. 疼痛反应点

18. 患者，女，56岁。因"糖尿病"来诊，下列适宜的足疗处方为（　　）

A. 肾、输尿管、膀胱、甲状旁腺、胃、十二指肠、小肠、直肠及肛门等

B. 肾、输尿管、膀胱、胃、十二指肠、头部（大脑）、心、肝、胆囊、甲状旁腺等

C. 肾、输尿管、膀胱、胃、小肠、胰腺、心、肝、肾上腺、甲状旁腺、淋巴腺及坐骨神经等

D. 肾、输尿管、膀胱、肾上腺、胃、肝、乙状结肠及直肠、肛门、甲状旁腺、上身淋巴腺、下身淋巴腺等

E. 疼痛反应点

19. 患者，男，18岁。因"感冒"来诊，下列最适宜的治疗处方为（　　）

A. 额窦、肾上腺、腹腔神经丛、上身淋巴腺、喉及气管、胸部淋巴腺

B. 甲状腺、脾、肾上腺、胃、肝、膀胱

C. 肾上腺、肾、输尿管、膀胱、前列腺、腹腔神经丛

D. 喉及气管、胸部淋巴腺、肾上腺、肾

E. 疼痛反应点

20. 患者，男，35岁。因"急性阑尾炎"来诊，下列最适宜的治疗方法为（　　）

A. 手术治疗　　　　B. 针灸推拿　　　　C. 艾灸　　　　D. 足疗　　　　E. 耳穴压豆

（马飞翔）

书网融合……

重点回顾　　　　微课　　　　习题

实训指导

实训一　腧穴定位实践

【实训目的】

1. 掌握腧穴的取穴方法，学会常用腧穴的准确定位。

2. 熟悉常用腧穴的主治，了解十二经脉及任、督脉的循行。

3. 具有团队协作精神，增强沟通能力。

【实训准备】

1. 物品　治疗床、指甲剪、弯盘、水性笔、针灸模型、针灸挂图，必要时备屏风。

2. 环境　能够摆放 10~15 张治疗床的实训室。

【实训学时】 2 学时。

【实训方法与结果】

（一）实训方法

1. 同学分组，3~5 人一组，相互作循经取穴练习。

2. 操作者着装整洁，修剪指甲，洗手。

3. 操作步骤

（1）评估、解释、嘱受试者做好准备。

（2）松开衣着，选取合适体位，保持平稳而持久的姿势，暴露选穴部位，保暖。

（3）核定准确的经络路线，采用腧穴取穴法选穴，并用大拇指在经络上揣摸相应的穴位，使用水性笔标记。

（4）观察受试者的面色、表情、动作等并询问受试者的感觉。

（5）整理床铺，协助衣着，用具消毒，清洗物品，物归原处，洗手。

（6）每组录制视频，分享讨论，教师点评。

（二）实训结果

1. 掌握常用腧穴的定位和主治。

2. 常用腧穴举例：列缺、内关、神门、合谷、曲池、三阴交、涌泉、太溪、足三里、风池、阳陵泉、委中、至阴、命门、大椎、百会、水沟、关元、气海、中脘。

3. 完成实训报告。

【实训报告】

1. 常用腧穴的定位方法有哪些？

2. 写出以上 20 个常用腧穴的定位及主治。

【实训体会】

实训二　望诊技能实践

【实训目标】

1. 掌握望神、望色、望舌的基本内容。

2. 学会望诊的基本技能。

3. 具有认真细致严谨的工作态度，关爱患者，有高度责任感。

【实训准备】

1. 物品　治疗床、压舌板等。

2. 环境　能够摆放 10～15 张治疗床的实训室。

【实训学时】1 学时。

【实训方法与结果】

（一）实训方法

1. 学生分组，3～5 人一组，其中 1 名学生模拟患者，进行望诊练习。

2. 教师巡回查看，随时纠正实训过程中出现的各种错误。

3. 教师抽查 2 组学生进行操作演示，其他学生评议其操作顺序及方法是否正确、内容有无遗漏。

4. 每组录制视频，分享讨论，教师点评。

（二）实训结果

1. 望神：主要观察目光、气色、神情、体态四方面的内容，掌握得神、少神、失神、假神的内容。

2. 望色：主要观察面部的颜色和光泽，了解常色与病色的不同，掌握五色主病的内容。

3. 望舌：主要观察舌质与舌苔的变化，了解病变的寒热虚实和轻重缓急。

4. 完成实训报告。

【实训报告】

1. 记录本次被观察者的望诊内容。包括被观察者姓名、性别、年龄；神的内容即目光、气色、神情、体态和面部的颜色和光泽，以及舌质和舌苔的变化等内容。

2. 阐述得神、少神、失神、假神的临床表现和意义。

3. 阐述五色主病的内容。

4. 舌色有哪几种？主病如何？苔色有哪几种？主病如何？

【实训体会】

实训三　脉诊技能实践

【实训目标】

1. 掌握脉诊的基本内容、部位和指法。

2. 学会脉诊的基本技能。

3. 具有认真细致严谨的工作态度，关爱患者，有高度责任感。

【实训准备】

1. 物品　桌子、椅子、脉枕。

2. 环境 能够摆放 6~8 张六边形实验桌（或将课桌拼起）的实训室。

【实训学时】1 学时。

【实训方法与结果】

（一）实训方法

1. 学生分组，6~8 人为一组，2 人为一小组，其中 1 名学生模拟患者，另 1 人进行脉诊练习，组内同学相互交换练习正确的诊脉方法。

2. 教师巡回查看，随时纠正实训过程中出现的各种错误。

3. 教师抽查 2 组学生进行操作演示，其他学生评议其操作顺序及方法是否正确、内容有无遗漏。

4. 每组录制视频，分享讨论，教师点评。

（二）实训结果

1. 姿势：切脉者和被测的同学侧向坐，用左手切按其右手脉，右手切按患者左手脉。

2. 指法：练习运用举、寻、按三种不同指力来探索脉象，体会不同指法下脉象特征。熟练掌握寸口诊法的"三部九候"诊脉方法。

3. 实训病例：通过练习每组选择典型病例 1~2 名，进行诊察，并进行综合分析，判断其临床意义。

4. 完成实训报告。

【实训报告】

1. 记录被观察者的脉诊内容。包括被观察者姓名、性别、年龄；脉象的内容即频率、力度、节律和名称。

2. 阐述平脉的特征。

3. 阐述常见病脉的脉象特征及临床意义。

【实训体会】

实训四　八纲辨证实践

【实训目标】

1. 掌握八纲辨证的辨证要点。

2. 学会用八纲辨证分析临床实践问题。

3. 具有敬业精神与高尚的医德。

【实训准备】

1. 物品 诊疗桌、椅子、脉枕、治疗床、病案资料。

2. 环境 能够提供 10~15 张诊疗桌、椅子及治疗床的实训室。

【实训学时】1 学时。

【实训方法与结果】

（一）实训方法

1. 同学分组，4~5 人一组，其中 1 名同学模拟患者，通过病案分析的形式进行八纲辨证练习。

2. 操作步骤

（1）模拟患者认真阅读病案并做好准备。

（2）模拟患者与操作者相对坐于诊疗桌两侧，根据八纲辨证实训内容，进行病案分析练习。

（3）认真观摩教师示教，分组练习，深刻领悟八纲辨证的要点。

（4）小组录制视频，分享并讨论，教师点评。

（二）实训结果

1. 阴阳辨证：辨别疾病类别的两个纲领。

2. 表里辨证：辨别病位浅深的两个纲领。

3. 虚实辨证：辨别邪正盛衰的两个纲领。

4. 寒热辨证：辨别疾病性质的两个纲领。

【实训报告】

1. 阐述八纲辨证的含义及八纲辨证的要点。

2. 如何辨别热证与寒证，实证与虚证？

3. 患者，男，25岁。4天前因剧烈运动之后汗出当风，恶风怕寒，头身酸痛，次日出现鼻咽痒，轻微流清涕，3天来未作治疗，现鼻涕变稠，继而发热，微恶风寒，汗出口干，咽喉疼痛，咳嗽痰稠，舌红，苔薄黄，脉浮数。请用八纲辨证分析患者属于何证。并进行证候分析。

【实训体会】

实训五　脏腑辨证实践

【实训目标】

1. 掌握脏腑辨证的辨证要点。

2. 学会用脏腑辨证分析临床实践问题。

3. 具有敬业精神与高尚的医德。

【实训准备】

1. **物品**　诊疗桌、椅子、脉枕、治疗床、病案资料。

2. **环境**　能够提供10～15张诊疗桌、椅子及治疗床的实训室。

【实训学时】1学时。

【实训方法与结果】

（一）实训方法

1. 同学分组，4～5人一组，其中1名同学模拟患者，通过病案分析的形式进行脏腑辨证练习。

2. 操作步骤

（1）模拟患者认真阅读病案并做好准备。

（2）模拟患者与操作者相对坐于诊疗桌两侧，根据脏腑辨证实训内容，进行病案分析练习。

（3）认真观摩教师示教，分组练习，深刻领悟脏腑辨证的要点。

（4）小组录制视频，分享并讨论，教师点评。

（二）实训结果

1. **心和小肠病辨证**：辨别心气虚、心阳虚、心血虚、心阴虚、心火亢盛等证。

2. 肺和大肠病辨证：辨别肺气虚、肺阴虚、风寒束肺、风热犯肺、大肠湿热等证。

3. 脾和胃病辨证：辨别脾气虚、脾阳虚、脾气下陷、脾不统血、湿热蕴脾等证。

4. 肝和胆病辨证：辨别肝气郁结、肝火上炎、肝血虚、肝阳化风、肝胆湿热等证。

5. 肾和膀胱病辨证：辨别肾阴虚、肾阳虚、肾气不固、肾精不足、膀胱湿热等证。

6. 脏腑兼病辨证：辨别心肾不交、心肾阳虚、心肺气虚、心脾两虚、心肝血虚等证。

【实训报告】

1. 阐述脏腑辨证的含义及脏腑辨证的要点。

2. 如何辨别为肝气郁结证与肝火上炎证及脾气虚与脾阳虚证及肾阴虚与肾阳虚？

3. 患者，男，48岁。心悸、气短、乏力1年。既往身体欠佳，近1年来自觉心悸、胸闷，自购补药数种后效果不显。最近心悸发作频繁，神疲乏力，上楼时气力不够，稍事活动则汗出、气短，心悸加重。舌质浅淡，舌苔薄白，脉虚无力。请用脏腑辨证分析患者属于何证，并进行证候分析。

【实训体会】

实训六　生活护理实践

【实训目的】

1. 掌握生活护理的基本原则和常用方法。

2. 能根据服务对象的具体情况，提出有针对性的生活护理措施。

3. 培养认真、严谨、细致的工作作风，提高沟通交流能力。

【实训准备】

1. 物品　诊疗桌、椅子、病案资料。

2. 环境　能够摆放10～15张诊疗桌的实训室。

【实训学时】1学时。

【实训方法与结果】

（一）实训方法

1. 同学分组，3～5人一组，其中1名同学模拟服务对象，通过案例分析的形式进行练习。

2. 操作步骤

（1）模拟服务对象与操作者相对坐于诊疗桌两侧，嘱模拟服务对象做好准备，进行评估、解释。

（2）各小组根据实训内容，进行案例分析，制订生活护理措施。

（3）每组代表上台进行汇报交流，教师组织学生对该组制订的生活护理措施进行讨论、评议，发现问题及时纠正。

（4）教师总结点评。

（二）实训结果

1. 各组讨论和分析案例后给予正确的生活护理措施。

2. 完成实训报告。

【实训报告】

1. 何谓生活护理？生活护理的基本原则和常用护理方法有哪些？

2. 患者，女，35岁。两天前因气候突变，外出受凉，出现恶风畏寒，头身酸痛，鼻咽痒，咳痰清稀。2天来未作治疗，现鼻涕变稠，继而发热至39.5℃，微恶风寒，汗出口干，咽喉疼痛，咳嗽痰稠，舌红苔薄黄，脉浮数。请问如何指导患者的生活起居？

【实训体会】

实训七　情志护理实践

【实训目的】

1. 掌握情志护理的基本原则和常用方法。

2. 能根据患者的具体情况，制定有针对性的情志护理措施。

3. 以积极阳光的生活态度影响患者，为患者服务时有爱心、耐心和细心，提高沟通交流能力。

【实训准备】

1. 物品　诊疗桌、椅子、病案资料。

2. 环境　能够摆放10~15张诊疗桌的实训室。

【实训学时】1学时。

【实训方法与结果】

（一）实训方法

1. 同学分组，3~5人一组，其中1名同学模拟患者，通过病案分析的形式进行练习。

2. 操作步骤

（1）模拟患者与操作者相对坐于诊疗桌两侧，嘱模拟患者做好准备，进行评估、解释。

（2）各小组根据实训内容，进行病案分析，制订情志护理措施。

（3）每组代表上台进行汇报交流，教师组织学生对该组制订的情志护理措施进行讨论、评议，发现问题及时纠正。

3. 教师总结点评。

（二）实训结果

1. 各组讨论和分析病案后给予正确的情志护理措施。

2. 完成实训报告。

【实训报告】

1. 何谓情志护理？情志护理的基本原则和常用方法有哪些？

2. 患者，男，76岁。患高血压3年，平素嗜酒，酒后易怒。近1年来头目胀痛，耳鸣，急躁易怒，失眠多梦，面红目赤，舌红苔黄，脉滑数。如何对患者进行情志护理？

【实训体会】

实训八　中药煎煮法实践

【实训目的】

1. 掌握中药汤剂煎煮法的操作程序和基本内容。

2. 学会中药汤剂的煎煮，熟悉特殊中药的处理。

3. 养成认真、严谨、慎独的工作态度。

【实训准备】

1. 物品砂锅或瓦罐等煎煮容器、灶具、碗、滤网、小布袋、锅垫、量杯。

2. 药材根据处方称取中药，将中药分类摆放好，注意辨别药材质量。

3. 环境能够提供 8~10 套以上煎药灶具、用水方便的实训室。

【实训学时】 1 学时。

【实训方法与结果】

（一）实训方法

1. 同学分组，5~6 人一组，相互协作做好煎药准备。

2. 操作者仪表端正，着装整洁，戴口罩，洗手。

3. 录制煎药视频，分享并讨论。

4. 操作步骤

（1）核对处方药材，加水浸泡中药，水的温度以常温或温水 25~50℃ 为宜，煎药用水量淹过药物 2~3cm，浸泡时间 30~60 分钟，可因季节不同调整浸泡时间（因时间有限，此环节可提前完成）。

（2）中药用武火煮沸文火保持沸腾，如果是普通方剂，第一煎用文火煎煮约 30 分钟；第二煎用文火煎煮约 20 分钟，注意先煎、后下、包煎等特殊煎煮法。

（3）注意煎煮过程中不要频频揭开锅盖或中途加水重煎；防止药汁沸腾溢出或水干后煳锅。

（4）将两次煎煮的药汁先后用滤网滤出倒入碗中，两煎混合后用小火浓缩至 200~300ml，均分成两份，装入药瓶中。

（5）清洁整理各种煎药器具，物归原处，倒掉药渣，洗手。

（二）实训结果

1. 煎煮中药汤剂操作规范，学会特殊中药煎煮法，最终煎取药汁量符合要求。

2. 品尝煎煮好的中药汤剂。

3. 完成实训报告。

【实训报告】

1. 简述煎药的步骤和特殊中药的煎煮操作方法。

2. 中药汤剂煎煮的注意事项有哪些？

【实训体会】

实训九　中药敷贴法实践

【实训目的】

1. 学会中药"三伏贴"（"三九贴"）敷贴法的护理技术。

2. 熟悉中药敷贴法的基本内容。

3. 有高度的工作责任心和同情心，对待患者态度和蔼，严格执行操作技术规范。

【实训准备】

1. 物品　治疗盘、棉纸或薄胶纸、油膏刀或压舌板、凡士林、0.9% 生理盐水棉球、消毒棉垫或纱布、胶布或绷带、剪刀、剃刀、镊子，必要时备屏风、毛毯。

2. 药材 白芥子 60g，延胡索 60g，甘遂 30g，细辛 30g，肉桂 30g（药材选用应遵医嘱并提前磨粉），姜汁 200ml 左右。也可购买成品"三伏贴"（"三九贴"）。

3. 环境 能够摆放 10~15 张治疗床的实训室。

【实训学时】1 学时。

【实训方法与结果】

（一）实训方法

1. 学生分组，每组 5 名学生，护患角色扮演完成全部操作。

2. 每组拍摄操作视频，选派学生代表作操作讲解。

3. 视频分享，师生集中讨论、评议。

4. 操作者仪表端庄，着装整洁，修剪指甲，洗手。

5. 操作步骤

（1）核对医嘱、评估、解释并嘱受试者做好准备。协助患者松开衣着，选取合适体位，保持平稳而持久的姿势，暴露选穴部位。冬天注意保暖，需要时用屏风遮挡保护患者隐私。

（2）以姜汁调制中药粉成糊丸。

（3）根据敷药面积，取大小合适的棉纸或薄胶纸，用压舌板将药物均匀地涂抹到棉纸上或薄胶纸上，厚薄为 0.2~0.5cm。

（4）根据医嘱确定贴药部位，如大椎、天突、膻中、肺俞、心俞等，通常选 3~5 个穴位。

（5）局部以 0.9% 生理盐水棉球清洁，贴敷"三伏贴"（"三九贴"），做好固定。为避免药物受热溢出污染衣物，也可加敷料或棉垫覆盖，以胶布固定。

（6）协助患者着衣，叮嘱注意事项。①贴敷时间：成人为 2~6 小时，小儿为 0.5~2 小时；如贴敷过程中有明显痒痛等不适感，及时取下。②敷贴后不要吹电扇、空调，当天避免剧烈运动，可以洗澡，但不宜用力搓擦，淋浴后用毛巾轻轻的吸干水分即可。③不宜进食生冷、鱼虾、海鲜、辛辣刺激和肥甘厚腻的食品。④若有红肿起疱，不要戳破水疱，保持局部干燥、卫生，用 75% 乙醇或碘伏消毒；或到医院进行相应的处理。

（7）整理床铺，用具消毒，清洗物品，物归原处，洗手。

（8）记录。

（二）实训结果

1. "三伏贴"（"三九贴"）操作熟练规范，贴药部位准确，固定良好，服务对象满意。

2. 完成实训报告。

【实训报告】

1. 简述"三伏贴"（"三九贴"）操作过程。

2. "三伏贴"（"三九贴"）敷贴后的注意事项有哪些？

【实训体会】

实训十　饮食护理实践

【实训目的】

1. 掌握饮食护理的原则和基本内容。

2. 能运用饮食护理知识制定合理的饮食调护方案。

【实训准备】

1. 物品　诊疗桌、椅子、病案资料。

2. 环境　能够摆放 8~10 张诊疗桌的实训室。

【实训学时】 1 学时。

【实训方法与结果】

（一）实训方法

1. 教师为学生提供 1 个典型案例。

2. 操作步骤

（1）学生分组，5~6 人一组。根据教师提供的案例，各组进行讨论 10~15 分钟，制定方案 10~15 分钟。

（2）教师请每组的代表上台进行汇报交流，组织讨论 15~20 分钟，并组织对该组制定的饮食养生方案进行评议，发现问题及时纠正。

（3）教师总结点评。

（二）实训结果

1. 各小组形成统一意见后，制定详细的饮食调护方案。

2. 完成实训报告。

【实训报告】

1. 饮食护理应考虑哪些因素，如何正确制定饮食调护方案？

2. 简述"五谷为养，五果为助，五畜为益，五菜为充"的意义。

3. 患者，女，23 岁，大学生。近日来，因临近毕业离校，忙于各种手续办理及同学聚会，连续几天晚上都吃火锅，原本白皙的皮肤上长了好多疙瘩，嘴上也长了一圈疱疹。请结合饮食护理相关知识，为其制定一份合理的饮食调护方案。

【实训体会】

实训十一　体质测试实践

【实训目的】

1. 能根据中华中医药学会的评判标准，辨识每个人的体质。

2. 对照评分标准，为同伴或社区群众作一次体质测试，制定体质护理方案。

3. 培养一丝不苟的工作作风，全心全意为社区百姓服务。

【实训准备】

1. 中华中医药学会的评判标准表（中医体质分类与判定自测表）。

2. 物品　指甲剪、压舌板、手电筒，诊疗桌、方凳、治疗床，必要时屏风。

3. 环境　能够摆放 10~15 张诊疗桌的实训室。

【实训学时】 1 学时。

【实训方法与结果】

（一）实训方法

1. 同学分组，2 人一组，发放中华中医药学会的体质测试表，教师讲解测试表的内容，指导填写表格。

2. 操作者着装整洁，修剪指甲，洗手。

3. 操作步骤

（1）评估、解释并嘱受试者做好测试准备。

（2）根据评判标准进行问诊，必要时检查，并如实填写表格。

（3）根据表格填写的内容，进行计算，正确判断人的体质。

（4）最终根据体质测试结果，制定体质护理方案。

（二）实训结果

1. 给出受测试者的体质测试结果。

2. 描述该体质的特点，并根据体质测试结果，制定护理方案。

3. 完成实训报告。

【实训报告】

1. 本次受测试者属于何种体质类型？其总体特征是什么？

2. 根据受测试者体质，制定相应的护理方案。

【实训体会】

实训十二　体质护理实践

【实训目的】

1. 掌握体质护理的原则和基本内容。

2. 能运用体质护理知识为不同体质的人群制定合理的护理的方案。

【实训准备】

1. 物品　诊疗桌、椅子、病案资料。

2. 环境　能够摆放 8 ~ 10 张诊疗桌的实训室。

【实训学时】 1 学时。

【实训方法与结果】

（一）实训方法

1. 教师为学生提供 1 个典型案例。

2. 操作步骤

（1）学生分组，5 ~ 6 人一组。根据教师提供的案例，各组进行讨论 10 ~ 15 分钟，制定方案 10 ~ 15 分钟。

（2）教师请每组的代表上台进行汇报交流，组织讨论 15 ~ 20 分钟，并组织对该组制定的护理方案进行评议，发现问题及时纠正。

（3）教师总结点评。

（二）实训结果

1. 各小组形成统一意见后，制定详细的体质护理方案。

2. 完成实训报告。

【实训报告】

1. 体质护理可以从哪些方面进行调理？

2. 患者，女，50 岁。月经周期紊乱 1 年余。近 1 年来手足心发热，口燥咽干，时发眩晕耳鸣，睡眠差，口渴喜冷饮，大便干燥。舌红少津少苔，脉细数。请结合所学的体质护理相关知识，为患者制定一份合理的体质护理方案。

【实训体会】

实训十三　毫针刺法实践

【实训目的】

1. 能独立根据医嘱严格按照操作规程进行毫针刺法实践。

2. 熟悉毫针刺法的用具，体会毫针刺法的治疗效应。

3. 培养认真严谨的工作作风。

【实训准备】

1. 物品　治疗床、皮肤消毒液、棉签、治疗盘、毫针盒（各种型号毫针）、镊子、弯盘，针灸模型、针灸挂图。必要时备毛毯、屏风。

2. 环境　能够摆放 10~15 张治疗床的实训室。

【实训学时】 2 学时。

【实训方法与结果】

（一）实训方法

1. 同学分组，2 人一组，相互进行针刺练习。

2. 操作者仪表端正，着装整洁，戴口罩，修剪指甲，洗手。

3. 操作步骤

（1）核对确认床号、姓名、诊断、医嘱（模拟）。

（2）评估受试者状况，对受试者进行治疗解释，排除禁忌证，嘱受试者准备。

（3）协助受试者松开衣着，让受试者处于合适体位，保持平稳而持久的姿势，暴露选穴部位，注意保暖。

（4）选择曲池、足三里、天枢、印堂等的腧穴，先用拇（示）指循经按压腧穴，询问受试者感觉反应，以校对穴位。

（5）术者消毒手指，然后对受试者局部（穴位）用皮肤消毒液由内向外擦拭（直径 > 5cm）。

（6）选取适合长度的毫针，检查针柄有无松动、针身有无弯曲、针尖有无带钩等情况。

（7）根据针刺部位，选择进针方法（单手进针法、爪切进针法、夹持进针法、提捏进针法、舒张进针法），正确进针。

（8）行提插、捻转等行针手法后，有酸麻胀重感觉，即为"得气"，如无得气感，行刮柄、弹针等行针辅助手法以催气。行提插补泻法、捻转补泻法。留针 10~20 分钟。

（9）与受试者交流，了解针刺感受，预防针刺意外的发生。

（10）出针，一手捻动针柄，另一手拇（示）指按住针孔周围皮肤，缓慢将针退至皮下，然后迅速拔出，用干棉球轻压针孔片刻。检查针数，防遗漏。

（11）整理床铺，用具消毒，清洗物品，物归原处，洗手。

（12）录制视频，分享讨论，教师点评。

（二）实训结果

1. 掌握常用毫针针刺方法（进针、行针、出针），并能根据治疗需要选择合适的针刺方法。

2. 掌握常见的针刺异常情况，并能正确预防和处理。

【实训报告】

1. 常见的进针和行针方法有哪些？

2. 如何预防和处理常见的针刺异常情况？

【实训体会】

实训十四　艾灸实践

【实训目的】

1. 能独立根据医嘱及操作规程进行艾灸操作，体会艾灸的治疗效应。

2. 熟悉艾条、艾炷灸的用具，了解艾炷的制作方法。

3. 培养工作责任心和认真严谨的工作作风。

【实训准备】

1. 物品　艾条、艾绒、火柴、凡士林、棉签、生姜、治疗盘、镊子、弯盘、剪刀、小刀、毫针、皮肤消毒液、硬纸板、治疗床，必要时备毛毯、屏风。

2. 环境　能够摆放 10～15 张治疗床的实训室。

【实训学时】1 学时。

【实训方法与结果】

（一）实训方法

1. 同学分组，3～5 人一组，准备艾条，相互协作制作艾炷和切制隔姜灸用生姜片，相互作艾灸练习。

2. 操作者准备，仪表端正，着装整洁，戴口罩，洗手。

3. 自制标准艾炷（直径 0.8cm、高 1cm、重 0.1g），采用直接手捏法。

4. 将生姜切成直径 2～3cm，厚 0.2～0.3cm 薄片，中间以针刺数孔。

5. 操作步骤

（1）核对确认床号、姓名、诊断、医嘱（模拟）。

（2）评估受试者状况，对受试者进行治疗解释，排除禁忌证，嘱受试者准备，确认周围无易燃物品。

（3）协助受试者松开衣着，让受试者处于合适体位，保持平稳而持久的姿势，暴露选穴部位，注意保暖。

（4）施灸　①艾条灸：手持艾条，将点燃的一端对准施灸穴位，距皮肤 2～5cm 处施灸，以有温热感但无灼痛感为度，随时将艾灰掸入弯盘，灸至局部皮肤红晕。分别进行温和灸、雀啄灸、回旋灸三种操作方法的练习。②艾炷灸：直接灸，在穴位上涂少许凡士林，置艾炷 1 壮并点燃，艾炷燃剩 2/5 左右，受试者感到灼痛时，用镊子取下放入弯盘，更换另一壮再灸，每穴连续灸 3 壮；隔姜灸，将切好的生姜片置于施术处，上面再放艾炷灸之，受试者感到灼痛时用镊子取下放入弯盘，更换另一壮再灸，每穴连续灸 3 壮。③温针灸：根据毫针刺法进行取穴、消毒、针刺。得气后将制作好的大艾炷捏于针尾上,或把一小段艾条(1~2cm)插在针柄上,点燃施灸,针刺处皮肤用硬纸板做好防护,防止烫伤。施灸完毕后,除去艾灰,出针,用无菌棉球按压片刻防止出血。检查毫针数量,避免遗漏。

(5)观察受试者局部皮肤潮红而无水疱,自述局部有热、胀感。

(6)施灸完毕,熄灭艾火,清洁局部皮肤,嘱受试者稍作休息。

(7)清理物品,物归原处,洗手。

(8)每组录制视频,分享讨论,教师点评。

(二)实训结果

1. 掌握常用灸法的操作。

2. 明确灸法的作用和注意事项。

【实训报告】

1. 简述常用灸法。

2. 灸法的护理和注意事项有哪些?

【实训体会】

实训十五   拔罐实践

【实训目的】

1. 学会拔罐的操作。

2. 熟悉拔罐的适应证、禁忌证及操作注意事项。

3. 培养认真严谨的工作作风。

【实训准备】

1. 物品   玻璃罐、95%酒精棉球、火柴、酒精灯、无菌干棉球、止血钳、弯盘、凡士林、毫针、皮肤针、三棱针、治疗床。必要时备毛毯、屏风。

2. 环境   能够摆放10~15张治疗床的实训室。

【实训学时】1学时。

【实训方法与结果】

(一)实训方法

1. 同学分组,2人一组,相互进行拔罐练习。

2. 操作者仪表端正,着装整洁,戴口罩,修剪指甲,洗手。

3. 操作步骤

(1)核对确认床号、姓名、诊断、医嘱(模拟)。

(2)评估受试者状况,对受试者进行治疗解释,排除禁忌证,嘱受试者准备。

(3)协助受试者松开衣着,让受试者处于合适体位,保持平稳而持久的姿势,暴露治疗部位,注意保暖。

(4)选取适合罐具,检查罐口边缘是否光滑,有无缺损、破裂等情况。

(5)火罐拔法   ①投火法:选择身体侧面作为治疗部位,将95%的酒精棉球或纸片点燃后,投入罐内,然后迅速将火罐罩在施术部位。②闪火法:一手止血钳夹住95%酒精棉球点燃,另一手持罐,罐口倾斜朝下,将点燃的酒精棉球伸入罐内2/3处燃烧片刻后抽出,迅速将罐扣在选定部位。

（6）拔罐法应用 ①留罐：拔罐后，罐子留置一段时间，一般留罐 10～15 分钟，待局部皮肤充血、出现皮下瘀血时，将罐起下。②走罐：选用玻璃罐，拔罐前，在罐口或所拔部位的皮肤上涂一些凡士林，当罐吸附到皮肤上后，施术者用双手握住罐体，在皮肤表面上下或左右往返推移数次，直至所拔部位的皮肤潮红、充血或瘀血时，将罐取下。③闪罐：将罐吸附于施罐部位，随即取下，再吸附，再取下，如此反复多次，直至皮肤潮红或罐底发热为度。④刺络拔罐：用 75% 酒精棉球将施术部位及针具消毒，然后用三棱针、粗毫针、皮肤针等，在施术部位刺破皮肤，然后拔罐、留罐，起罐后用消毒棉球擦净。一般留罐 10～15 分钟。

（7）录制视频，分享讨论，教师点评。

（二）实训结果

1. 掌握闪火法和投火法的拔法及留罐、走罐、闪罐、刺络拔罐法的应用。
2. 明确拔罐法的注意事项。

【实训报告】

1. 常用的拔罐法是如何操作的？常见的应用有哪些？
2. 拔罐法的护理及注意事项有哪些？

【实训体会】

实训十六　刮痧实践

【实训目的】

1. 掌握刮痧的操作方法。
2. 熟悉刮痧法的适应证、禁忌证及刮痧的操作注意事项。
3. 培养团队协作精神，增强沟通能力。

【实训准备】

1. 物品 治疗床、治疗盘、刮痧板（牛角类、砭石类等）、刮痧油、75% 酒精棉球、卷纸、毛巾、针灸模型、针灸挂图，必要时备屏风。

2. 环境 能够摆放 10～15 张治疗床的实训室。

【实训学时】1 学时。

【实训方法与结果】

（一）实训方法

1. 同学分组，3～5 人一组，相互作刮痧练习。
2. 操作者着装整洁，修剪指甲，洗手，检查刮具边缘是否光滑。备齐用物。
3. 操作步骤
（1）评估、解释并嘱受试者做好准备。
（2）嘱受试者选取合适体位，松开衣着，暴露刮拭部位，注意保暖和保护隐私。
（3）在刮拭部位涂抹适量刮痧油。
（4）采用面刮法、角刮法、点按法、揉法、拍法、疏经理气法，在刮拭部位进行刮痧操作。
（5）观察受试者的面色、表情和刮拭部位皮肤颜色变化，并询问受试者的感觉，调节手法力度。
（6）整理床铺，协助衣着，用具消毒，清洗物品，物归原处，洗手。

（7）每组录制视频，分享讨论，教师点评。

（二）实训结果

1. 掌握刮痧疗法的操作方法。

2. 完成实训报告。

【实训报告】

1. 常用的刮痧方法有哪些？

2. 刮痧的护理和注意事项有哪些？

【实训体会】

实训十七　刺络实践

【实训目的】

1. 掌握刺络法的操作方法、技巧和注意事项。

2. 熟悉刺络法的适应证和禁忌证。

3. 养成认真严谨的工作作风，培养良好的医患沟通能力。

【实训准备】

1. 物品　治疗床、弯盘、三棱针（大、中、小三种型号）、一次性碘伏棒、75%酒精棉球、无菌干棉球、无菌敷料、皮肤消毒液、针灸挂图，必要时备屏风。

2. 环境　能够摆放 10~15 张治疗床的实训室。

【实训学时】1 学时。

【实训方法与结果】

（一）实训方法

1. 同学分组，2~3 人一组，相互作刺络练习。

2. 操作者着装整洁，修剪指甲，洗手，手部消毒。

3. 操作步骤

（1）评估、解释、嘱受试者做好准备。

（2）协助受试者松开衣着，选取合适体位，保持平稳而持久的姿势，暴露刺络部位，注意保暖和保护隐私。

（3）核定准确的刺络部位，进行皮肤消毒。

（4）刺络操作方法　①点刺法：先将三棱针严格消毒，并在受术部位上下左右推按。然后右手持针，拇食二指挟持针柄，中指紧抵针身下段，露出针尖，对准所刺部位迅速刺入 1~2 分深，随即退出，令其出血数滴，也可挤压针孔周围以助瘀血排出，最后用消毒干棉球按压针孔。②散刺法：先将三棱针严格消毒，由病变部位外缘环形向中心点刺 10~20 针以上。针刺深度根据病变部位的肌肉厚薄、血管深浅而定。③挑刺法：先将三棱针严格消毒，针挑前先用左手按压受术部位的两侧，使其皮肤固定，右手持针，挑破阳性反应点皮肤，深入皮肉，然后将针身倾斜并轻轻地提高，挑断白色纤维组织，挑尽为止。最后局部消毒，覆盖敷料。

（5）观察受试者的面色、表情、动作等，并询问受试者的感觉。

（6）整理床铺，协助受试者整理衣着，用具消毒，清洗物品，物归原处，洗手消毒。

（7）每组录制视频，分享讨论，教师点评。

（二）实训结果

1. 掌握常用的刺络操作方法。

2. 明确刺络法的注意事项。

3. 完成实训报告。

【实训报告】

1. 常用的刺络法是如何操作的？

2. 刺络法的护理及注意事项有哪些？

【实训体会】

实训十八　推拿实践

【实训目的】

1. 掌握常用推拿手法的操作方法、注意事项。

2. 熟悉推拿疗法的适应证和禁忌证。

3. 养成认真严谨的工作作风，培养良好的医患沟通能力。

【实训准备】

1. 物品　治疗床、按摩巾、按摩介质、米袋，必要时备屏风。

2. 环境　能够摆放 10 ~ 15 张治疗床的实训室。

【实训学时】2 学时。

【实训方法与结果】

（一）实训方法

1. 同学分组，3 ~ 5 人一组，米袋练习熟练后，相互进行手法人体练习。

2. 操作者着装整洁，修剪指甲，洗手。

3. 操作步骤

（1）评估、解释并嘱受试者做好准备。

（2）调整衣着松紧度，选取合适体位，保持平稳而持久的姿势，暴露推拿部位，注意保暖。

（3）核定准确的推拿手法，依次练习各种推拿单式手法。注意手法操作的总体要求（持久、有力、均匀、柔和、深透）和动作要领，在操作过程中不可耸肩、屏气。在人体操作时注意力度的大小、操作的幅度和顺序。

（4）观察受试者的面色、表情、动作等并询问受试者的感觉。

（5）整理床铺，协助受试者衣着，清理物品，物归原处，洗手。

（6）录制视频，分享讨论，教师点评。

（二）实训结果

1. 掌握常用推拿手法的总体要求和动作要领。

2. 通过实训学会常用推拿手法：擦法、一指禅推法、揉法、摩法、擦法、推法、搓法、按法、拿法、拨法、拍法、击法、振法、抖法、摇法。

3. 熟悉临床常用推拿手法的注意事项。

4. 完成实训报告。

【实训报告】

1. 㨰法、一指禅推法、揉法、摩法、擦法、推法、搓法、按法、拿法、拨法、拍法、击法、振法、抖法、摇法等推拿手法的动作要领是什么？

2. 简述推拿的护理及注意事项。

【实训体会】

实训十九　耳穴压豆实践

【实训目的】

1. 能独立根据医嘱及操作规程进行耳穴压豆操作，体会耳穴压豆的治疗效应。

2. 熟悉耳穴压豆的用具，了解压豆的制作方法。

3. 养成认真严谨的工作作风，有高度责任感。

【实训准备】

1. 物品　治疗车、治疗盘、贴压物品（生王不留行籽、磁珠、生菜籽等）、探棒、耳穴探测仪、胶布、镊子、75%酒精或碘伏、棉签、消毒干棉球、消毒胶布、医疗垃圾桶等，必要时可备耳穴模型。

2. 环境　能够摆放 30 张桌椅的实训室。

【实训学时】 1 学时。

【实训方法与结果】

（一）实训方法

1. 同学分组，2~4 人一组，制作好压豆，相互做耳穴压豆练习。

2. 操作者准备，仪表端正，着装整洁，戴口罩，洗手。

3. 操作步骤

（1）核对确认床号、姓名、年龄、诊断、医嘱（模拟）。

（2）评估病情、适应证、禁忌证，解释和告知，嘱受试者做准备。

（3）受试者端坐，充分暴露耳部皮肤，酒精棉球皮肤消毒、自行干燥。

（4）遵医嘱核对穴位。手持探棒在选区域内寻找耳穴的敏感点，同时询问患者有无热、酸、麻、胀、痛等"得气"感觉。

（5）确定敏感点后再次消毒皮肤，吹干或自行晾干。

（6）用止血钳或镊子夹住准备好的压豆胶布一角，贴敷于选好的耳穴上，确保药丸或压豆正好位于敏感点中间，并给予适当按压，并询问患者有无"得气"感觉，如有则将胶布完全挤压贴附于皮肤上；若无则再次探穴，直至找到最佳敏感点。如此再进行下一个穴位的压豆。

（7）察看受试者局部皮肤有无红肿，询问患者有无不适。

（8）清洁物品，嘱受试者稍作休息，并指导自行压豆胶布按压方法。

（9）整理环境，物归原处，洗手，分享讨论，教师点评。

（二）实训结果

1. 掌握耳穴压豆的探穴及压豆方法。

2. 明确耳穴压豆法的作用和注意事项。

【实训报告】

1. 简述耳穴压豆的探穴及压豆方法。

2. 耳穴压豆法的护理和注意事项有哪些？

【实训体会】

实训二十　足疗实践

【实训目的】

1. 根据操作规程，掌握足疗的操作。

2. 熟悉足疗的适应证、禁忌证以及操作注意事项。

3. 培养严谨认真、细致的工作作风。

【实训准备】

1. 物品　足浴盆、热水、冷水、干毛巾、消毒液、滑石粉或其他膏摩、医疗垃圾桶、无菌手套等，必要时可备足模型、足浴药包等。

2. 环境　能够摆放 10～15 张足疗床的实训室。

【实训学时】1 学时。

【实训方法与结果】

（一）实训方法

1. 同学分组，2～3 人一组，相互进行足疗法练习。

2. 操作者准备，仪表端正，着装整洁，戴口罩，洗手。

3. 操作步骤

（1）核对确认床号、姓名、年龄、诊断、医嘱（模拟）。

（2）评估病情、适应证、禁忌证，解释和告知，嘱受试者做准备。

（3）受试者泡脚、洗足，时间约 10 分钟，然后擦干双脚，仰卧于治疗床上，适度保暖。

（4）放松全身，用毛巾垫在受试者足下，从一只脚开始，将滑石粉或膏摩均匀地涂擦于受试者足部，用双手轻揉足背部及足底，活动脚踝及脚趾，抓住踝关节抖动下肢。

（5）对相应的足底反射区分别予以点压法、揾揉法、捏指法、推摸法、单示指叩拳法、示指刮压法、握足扣指法、双指拳法、双指钳法、叩击法等操作手法。术毕再次进行放松动作。

（6）对另外一只脚重复步骤（4）和（5）的动作。

（7）观察受试者局部皮肤有无红肿，询问患者有无不适。

（8）清洁物品，嘱受试者稍作休息。

（9）整理环境，物归原处，洗手，分享讨论，教师点评。

（二）实训结果

1. 掌握足疗常用的手法。

2. 明确足疗的作用和注意事项。

【实训体会】

中医体质分类与判定自测表

（中华中医药学会标准）

1. 判定方法

回答《中医体质分类与判定自测表》中的全部问题，每一问题按 5 级评分，计算原始分和转化分，依标准判定体质类型。

原始分 = 各个条目的分值相加。

转化分数 = ［（原始分 – 条目数）/（条目数 × 4）］ × 100

2. 判定标准

平和质为正常体质，其他 8 种体质为偏颇体质。判定标准见下表。

平和质与偏颇体质判定标准表

体质类型	条件	判定结果
平和质	转化分 ≥ 60 分	是
	其他 8 种体质转化分均 < 30	
	转化分 ≥ 60 分	基本是
	其他 8 种体质转化分均 < 40	
	不满足上述条件者	否
偏颇体质	转化分 40 分	是
	转化分 30 ~ 39 分	倾向是
	转化分 < 30 分	否

3. 示例

示例 1：某人各种体质类型转化分如下：平和质 75 分，气虚质 56 分，阳虚质 27 分，阴虚质 25 分，痰湿质 12 分，湿热质 15 分，血瘀质 20 分，气郁质 18 分，特禀质 10 分。根据判定标准，虽然平和质转化分 ≥ 60 分，但其他 8 种体质转化分并未全部 < 40 分，其中气虚质转化分 ≥ 40 分，故此人不能判定为平和质，应判定为气虚质。

示例 2：某人各种体质类型转化分如下：平和质 75 分，气虚质 16 分，阳虚质 27 分，阴虚质 25 分，痰湿质 32 分，湿热质 25 分，血瘀质 10 分，气郁质 18 分，特禀质 10 分。根据判定标准，平和质转化分 ≥ 60 分，且其他 8 种体质转化分均 < 40 分，可判定为基本是平和质，同时，痰湿质转化分 30 ~ 39 分之间，可判定为痰湿质倾向，故此人最终体质判定结果基本是平和质，有痰湿质倾向。

4. 表格

平和质（A 型）

请根据最近一年的体验和感觉，回答下列问题	没有（根本不）	很少（有一点）	有时（有些）	经常（相当）	总是（非常）
（1）您精力充沛吗?	1	2	3	4	5
（2）您容易疲劳吗? *	1	2	3	4	5
（3）您说话声音低弱无力吗? *	1	2	3	4	5

请根据最近一年的体验和感觉，回答下列问题	没有 （根本不）	很少 （有一点）	有时 （有些）	经常 （相当）	总是 （非常）
（4）您闷闷不乐、情绪低落吗？ *	1	2	3	4	5
（5）您比一般人耐受不了寒冷（冬天的寒冷，夏天的冷空调、电扇等）吗？ *	1	2	3	4	5
（6）您能适应外界自然和社会环境的变化吗？	1	2	3	4	5
（7）您容易失眠吗？ *	1	2	3	4	5
（8）您容易忘事（健忘）吗？ *	1	2	3	4	5
判定结果：□是　　　　□倾向是　　　　□否					

注：标有 * 的条目需逆向计分，即 1→5，2→4，3→3，4→2，5→1，再用公式转化分。

气虚质（B 型）

请根据最近一年的体验和感觉，回答下列问题	没有 （根本不）	很少 （有一点）	有时 （有些）	经常 （相当）	总是 （非常）
（1）您容易疲劳吗？	1	2	3	4	5
（2）您容易气短（呼吸短促，接不上气）吗？	1	2	3	4	5
（3）您容易心慌吗？	1	2	3	4	5
（4）您容易头晕或者站起来晕眩吗？	1	2	3	4	5
（5）您比别人容易患感冒吗？	1	2	3	4	5
（6）您喜欢安静、懒得说话吗？	1	2	3	4	5
（7）您说话声音低弱无力吗？	1	2	3	4	5
（8）您活动量稍大就容易出虚汗吗？	1	2	3	4	5
判定结果：□是　　　　□倾向是　　　　□否					

阳虚质（C 型）

请根据最近一年的体验和感觉，回答下列问题	没有 （根本不）	很少 （有一点）	有时 （有些）	经常 （相当）	总是 （非常）
（1）您手脚发凉吗？	1	2	3	4	5
（2）您胃脘部、背部或腰膝部怕冷吗？	1	2	3	4	5
（3）您感到怕冷、衣服比别人穿得多吗？	1	2	3	4	5
（4）您比一般人耐受不了寒冷（冬天的寒冷，夏天的冷空调、电扇等）吗？	1	2	3	4	5
（5）您比别人容易感冒吗？	1	2	3	4	5
（6）您吃（喝）凉的东西会感到不舒服或者怕吃（喝）凉的东西吗？	1	2	3	4	5
（7）您受凉或吃（喝）凉的东西后，容易腹泻（拉肚子）吗？	1	2	3	4	5
判定结果：□是　　　　□倾向是　　　　□否					

阴虚质（D 型）

请根据最近一年的体验和感觉，回答下列问题	没有 （根本不）	很少 （有一点）	有时 （有些）	经常 （相当）	总是 （非常）
（1）您感到手脚心发热吗？	1	2	3	4	5
（2）您感觉身体、脸上发热吗？	1	2	3	4	5
（3）您皮肤或口唇干吗？	1	2	3	4	5
（4）您口唇的颜色比一般人红吗？	1	2	3	4	5

请根据最近一年的体验和感觉，回答下列问题	没有 （根本不）	很少 （有一点）	有时 （有些）	经常 （相当）	总是 （非常）
（5）您容易便秘或大便干燥吗？	1	2	3	4	5
（6）您面部两颧潮红或偏红吗？	1	2	3	4	5
（7）您眼睛干涩吗？	1	2	3	4	5
（8）您感到口干、咽燥、总想喝水吗？	1	2	3	4	5
判定结果：□是　　　　□倾向是　　　　□否					

痰湿质（E型）

请根据最近一年的体验和感觉，回答下列问题	没有 （根本不）	很少 （有一点）	有时 （有些）	经常 （相当）	总是 （非常）
（1）您感到胸闷或腹部胀满吗？	1	2	3	4	5
（2）您感到身体沉重不轻松或不爽快吗？	1	2	3	4	5
（3）您腹部肥满松软吗？	1	2	3	4	5
（4）您有额部油脂分泌多的现象吗？	1	2	3	4	5
（5）您上眼睑比别人肿（上眼睑有轻微隆起的现象）吗？	1	2	3	4	5
（6）您嘴里有黏黏的感觉吗？	1	2	3	4	5
（7）您嘴里痰多，特别是咽喉部总感觉到有痰堵着吗？	1	2	3	4	5
（8）您舌苔厚腻或者舌苔厚厚的感觉吗？	1	2	3	4	5
判定结果：□是　　　　□倾向是　　　　□否					

湿热质（F型）

请根据最近一年的体验和感觉，回答下列问题	没有 （根本不）	很少 （有一点）	有时 （有些）	经常 （相当）	总是 （非常）
（1）您面部或鼻部有油腻感或者油光发亮吗？	1	2	3	4	5
（2）您容易生痤疮或疮疖吗？	1	2	3	4	5
（3）您感到口苦或者嘴里有异味吗？	1	2	3	4	5
（4）您大便黏滞不爽、有解不尽的感觉吗？	1	2	3	4	5
（5）您小便时尿道有发热感、尿色浓（深）吗？	1	2	3	4	5
（6）您带下色黄（白带颜色发黄）吗？（女）	1	2	3	4	5
（7）您阴囊部位潮湿吗？（男）	1	2	3	4	5
判定结果：□是　　　　□倾向是　　　　□否					

血瘀质（G型）

请根据最近一年的体验和感觉，回答下列问题	没有 （根本不）	很少 （有一点）	有时 （有些）	经常 （相当）	总是 （非常）
（1）您的皮肤在不知不觉中会出现青紫瘀斑（皮下出血）吗？	1	2	3	4	5
（2）您两颧部有细微红血丝吗？	1	2	3	4	5
（3）您身体有哪里疼痛吗？	1	2	3	4	5
（4）您面色晦黯或者容易出现褐斑吗？	1	2	3	4	5
（5）您容易有黑眼圈吗？	1	2	3	4	5
（6）您容易忘事（健忘）吗？	1	2	3	4	5
（7）您口唇颜色偏黯吗？	1	2	3	4	5
判定结果：□是　　　　□倾向是　　　　□否					

气郁质（H型）

请根据最近一年的体验和感觉，回答下列问题	没有 （根本不）	很少 （有一点）	有时 （有些）	经常 （相当）	总是 （非常）
（1）您感到闷闷不乐、情绪低落吗？	1	2	3	4	5
（2）您容易精神紧张、焦虑不安吗？	1	2	3	4	5
（3）您多愁善感、感情脆弱吗？	1	2	3	4	5
（4）您容易害怕或受到惊吓吗？	1	2	3	4	5
（5）您肋部或乳房胀痛吗？	1	2	3	4	5
（6）您无缘无故叹气吗？	1	2	3	4	5
（7）您咽喉部有异物感，且吐之不出、咽之不下吗？	1	2	3	4	5
判定结果：□是　　　　□倾向是　　　　□否					

特禀质（I型）

请根据最近一年的体验和感觉，回答下列问题	没有 （根本不）	很少 （有一点）	有时 （有些）	经常 （相当）	总是 （非常）
（1）您没感冒也会打喷嚏吗？	1	2	3	4	5
（2）您没感冒也会鼻塞、流鼻涕吗？	1	2	3	4	5
（3）您有因季节变化、温度变化或异味等原因而咳喘的现象吗？	1	2	3	4	5
（4）您容易过敏（对药物、食物、气味、花粉或在季节交替、气候变化时）吗？	1	2	3	4	5
（5）您的皮肤容易起荨麻疹（风团、风疹块、风疙瘩）吗？	1	2	3	4	5
（6）您的皮肤有因过敏出现过紫癜（紫红色瘀点、瘀斑）吗？	1	2	3	4	5
（7）您的皮肤一抓就红，并出现抓痕吗？	1	2	3	4	5
判定结果：□是　　　　□倾向是　　　　□否					

参考文献

［1］申惠鹏．中医护理［M］．北京：人民卫生出版社，2008.

［2］王琦．中医体质学［M］．北京：人民卫生出版社，2009.

［3］徐桂华．中医护理学［M］．北京：人民卫生出版社，2009.

［4］耿杰，薛文隽．中医护理［M］．北京：高等教育出版社，2012.

［5］王琦．中医未病学［M］．北京：中国医药科技出版社，2015.

［6］周少林．中医护理［M］．北京：人民卫生出版社，2016.

［7］周少林，宋诚挚．中医学基础［M］．北京：中国医药科技出版社，2017.

［8］孙秋华．中医护理学［M］．北京：人民卫生出版社，2017.

［9］周少林．中医学［M］．北京：中国中医药出版社，2018.

［10］温茂兴．中医护理学［M］．北京：人民卫生出版社，2018.

［11］黄萍，韩慧．中医护理学［M］．北京：中国医药科技出版社，2018.

［12］陆寿康．刺法灸法学［M］．北京：中国中医药出版社，2003.

［13］曹银香，乔赟．针灸技术［M］．西安：西安交通大学出版社，2014.

［14］梁繁荣，王华．针灸学［M］．北京：中国中医药出版社，2016.

［15］刘茜．针法灸法［M］．北京：人民卫生出版社，2018.

［16］郭翔．推拿学［M］．北京：人民卫生出版社，2018.

［17］马烈光．中医养生学［M］．北京：中国医药科技出版社，2016.

［18］周少林，丁勇．中医养生［M］．北京：中国医药科技出版社，2019.

［19］安素红，吴雷波，王成．中医学［M］．武汉：湖北科学技术出版社，2020.